AF533143

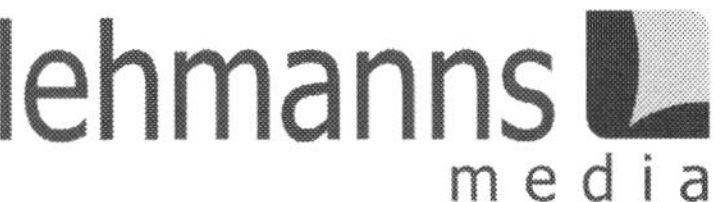
lehmanns
media

Meinem Mann und
unseren beiden Söhnen gewidmet.

Maria Marquardt

Ernährungsphysiologie der Lebensmittel

Gesunde und toxische Nahrungsbestandteile im Fokus

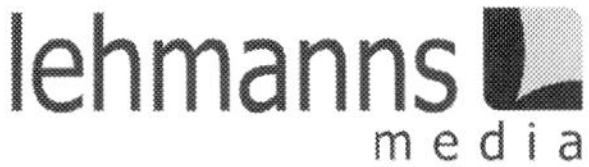

Bibliografische Information der Deutschen Nationalbibliothek
Die Deutsche Nationalbibliothek verzeichnet diese Publikation in der Deutschen Nationalbibliografie; detaillierte bibliografische Angaben sind im Internet unter http://dnb.ddb.de abrufbar.

Formeldarstellung: Maria Marquardt

2., korrigierte Auflage 2016

Helmholtzstraße 2-9
10587 Berlin

Layout und Umschlaggestaltung: Jasmin Plawicki
Druck und Bindung: Totem • Inowrocław • Polen

ISBN 978-3-86541-500-4

www.lehmanns.de

Vermutlich spiegelt sich die gesellschaftspolitische Änderung des Zusammenlebens und -arbeitens in den Essgewohnheiten wider.
Aufgrund der zunehmenden Globalisierung insbesondere im Lebensmittelhandel stößt die Sicherstellung der vorgegebenen hohen Qualitätsansprüche bei den Einfuhrkontrollen an ihre Grenzen. Von gravierenden Ausnahmen abgesehen, dürfen Lebensmittel die aufgrund der Rechtslage in einem zugehörigen EU-Mitgliedsstaat, oder einem Vertragsstaat des Abkommens über den Europäischen Wirtschaftsraum, rechtmäßig im Verkehr sind, hierzu zählen auch die von diesen Staaten importierten Lebensmittel aus Drittländern, entgegen den national geltenden Vorschriften (LFGB) in die Bundesrepublik Deutschland, eingeführt und in den Verkehr gebracht werden. Bis das im neuen Lebensmittelgesetz LFGB verankerte Prinzip der Rückverfolgbarkeit realisiert ist und die behördlichen Schritte auf internationaler Ebene in die Wege geleitet sind, ist insbesondere bei pestizidbelasteten und gentechnisch veränderten Organismen davon auszugehen, dass das nach hiesigem Recht nicht taugliche Lebensmittel bereits eingeführt ist. Gentechnisch veränderte exotische Früchte wie Papaya oder Mango sowie Soja und Sojaprodukte für den Lebensmittel- und Futtermittelbereich müssten entsprechend deklariert werden. Der analytische Nachweis einer gentechnischen Veränderung ist derzeit allerdings nur möglich, wenn seitens des Herstellers die veränderte DNA-Sequenz mitgeteilt wird und das Referenzmaterial, der entsprechende Marker, zur Verfügung steht. Deklarierte gentechnisch modifizierte Lebensmittel sind im Einzelhandel nicht zu finden, es wird eher mit der Selbstverständlichkeit gentechnikfreier Herstellung geworben durch die Deklarierung: „frei von Gentechnik."
Die in Deutschland ausschließlich auf Kräuter und Gewürze reduzierte Bestrahlungsmöglichkeit wird weltweit wesentlich umfangreicher angewandt; auch hier ist die entsprechende Deklarierung verpflichtend. Ein entsprechender Hinweis ist bislang auf Lebensmittelverpackungen nicht zu finden.

Die zunehmende Anzahl der Beanstandungen, Zurückweisungen und Aktionen, um bereits im Handel befindliche Lebensmittel zurückzuziehen, die fortlaufend im Europäischen Schnellwarnsystem für Lebensmittel und Futtermittel (RASFF) veröffentlicht werden, spiegelt diesen Sachverhalt in Ansätzen wider.
Welchen Stellenwert hat die Ernährung, die Qualität der Lebensmittel, im Hinblick auf die anhaltende Tendenz der steigenden Lebenserwartung?

In diesem Buch werden die gesundheitsrelevanten positiven sowie negativen Ernährungseinflüsse dargelegt.

1 Einleitung – Ernährungssituation

Es ist in den letzten Jahrzehnten eine Verschiebung des Gleichgewichts zwischen körperlicher Tätigkeit und adäquater Nährstoffzufuhr zu beobachten. Bewegungsmangel und Nahrungsüberfluss haben in Deutschland zu einer auffallenden Verbreitung von Übergewicht, mit einem BMI ≥ 25, in allen Altersgruppen geführt. Das Lebensmittelangebot, insbesondere die Verfügbarkeit von Obst und Gemüse ist angestiegen und hat zu einer verbesserten Ernährungssituation bezüglich Mineralstoff-, Vitamin- und Ballaststoffzufuhr geführt.
Bei der Auswahl der Lebensmittel sind folgende Veränderungen über ein zehnjähriges Zeitintervall festzustellen:

- Eine Abnahme des Verbrauchs an Kartoffeln
- Eine Zunahme an Kartoffelerzeugnissen, inklusive frittierten Erzeugnissen
- Eine erhöhte Zufuhr unerwünschter trans- und gesättigter Fettsäuren
- Ein Anstieg an Mono- und Disacchariden in Form von Gummibonbons, Erfrischungsgetränken etc.
- Ein Anstieg an Ready-to-eat-Getreideprodukten mit Anstieg des Getreideverbrauchs
- Ein leichter Anstieg des Obst- und Gemüseverbrauchs
- Abnahme des Frischmilchverzehrs bei gleichzeitiger Zunahme des Verzehrs von Milchprodukten und Käse
- Unverändert hoher Fleischverbrauch
- Fettreiche Zubereitungen führen zu einer deutlich erhöhten Fettzufuhr
- Verlagerung des Fettverbrauchs – reduzierte Zufuhr tierischer Fette zugunsten des Verbrauchs pflanzlicher Öle
- Insgesamt eine Abnahme des Pflanzenölverbrauchs
- Erhöhte Mineralwasserzunahme
- Verringerter Bierkonsum

Insgesamt ist der Verzehr von Obst und Gemüse gestiegen, erreicht aber noch nicht die Empfehlungen der DGE „5 am Tag".

Die Sicherheit der Lebensmittel wird auf Basis des Lebensmittel- und Futtermittelgesetzbuches in Form von Monotoringplänen, amtlich festgelegten Lebensmittelüberwachungen und deren Datenauswertung kontrolliert. Schnellwarnsysteme ermöglichen eine rasche Aktualisierung und Abrufbarkeit. Übergeordnete Institute wie das BfR (Bundesinstitut für Risikobewertung) und, auf europäischer Ebene, die EFSA (European Food Safety Authority) üben eine weitere Kontrollfunktion im Hinblick auf die Lebensmittelsicherheit aus. Das im neuen LFBG verankerte Prinzip der Rückverfolgbarkeit gewährleistet einerseits den lückenlosen Nachweis eines Lebensmittelprodukts analog „from farm to fork" andererseits stößt die Realisierung diese Konzeptes, aufgrund des damit verbundenen behördlichen Aufwandes, derzeit an seine Grenzen; siehe Kapitel 5.3 und 5.4.

Insgesamt gibt es ein vielfältiges Nahrungsangebot; viele Lebensmittelhersteller kalkulieren hierzulande bereits mit einem 20 %igen Produktionsüberschuss, es obliegt nun dem Verbraucher, das individuelle Lebensmittel-, Nährstoff- und Brennwertoptimum auszuwählen. Nährwert- und Brennstoffangaben, Ampelbezeichnungen, gesundheitsbezogene Aussagen und Zutatenlisten sollen die Auswahl erleichtern. Demgegenüber steht die Zeit und Aufwandrelation für Einkauf, Zubereitung etc. Der zunehmende Verkauf von Convenience-Produkten, auf die auch in Restaurants, Großküchen und Kantinen zurückgegriffen wird, deutet auf die sich wandelnde Ernährungstendenz hin.

Ernährungsformen

Aufgrund unterschiedlicher Aspekte (sozialer Hintergrund, Ethik etc.) ist die Ernährungsform des Menschen individuell. Es lassen sich, analog den Hauptnahrungsbestandteilen, einige dieser Ernährungsformen wie folgt klassifizieren:

Vollwertkost: Sie entspricht den Empfehlungen der DGE; Verzehr von möglichst frischen und unbehandelten Nahrungsmitteln mit hochwertigen Vollkornproduktanteilen; eine Mischkost mit ernährungsmedizinischer Zielsetzung; 50-60 % Kohlenhydrate, 30 % Fett; 20 % Eiweiß.

Trennkost: Protein- und Kohlenhydrathaltige Lebensmittel sollen nicht gleichzeitig bei einer Mahlzeit verzehrt, und Hülsenfrüchte gemieden werden. (Im Gegensatz hierzu siehe Atkins-Diät in Kapitel 6.1).

Vegetarische Kost: Hauptbasis ist die Ernährung mittels pflanzlicher Lebensmittel. Es werden vier vegetarische Ernährungsformen unterschieden:

ovo-lactovegetarisch: inklusive Eier und Milchprodukte
lacto-vegetarisch: inklusive Milch und Milchprodukte
ovo-vegetarisch: inklusive Eier
streng vegetarisch: Verzehr aller Lebensmittel, außer jenen tierischen Ursprungs

Veganismus: Verzicht auf jegliche Lebensmittel tierischen Ursprungs, d. h. kein Fleisch, Fisch, Milch, Butter, Eier, Fischöl, Honig etc.

Laut aktuellem Ernährungsbericht der DGE von 2008 liefert die Nationale Verzehrsstudie II folgenden Überblick zu den Ernährungsweisen in der Gesamtbevölkerung. Demzufolge richten sich 4,9 % der befragten Frauen und 2,9 % der befragten Männer nach einer besonderen Ernährungsweise. Die anschließende detaillierte Befragung dieser Personengruppen ergab folgenden Sachverhalt:

Ernährungsweise	Frauen (%)	Männer (%)
besondere Ernährungsweise	4,9	2,9
davon:		
Vegetarier gesamt	2,2	1,0
davon Ovolactovegetarier	0,9	0,5
davon Ovolactovegetarier + Fisch	1,0	0,4
vegane Ernährung	0,1	< 0,1
Halal (islamische Speisevorschrift)	0,6	0,7
Vollwert-Ernährung	0,7	0,5
Trennkost	0,3	0,1
Low-carb-Diät	0,1	0,1
Sonstige	0,9	0,5

Es gibt eine Vielfalt von weiteren Varianten wie beispielsweise pescetarische Kost, bei der kein Fleisch, dafür aber Fisch verzehrt wird, ayurvedische Ernährung und weitere Formen, die in der Tabelle unter Sonstige aufgeführt und seitens der Verzehrsstudie nicht näher differenziert wurden. Individuelle ernährungsmedizinische Aspekte werden in der Genotyp-Ernährung in den Vordergrund gestellt; siehe hierzu und zu ausgewählten Diäten Kapitel 6.

2 Ernährungsphysiologie

„Zur Aufrechterhaltung der Körperfunktionen verbraucht ein ruhender Mensch ca. 40 kg ATP (Adenosintriphosphat), das Energiemolekül des Köpers, in 24 Stunden!"

Dies gelingt aufgrund effizienter Energiegewinnung aus der Nahrung. Die Hauptenergiequellen sind Kohlenhydrate, Fette und Proteine; ebenso elementar wichtig sind für das Ineinandergreifen der Stoffwechselwege die Bestandteile Wasser, Vitamine und Mineralstoffe/Spurenelemente, auch wenn sie keinen eigenen Brennwert liefern. Ein gravierender Mangel dieser Bestandteile führt zu gesundheitlichen Beeinträchtigungen unterschiedlicher Ausprägungen. Die primären Stoffwechselwege der Hauptenergiequellen lassen sich wie folgt unterteilen:

a) Spaltung komplexer Nahrungsbestandteile

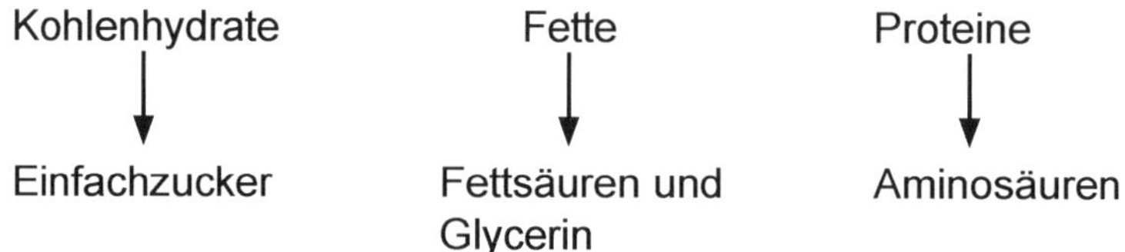

b) Bildung aktiver Intermediärprodukte wie AcetylCo-EnzymA, die je nach Bedarf des vorrangig ausgewählten Stoffwechselweges zum Aufbau spezifischer körpereigener Substanzen benötigt werden

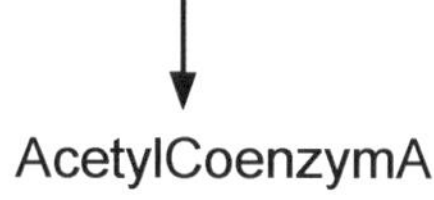

c) Energiegewinn für den intermediären Stoffwechsel einschließlich der Muskelarbeit; Citronensäurecyclus gekoppelt mit der Atmungskette, dem Ort der oxidativen Phosphorylierung

2.1 Citratcyclus, Atmungskette, Harnstoffcyclus

Der Citratcyclus findet in den Mitochondrien statt und ist strikt aerob. Das Acetyl-CoA tritt durch eine Kondensationsreaktion mit Oxalacetat in den Cyclus ein und bildet Citrat, eine Tricarbonsäure, den Transportmetaboliten für Acetyl-CoA. Es folgen zwei Decorboxylierungsreaktionen, gesteuert durch die Enzyme Isocitratdehydrogenase und α-Ketoglutaratdehydrogenase. Bei insgesamt vier Oxidationsreaktionen verlassen Wasserstoffatome in Form von NADH+H+ und $FADH_2$ den Cyclus und gelangen in die Atmungskette. Da 1 Molekül NADPH energetisch äquivalent ist mit 3 ATP-Molekülen, und 1 Molekül FAD energetisch äquivalent mit 2 ATP-Molekülen ist, entstehen bei diesen Oxidationsreaktionen 11 ATP. Ein weiteres ATP wird gebildet durch die energiereiche Phosphatbindung GTP bei der Bildung des Succinats aus Succinat-CoA. Folglich werden insgesamt 12 Moleküle ATP pro Molekül Acetyl-CoA gebildet. Der Stoffwechselweg benötigt 2 Moleküle Wasser, zum einen zur Hydratisierung von Citryl-CoA und zum andern zur Hydratisierung von Fumarat zu Malat. Stoffwechselregulatorisch wirken sich folgende Kontrollstellen aus:

- Citratsynthetase; dieses allosterisch wirkende Enzym hemmt analog einer feedback-Hemmung, bei einem Überschuss der Modulatoren ATP und NADPH, den Citratcyclus
- Isocitratdehydrogenase; das ebenfalls allosterisch wirkende Enzym, hemmt bei ATP und NADPH-Überschuss die Umsetzung zu α-Ketoglutarat; hingegen wirken ADP und NAD+ stimulierend
- α-Ketoglutaratdehydrogenase, ein Multienzymkomplex, wirkt in Form der Produkthemmung, d. h. dieser Reaktionsschritt ist irreversibel

Zusammenfassend gilt: wenn die Zelle einen hohen ATP-Spiegel hat, dann wird die Einschleusung des Acetyl-CoA's in den Citratcyclus und die Umsatzrate der Zyklen reduziert. Das verbleibende Acetyl-CoA kann unter Verbrauch eines ATP-Moleküls zur Synthese von Fettsäuren verwendet werden.

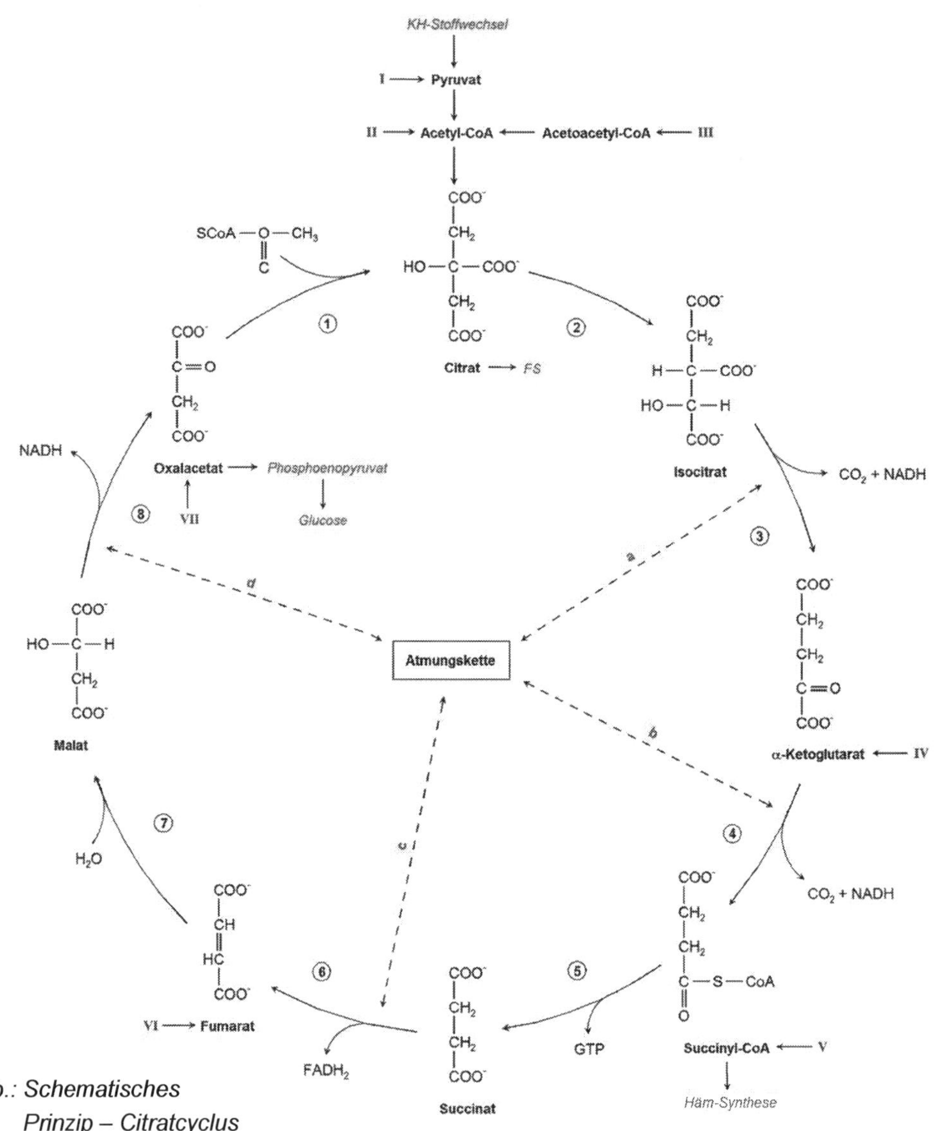

Abb.: Schematisches Prinzip – Citratcyclus

Beteiligte Enzyme:

1 Citrat-Synthase
2 Aconitase
3 Isocitrat-Dehydrogenase
4 α-Ketoglutarat-Dehydrogenase-Komplex
5 Succinyl-CoA-Synthetase
6 Succinat-Dehydrogenase
7 Fumarase
8 Malat-Dehydrogenase

Aminosäuren-Abbau:

I Ala, Cys, Gly, Ser, Thr
II Ile, Leu, Trp
III Phe, Tyr, Leu, Lys, Trp
IV Glu, Pro, Arg, His, Gln
V Ile, Met, Val, Ser
VI Tyr, Phe
VII Asp, Asn

Redox-Co-Enzyme/ Hydrid-Ionen-Transport:

a $NAD^+ \rightarrow NADH + H^+$
b $NAD^+ \rightarrow NADH + H^+$
c $FAD \rightarrow FADH_2$
d $NAD^+ \rightarrow NADH + H^+$

Die Vitamine fördern in ihrer aktiven Form als Co-Enzyme die biochemischen Reaktionen; siehe Kapitel 3.2.2 Vitamine und ihre biochemischen Funktionen.

Die beim Citratcyclus freiwerdenden Wasserstoffatome werden auf die Atmungskette übertragen. Ein energetisch hintereinandergeschaltetes Redoxsystem, das in der Mitochondrienmembran lokalisiert ist, vermag verbrauchtes ADP zu ATP zu regenerieren, indem im Prinzip eine Knallgasreaktion, d. h. Bildung von Wasser durch die Reaktion von Wasserstoff und Sauerstoff, schonend durchgeführt wird.

Atmungskette

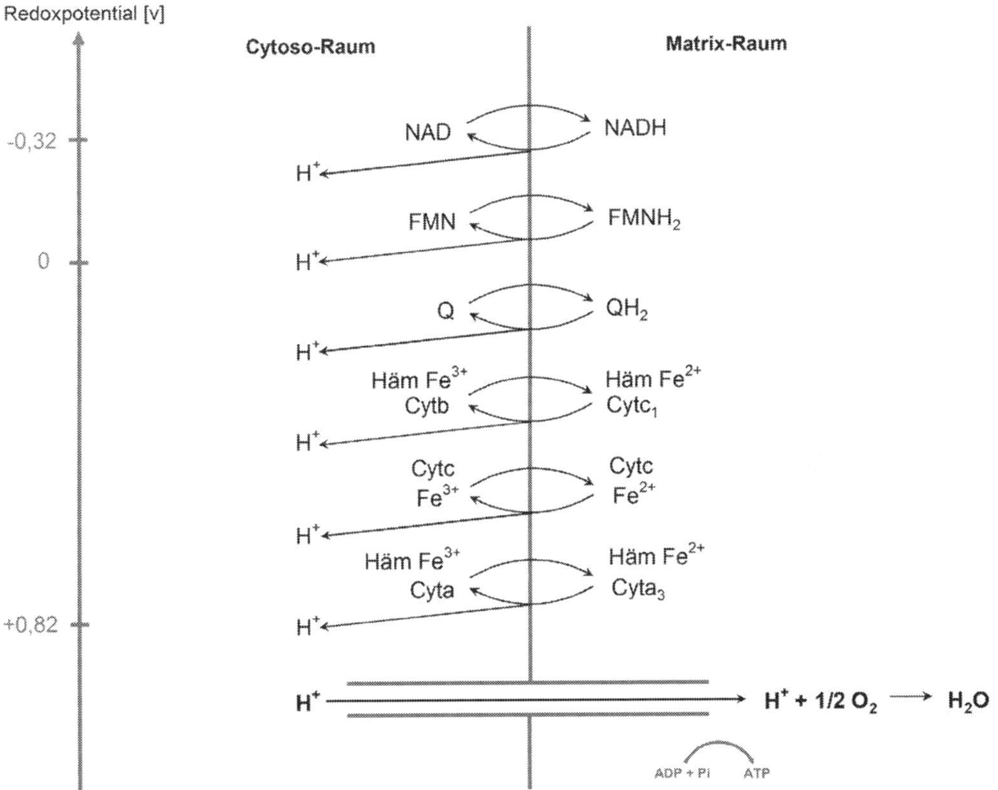

Abb.: Schematisches Prinzip – Atmungskette

NAD	⇆	NADH
FMN	⇆	$FMNH_2$
Q	⇆	QH_2
Häm Fe^{3+} /Cytb	⇆	Häm Fe^{2+} /$Cytc_1$
Cytc/Fe^{3+}	⇆	Cytc/Fe^{2+}
Häm Fe^{3+} /Cyta	⇆	Häm Fe^{2+} /$Cyta_3$

Ort der Atmungskette ist die innere Mitochondrienmembran; aufgrund der räumlichen Struktur der Redoxsysteme können die Wasserstoffatome nur in den Cytosolraum der Mitochondrien abgegeben werden, so dass dies dort zu einer Anhäufung der Wasserstoffatome H+ führt; im Gegenschritt häufen sich die Hydroxylionen OH- im Matrixraum an. Daraus folgernd baut sich sowohl ein elektrisches Feld als auch ein pH-Gradient auf. Beide Systeme liefern Energie. Pro Mol Wasser entstehen 3 ATP-Moleküle.

Rechnerisch könnten bei dieser Reaktion allerdings ca. 7 ATP-Moleküle pro Umsatz gebildet werden, analog nachfolgender Berechnung:

$$\frac{\Delta \text{ G Knallgasreaktion} - 238 \text{ kJ/mol}}{\Delta \text{G ATP-Spaltung} - 35 \text{ kJ/mol}} \approx 7$$

Der Körper führt diesen nur 40 %igen Wirkungsgrad zu Gunsten der Wärmefreisetzung – zur Erhaltung der Körpertemperatur – durch.

Die Oxidation von NADH ergibt 3 ATP, die Oxidation von $FADH_2$ ergibt 2 ATP. Oxidation und Phosphorylierung sind miteinander gekoppelt. Die Elektronenübertragung bewirkt, dass Protonen aus der Matrix gepumpt werden; es wird eine protonenmotorische Kraft erzeugt. Insgesamt beträgt die Potenzialdifferenz bei dieser Reaktionskaskade 1,14 Volt, dies entspricht einer freien Energie $\Delta G°$ von 220 kJ/mol.

Harnstoffcyclus

Es wird nur ein Teil des NH_4^+, das aus dem Aminosäuren-Abbau stammt, für die Biosynthese stickstoffhaltiger Verbindungen, wie für die Grundgerüste der DNA- und RNA-Moleküle benötigt; überschüssiges NH_4^+ wird beim Menschen in Form von Harnstoff ausgeschieden. Ebenso wird das bei der Desaminierung von Aminosäuren anfallende NH_3 als Harnstoff renal ausgeschieden.

Der Harnstoffcyclus umfasst folgende Funktionen:

- Ausscheidung der nicht benötigten NH_2-Gruppen in Form von Harnstoff
- Produktion von Kohlenstoffgerüsten, die im Citratcyclus Verwendung finden und letztendlich in Glucose und Fettsäuren umgewandelt werden können
- Entgiftung des stark zelltoxisch wirkenden Ammoniaks

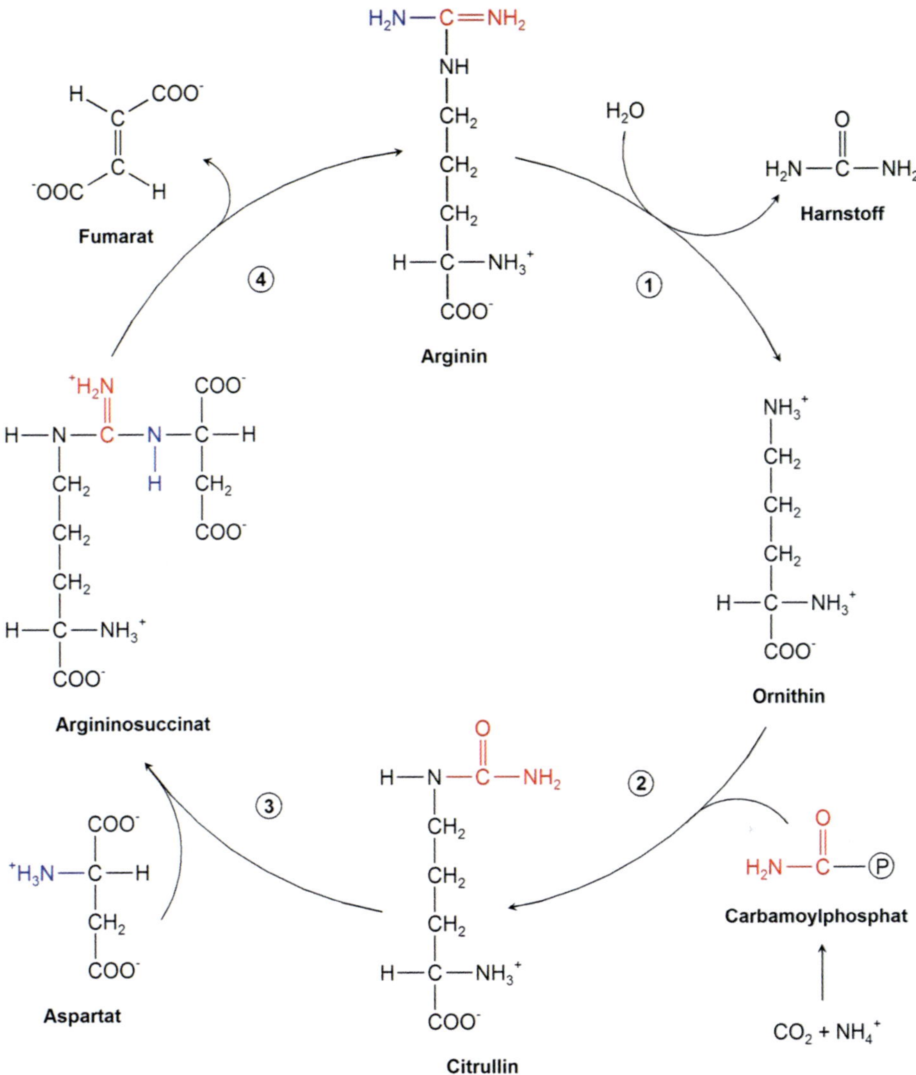

Abb.: Schematisches Prinzip Harnstoffcyclus

Beteiligte Enzyme:

1 Arginase
2 Ornithincarbamyltransferase
3 Argininosuccinatsynthetase
4 Argininosuccinatlyase

Der Harnstoffcyclus ist mit dem Citratcyclus über die Verbindung Oxalacetat verknüpft. Hieraus bildet sich, über das Zwischenmolekül Aspertat, das im Citratcyclus befindliche Argininosuccinat. Bei der Bildung des Arginins wird Fumarat frei, das dem Citratcyclus wieder zugeführt wird.

2.2 Säure-Base-Haushalt, Puffersysteme des Körpers

Der pH-Wert des Blutes beträgt im Mittel ca. 7,4. Die Konstanthaltung des pH-Wertes ist für den Organismus besonders wichtig, da viele Stoffwechselleistungen davon abhängig sind, wie beispielsweise:
Protein-, Enzymwirksamkeit; Zellfunktion und Zellpermeabilität, Elektrolytverteilung und die Sauerstoffbindungsfähigkeit des Hämoglobins.

Die Konstanthaltung des pH-Wertes wird durch verschiedene Puffersysteme gewährleistet; sie können Protonen (H^+) oder Hydroxylionen (OH^-) binden oder abgeben, und wirken somit pH-Wert regulierend. Die im Körper entstehenden Säuren und Basen werden zu 50 % in der Zelle, und zu etwa 50 % extrazellulär abgepuffert. Diese Mechanismen benötigen einen unterschiedlichen Zeitbedarf, von daher wird, aufgrund der unmittelbaren Wirkung, zunächst eine pH-Schwankung im Extrazellulärraum abgepuffert mittels Bicarbonat-, Phosphat- und Proteinpuffer; etwas verzögert tritt die CO_2-Abatmung ein; längerfristig nach ca. 2-4 Stunden vollzieht sich die Pufferung des pH-Wertes im Intrazellulärraum, darauffolgend wird mittels renaler Säureexkretion, ein Prozess der Stunden bis Tage beanspruchen kann und in Rückkopplung zur H^+-Sekretion steht, der physiologische pH-Wert wiederhergestellt

Puffersysteme des Körpers

Funktionsweise des Kohlensäure-Bicarbonatpuffer bzw. Hydrogencarbonatpuffer:
Puffer des Extrazellulärraums

$$H^+ + HCO_3^- \leftrightarrow H_2CO_3 \leftrightarrow CO_2 + H_2O$$

Die sauren Protonen der Zelle werden durch Bicarbonatanionen, die in der Niere produziert werden, gebunden und bilden dabei Kohlensäure, die spontan in Kohlendioxid und Wasser zerfällt. Das überschüssige Kohlendioxid wird über die Lunge abgeatmet, die Niere vermag bei Basenüberschuss Bicarbonationen zu binden und ggf. auszuscheiden. Folglich kann bei diesem Puffersystem an zwei Stellen eine pH-Wert-Kontrolle bzw. Regulierung stattfinden:

a) CO_2 durch die Atmung und
b) HCO_3^- durch die Niere

Die Niere scheidet zum einen überschüssige Säuren aus, zum anderen sorgt sie für die Rückresorption des Bicarbonats aus dem Primärharn. Bei einem im Gleichgewicht befindlichen Säure-Base-Haushalt wird von der Niere pro ausgeschiedenem Proton in Form von H^+ und NH_4^+ (aus der Aminosäure Glutamin stammend, siehe Desaminierung) ein Molekül HCO_3^- (Bicarbonat) gebildet.

Hämoglobin-Proteinpuffer in den Erythrocyten:

HbH	↔	$Hb^- + H^+$
HbO_2H	↔	$HbO_2^- + H^+$

Phosphatpuffer:

$H_2PO_4^-$ ↔ $H^+ + HPO_4^{2-}$

Der Gesamtpufferbestand des Blutes wird als Summe der Pufferbasen angegeben; also jenen Bestandteilen die H^+ aufnehmen können, wie HCO_3^-, Hb^-, HbO_2^-, HPO_4^{2-}, und beträgt normalerweise ca. 48 mval/l. Der pH-Wert kann durch folgende Faktoren beeinflusst werden:

H^+-Ionen:	seitens des Stoffwechsels u. a. in Form von Milchsäure, Acetessigsäure, Hydroxybuttersäure, Ketonsäuren, Schwefelsäure durch Ionenausscheidung der Niere durch Ionenverlust aufgrund von Erbrechen
OH^--Ionen:	durch Zufuhr pflanzlicher Nahrungsmittel
CO_2-Konzentration:	seitens des Stoffwechsels durch die Abatmung der Lunge
HCO_3^--Konzentration:	seitens der Nierentätigkeit aufgrund von Durchfallerkrankungen

Säurebildende Lebensmittel sind per Definition jene Lebensmittel, deren Nettoladung der Metabolite negativer ist als die Nettoladung der Nährstoffe, und H^+ abgibt. Als säurebildend gelten Eiweiße, vorkommend in Fleisch, Wurstwaren, Milch, Milchprodukten, Eiern, Fisch, Käse, Hülsenfrüchten und Getreide. Basenbildende Lebensmittel sind per Definition jene Lebensmittel, deren Nettoladung der Metabolite positiver ist als die Nettoladung der Nährstoffe, die OH^- abgeben. Als basenbildend gelten Obst, Fruchtsäfte und Gemüse.
Als neutral gelten die Lebensmittel: Öle, Fette, Honig, Zucker.
Es wird unterschieden nach respiratorischen und metabolischen Störungen und deren jeweiliger Kompensation.

Zu den respiratorischen Störungen und Kompensationen:
CO_2 selbst ist keine Säure und belastet unter normalen Bedingungen nicht den Säure-Base-Haushalt des Körpers, da Produktion und Abatmung sich im Gleichgewicht befinden. Wenn allerdings mehr CO_2 produziert wird, als vom Körper ausgeschie-

den werden kann, beispielsweise bei chronisch obstruktiven Lungenerkrankungen (COPD), steigt die H^+-Konzentration an und es entsteht eine Acidose. Bei erhöhter Abatmung von CO_2 kann die Umkehrung, und somit eine Alkalose, eintreten. (respiratorische Acidose bzw. respiratorische Alkalose).

Wird zu wenig CO_2 abgeatmet, steigt der CO_2-Druck im Plasma an, und es kommt zur respiratorischen Acidose. Ursachen der respiratorischen Acidose sind: Lungenfunktionsstörung, Atemdepression, Überreizung des Atemzentrums, Sepsis. Wird umgekehrt mehr CO_2 abgeatmet als im Stoffwechsel entsteht, kommt es zum Abfall des CO_2-Drucks im Plasma, und somit zur respiratorischen Alkalose. Ursachen der respiratorischen Alkalose sind: Hyperventilation; Lungenentzündungen, Lungenembolie.

Prozess der metabolischen Acidose:
Zunächst Pufferung der überschüssigen H^+-Ionen mittels des Bicarbonats- und Hämoglobinpuffersystems. Im zweiten Schritt erfolgt eine Kompensation; der erniedrigte pH-Wert führt zu einer Erhöhung des Atemzeitvolumens und senkt dabei den alveolären und arteriellen CO_2-Druck; reicht diese Abatmung nicht aus, wird vermehrt H^+ durch die Niere ausgeschieden. Ursachen der metabolischen Acidose sind: Diabetische Ketoacidose, starkes Erbrechen, Ketoacidose durch längeres Hungern, schwere körperliche Anstrengung, Durchfälle, Nierenfunktionsstörungen, Magendrainage.

Prozess der metabolischen Alkalose:
Hervorgerufen durch Zufuhr von OH^--Ionen (Lactate, Citrate), durch Verlust von H^+-Ionen durch Erbrechen oder Kalium-Mangel. Die o. g. Puffersysteme wirken entgegen. Die respiratorische Kompensation ist aufgrund des entstehenden O_2-Mangels nur eingeschränkt möglich, so dass eine vermehrte HCO_3-Ausscheidung über den Urin erfolgt. Ursachen der metabolischen Alkalose sind: Erbrechen, Kaliummangel, Diuretika.

2.3 Energiebedarf, Feststellung, Berechnung, Untersuchungsmethoden

Zur Aufrechterhaltung aller körperlichen, sowohl aktiven als auch passiven Funktionen, ist die Zufuhr von Energie lebensnotwendig. Dieser Energiebedarf setzt sich zusammen aus:

- Grundumsatz
- Leistungsumsatz für körperliche Aktivitäten
- Thermoregulation des Körpers
- Bedarf für nahrungsabhängige- d. h. stoffwechselabhängige Leistungen
- Zusammensetzung des Gesamtenergiebedarfes

Gesamtenergiebedarf = Grundumsatz + Leistungsumsatz

Grundumsatz: bestimmt durch Alter, Geschlecht, Körpergröße, Stress, Gesundheitszustand, Klima etc. Der Grundumsatz wird auch als „Ruhe-Nüchtern-Umsatz" bezeichnet, für die Aufrechterhaltung der Stoffwechselfunktionen. (Magen, Darm, Leber, Niere > Gehirn > Skelettmuskeln >...> Herz) (Faustregel: ein 25-jähriger Erwachsener hat einen Grundumsatz von 4kJ/kg/KG)

Leistungsumsatz: addiert sich durch Muskeltätigkeit und Arbeitsleistung. Die Messung erfolgt über den Sauerstoffbedarf und -verbrauch. 6 Liter Sauerstoff entsprechen einem Energiebedarf von 125 kJ (Weg 1 km-Länge, 70 kg). Weitere Einflussfaktoren sind:

- Wärme, die über oder unter 20°C liegt
- Energieverluste von ca. 12 % für Verdauungstätigkeit und Nährstoffumbau innerhalb der Zellen

Gesamtenergiebedarf: angegeben als Mehrfaches des Grundumsatzes unter Berücksichtigung der körperlichen Aktivitäten einschließlich Freizeitverhalten

PAL = physical activity level

$$\text{PAL} = \frac{\text{Gesamtenergiebedarf (MJ)}}{\text{Grundumsatz (MJ)}}$$

Bsp.: Mann, > 25 Jahre, Gesamtenergiebedarf 10,6 MJ, Grundumsatz 7,6 MJ

$$\text{PAL} = \frac{10{,}6}{7{,}6}$$

PAL = 1,4

d. h. Gesamtenergiebedarf = Grundumsatz x 1,4

Tätigkeiten und PAL-Werte nach Richtlinien der DGE:

Beispiele	PAL-Wert
Alte, gebrechliche Menschen	1,2
Büroangestellte, Feinmechaniker	1,4 bis 1,5
Laborant, Kraftfahrer, Schüler	1,6 bis 1,7
Hausfrauen, Verkäufer	1,8 bis 1,9

Methoden zur Bestimmung des Ernährungsstatus

Neben der Anamnese stehen die anthropometrischen Messungen – Bestimmung des Körpergewichts, der Körpergröße, der Hautfaltendicke, des mittleren Armmuskel- und des Taillenumfangs – im Vordergrund.

Aus den Messwerten Körpergröße und Gewicht lässt sich der Körpermaßindex ermitteln.

Berechnung des Normalgewichtes nach Body-Mass-Index (BMI):

$$\text{BMI} = \frac{\text{KG in kg}}{(\text{Körpergröße in m x Körpergröße in m})}$$

Beispiel: KG: 64 kg Größe: 1,70 m BMI: 22,1

Interpretation der BMI-Werte:

< 18	Untergewicht, Gewichtszunahme empfohlen
18-25	Normalgewicht
26-30	Übergewicht
> 30	Adipositas – Fettsucht

Es gilt zu berücksichtigen, dass der BMI-Wert lediglich einen ungefähren Anhaltspunkt des Gewichtstatus liefert: durchtrainierte sportlich aktive, schlanke Menschen weisen häufig einen erhöhten BMI-Wert auf, wobei sich ihre Körperzusammensetzung zugunsten eines erhöhten Muskelanteils verschoben hat; sie sind keineswegs übergewichtig und fettsuchtgefährdet.

Bestimmung der Hautfaltendicke:
Die Ermittlung der Hautfaltendicke stellt einen unmittelbaren Bezug zur Einlagerung der Körperfettmasse dar, da bis zu 50 % der Fettmasse im subkutanen Gewebe gespeichert wird. Zur Interpretation dieses Parameters wird der Mittelwert einer Dreifachbestimmung – vorgenommen an den vier Messpunkten, Bizeps-, Trizeps-, suprailiakale und subskapuläre Hautfalte – zur Ablesung eines Fettmasse-Hautfaltendicke-Nomogramms herangezogen. Fehlerhaft durchgeführte Messungen, Ödeme sowie akute Veränderungen der Proteinreserven grenzen ggf. die Aussagekraft dieser Methode ein.

Standardisiert ist die Bestimmung des Waist-Hip-Verhältnisses durch die Messung des Taillen- (waist) und Hüftumfangs (hip).

Folgende Normwert liegen zugrunde: Frauen obere Grenze 0,85
(90 % der Frauen zwischen 0,65 und 0,84)
Männer obere Grenze 0,95
(85 % der Männer zwischen 0,85 und 1,0)

Klinische Untersuchungen ermöglichen die Ermittlung der Nährstoffversorgung, siehe nachfolgende Tabelle zu Symptomen und Nährstoffmangel.

Organ	**Symptome**	**Nährstoffdefizit**
Augen	trockene Augen	Vit-A
	blasse Konjunktiven (Bindehaut)	Eisen, Folsäure, Vit-B_{12}
	Konjunktivitis (Bindehautentzündung)	Vit-A, Riboflavin
	Nachtblindheit	Zink, Vit-A
	Augenmuskellähmung	Vit-B_1, Phosphor, (Kalium) Vit-E
Haut	Blässe	Eisen, Vit-B_{12}, Folsäure
	Dermatitis	Protein, Vit-A, Niacin, Riboflavin, Vit-B_1, Zink, essentielle FS, Kalorienzufuhr
	skrotale Dermatose	Riboflavin
	schlechte Wundheilung	Zink, Vit-C, Proteine, ggf. allgm. Nährstoffmangel
	Pigmentierung sonnenausgesetzter Haut „casal Halsband“	Niacin
	Schuppen	Vit-A, Zink, essentielle FS
	punktförmige Hautblutungen	Vit-K, Vit-C
	starke Hautverhornung	Vit-A, Vit-C
Haare	Haarausfall, Ausziehbarkeit „schütteres Haar“, Haarverfärbung	Protein (Tryptophan, Methionin), Vit-H (Biotin), Zink
Lippen, Mundwinkel	blasse Lippen	Eisen, Folsäure, Vit B_{12}
	trockene, aufgespaltete Lippen	Vit-B-Komplex (Pyridoxin, Riboflavin, Niacin)
	Mundwinkelrhagaden	Vit-B-Komplex (Pyridoxin, Riboflavin, Niacin), Eisen, Folsäure, Vit-B_{12}
	gesteigerte Absonderung der Talgdrüsen	Vit-B_6
Finger-, Zehennägel	Querfurchen	Protein
	löffelartige Verformung	Eisen

Organ	Symptome	Nährstoffdefizit
Mundhöhle	Mund-, und Zungenbrennen	Niacin, Vit-B_{12}, Vit-C, Eisen, Folsäure
	Zahnfleischbluten, -schwellung	Vit-C
	Zungenentzündung	Vit-B-Komplex, Folsäure, Vit-B_{12}, Vit-B_6, Riboflavin, Eisen, Protein
	Karies	Fluorid
	Geschmacksstörungen	Zink
Knochen	Osteoporose	Vit-D, Calcium, Vit-K, Kupfer, Vit-C, Mangel an UV-Licht
	Knochenschmerzen, -verformungen	Vit-D, Mangel an UV-Licht
Extremitäten	Muskelschwund, -schwäche	Protein, Kalorienzufuhr, Vit-D, Mangel an UV-Licht
	Ödeme	Protein, Vit-B_1
Abdomen	Auftreibung (Gas Flüssigkeit)	Protein-Energie-Malnutrition
Nervensystem	Ataxie (Störung Bewegungsablauf, Kraftaufwand)	Vit-B_1, B-Komplex-Vitamine, Vit-E
	Hyporeflexie	Jod
	psychoorganisches Syndrom	Vit-B_{12}, Niacin, Vit-B_1
	Polyneuropathie, Sensibilitätsstörungen	B-Vitamin-Komplex, Folsäure, Vit-B_{12}, Vit-B_1, Vit-E, Chrom
Verschiedenes	Anämie	Eisen, Folsäure, Vit-B_{12}, Vit-B_6, Vit-E, Kupfer
	Kropf	Jod
	Obstipation	Nahrungsfasern, Flüssigkeit
	fehlende Monatsblutung	Energiezufuhr, Protein, Eisen, Vit-B_9 (Folsäure)
	Parotisschwellung	Protein

Laborchemische Parameter

Die Laborparameter wie Plasmaproteine, Stickstoff-Ausscheidung und deren Bilanz, immunologische Tests sowie diverse (Mal)-Absorptionstest (Enzymbestimmungen, Mineral- Vitamin-, Protein-, Cholesteringehalte) können detaillierte Informationen liefern.

Funktionelle Tests
Mittels biochemischer Methoden (Glucosetoleranztest, Magnesium-, Tryptophan-, Methionin-Loading-Test) können gezielt einzelne Enzymaktivitäten erfasst werden. Des Weiteren gibt es Untersuchungsreihen zum Dunkeladaptionsvermögen, zum Geschmacksempfinden und der Muskelkraft- und deren Kontraktionsfähigkeit.

Apparative Diagnostik
Unterschiedliche Messmethoden liefern Daten zur Körperzusammensetzung, der Knochenmasse sowie deren Dichte. Die Bioimpedanzanalyse gibt Aufschluss über die Anteile Körperwasser-, Fettmasse und fettfreie Masse, indem der elektrische Widerstand gemessen wird. Die Bestimmung des spezifischen Gewichts, d. h. der Körperdichte, kann densitometrisch in Form eines „Unter-Wasser-Wiegens" erfolgen. Die Stoffwechselleistung einzelner Parameter kann durch Verabreichung von deuterierten oder tritiumierten Isotopenpräparaten und anschließender Messung kontrolliert werden; dies stellt allerdings ein kostenintensives, überwiegend in der Forschung etabliertes Verfahren dar. Viele weitere Methoden wie beispielsweise die Computertomographie, Magnet-Resonanz-Tomographie, Doppel-Energie-Röntgen-Absortiometrie stehen zur Verfügung.

Empfohlene Zufuhr der Grundnährstoffe pro kg Körpergewicht (KG):

KH:	6,0 g/kg KG
Fett:	1,3 g/kg KG
Eiweiß:	1,5 g/kg KG

Empfohlene prozentuale Grundnährstoffzufuhr:

KH:	60 %-55 %
Fett:	30 %
Eiweiß:	10 %-15 %
Gesamtenergiebedarf:	100 %

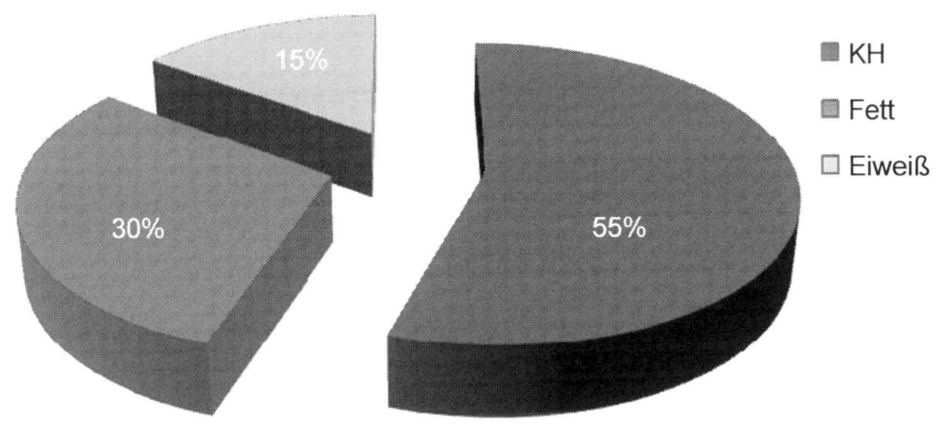

Abb. Anteilmäßige Energiegehalte

<u>Energiegehalte:</u>

1 g Fett	entspr. 37 kJ	entspr. 9 kcal
1 g KH	entspr. 17 kJ	entspr. 4 kcal
1 g Eiweiß	entspr. 17 kJ	entspr. 4 kcal
1 g Alkohol	entspr. 29 kJ	entspr. 7 kcal

1000 kJ = 1 MJ (MegaJoule)
1000 J = kJ (KiloJoule) = 0,001 MJ

Die Nährstoffdichte ist ein Maß für den Nährstoffanteil im Lebensmittel; sie spiegelt den Nährstoffgehalt in Bezug auf den Brennwert wider und ist somit ein Wert für die quantitative Abschätzung eines Inhaltsstoffes bezogen auf 100 g des jeweiligen Lebensmittels.

$$\text{Nährstoffdichte} = \frac{\text{Nährstoffgehalt (µg, mg, g/100 g)}}{\text{Brennwert (MJ/100 g)}}$$

2.4 Verdauung, Absorption, Resorption

Die Verdauung umfasst die Umwandlung der Nährstoffe in resorptionsfähige Verbindungen. Die Absorption umfasst die Aufnahme in die Mukosa und Weiterleitung in die Blutbahn.

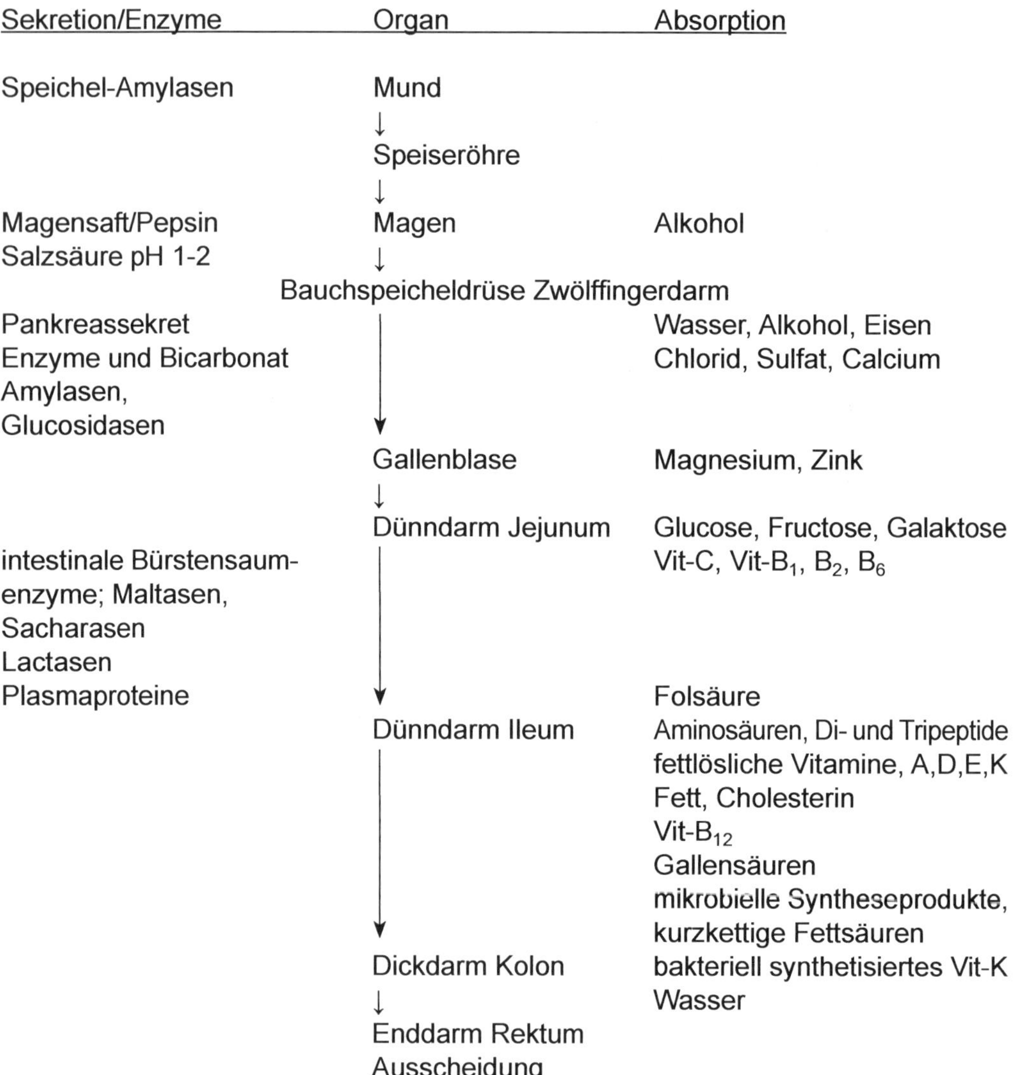

Sekretion/Enzyme	Organ	Absorption
Speichel-Amylasen	Mund ↓ Speiseröhre ↓	
Magensaft/Pepsin Salzsäure pH 1-2	Magen ↓	Alkohol
	Bauchspeicheldrüse Zwölffingerdarm	
Pankreassekret Enzyme und Bicarbonat Amylasen, Glucosidasen	↓	Wasser, Alkohol, Eisen Chlorid, Sulfat, Calcium
	Gallenblase ↓	Magnesium, Zink
	Dünndarm Jejunum	Glucose, Fructose, Galaktose Vit-C, Vit-B_1, B_2, B_6
intestinale Bürstensaum-enzyme; Maltasen, Sacharasen Lactasen Plasmaproteine	↓	Folsäure
	Dünndarm Ileum ↓	Aminosäuren, Di- und Tripeptide fettlösliche Vitamine, A,D,E,K Fett, Cholesterin Vit-B_{12} Gallensäuren mikrobielle Syntheseprodukte, kurzkettige Fettsäuren
	Dickdarm Kolon ↓	bakteriell synthetisiertes Vit-K Wasser
	Enddarm Rektum Ausscheidung	

Durch die Zusammensetzung des Speichels beginnt der Verdauungsprozess bereits im Mund; α-Amylasen des Speichels (Ptyalin) werden insbesondere bei der Verwertung der Kohlenhydrate (Stärke) wirksam. Der für die Enzymwirkung optimale pH-Wert wird durch einen hohen HCO_3^--Gehalt alkalisiert und puffert den Speichel auf einen pH-Wert von 7-8. Über die Speiseröhre gelangt die Nahrung in den proximalen Bereich des Magens, wo sie durch Kontraktionen langsam in den distalen Magen geschoben wird. Durch die Peristaltik des Magens wird die Nahrung zermahlen, mit Magensaft gemischt und angedaut; außerdem werden die Fette emulgiert. Der Magensaft besteht überwiegend aus eiweißspaltenden Enzymen (Pepsine), Schleim (Muzin), Salzsäure und dem Intrinsic Faktor, d. h. Proteinen des Magensaftes, und Gastroferrin, das zur Eisenresorption benötigt wird. Die Magensaftsekretion wird durch psychisch-nervale, lokale und intestinale Einflüsse reguliert. Der Durchmesser der Teilchen, die den Magen in Form des sog. Chymus verlassen, entsprechen ca. 0,3 mm, von daher haben die Nahrungsbestandteile unterschiedliche Magenverweilzeiten.

Die Verweildauer der Kohlenhydrate < Proteine < Fette:
Unverdauliche Bestandteile wie Fasern, Knochen, Fremdkörper werden außerhalb der normalen Entleerungsrate in einer interdigestiven Phase, die ca. alle 2 Stunden stattfindet, zusammen mit Verdauungssekreten, abgestoßen. Neuronale und humorale Faktoren, Gastrin, Motilin, Somatostatin u. a. nehmen Einfluss auf diesen Prozess.
Die Hauptfunktion des anschließenden Dünndarms ist es, die Nahrungsbestandteile abschließend bis zu ihren jeweiligen Spaltprodukten zu verdauen und zusammen mit Wasser und Elektrolyten zu resorbieren. Die resorbierenden Epithelzellen der Zotten, in deren Nähe sich auch schleimbildende Zellen befinden, werden i. d. R. innerhalb von zwei Tagen abgestoßen und zerfallen im Darmlumen. Infolgedessen werden neben Eiweißen und Zellbestandteilen für die Physiologie notwendige Verdauungsenzyme freigesetzt. Die Bauchspeicheldrüse produziert täglich, ausgelöst durch die Hormone Sekretin und Pankreozymin-Cholezystokinin, ca. 2 l Pankreassaft, der in das Duodenum abfließt. Er enthält Bicarbonat und unterschiedliche Verdauungsenzyme. Enzyme zur Proteinspaltung sind die sog. Proteasen und deren Vorstufen Trypsinogen und Chymotrypsinogen; zur Kohlenhydratspaltung entsprechende α-Amylasen und Lipasen zur Fettverdauung. Die zur Fettverstoffwechslung notwendige Galle wird kontinuierlich in der Leber produziert, mit ca. 0,7 l/Tag. Ihre Bestandteile sind insbesondere neben Wasser und Elektrolyten, Bilirubin, Steroidhormone, Gallensäure, Cholesterin und Lecithin. Die Fettverdauung findet zu ca. 10-30 % im Magen statt, aufgrund des Säureaufschlusses und der im Zungengrund gebildeten und im Magen wirksamen Lipasen. Die weitere Verdauung erfolgt im Duodenum und oberen Jejunum; hier werden die Nahrungsbestandteile abschließend aufgeschlossen und die entstehenden Spaltprodukte – wie Vitamine, Mineralstoffe – absorbiert. Nach Wasserentzug wird der verbleibende Rest ausgeschieden.

2.5 Hunger- und Fastenstoffwechsel; Regulation des Hungergefühls

Während einer Nahrungskarenz ist der menschliche Organismus darauf angewiesen seine lebensnotwendige Energie aus Reservestoffen zu beziehen. Das Hauptanliegen der Stoffwechselleistung ist die ausreichende Versorgung – insbesondere jene des Gehirns, der Erythrocyten und nachrangiger Gewebe – mit Glucose und Sauerstoff. Dies gelingt für ca. 1 Tag aufgrund der Mobilisierung der Glucose aus der Leber, die dort in Form von Glykogen gespeichert vorliegt. (Gluconeogenese). Der überwiegende Anteil der Energiereserven liegt in Form von Fettdepots, den Fettsäuren und Triacylglycerinen vor. Die Abbauprodukte des Fettstoffwechsels können nur bedingt unmittelbar zu Glucose umgewandelt werden; dies gelingt lediglich dem Glycerinanteil der Triacylglycerine, deren Menge allerdings begrenzt ist. Das vornehmlich beim Fettabbau gebildete Acetyl-CoA kann nicht unmittelbar in Pyruvat überführt werden, da es in dem Stoffwechselweg der Glykolyse ab der Verbindung Pyruvat keine direkte Rückreaktion zu Glucose gibt. Als Glucosequelle stehen die Aminosäuren des Proteinabbaus zur Verfügung. Hierzu greift der Körper auf die Proteinreserven, die in Form von Muskelprotein vorliegen, zurück. Dieser mittelbare Energiegewinn wird ab dem zweiten Tag hinzugeschaltet, bis der Organismus, zur Minimierung des Proteinkatabolismus, mittels des Lymen-Cyclus die überwiegende Energie aus der Umsetzung von Acetyl-CoA zu energieliefernden Ketonkörpern bereitstellen kann. Der zuvor eingeleitete Protein- bzw. Muskelabbau reduziert sich im Verlauf der Nahrungskarenz zugunsten des Fettabbaus.

Kurzfristige Energiereserven:	Abbau des Glykogens, der Speicherform der Glucose, aus der Leber, ca. 24 Stunden.
Mittelfristige Energiereserven:	Abbau von Muskelprotein zur Glucosebereitstellung, nach ca. 3 Tagen wird der Energiebedarf des Gehirns aus Ketonkörpern bestritten.
Langfristige Energiereserven:	Nach mehreren Wochen werden die Ketonkörper die wichtigsten Energielieferanten für das Gehirn; Abbau des Muskelproteins wird stark eingeschränkt.

Bei einem 70 kg wiegenden Menschen haben die Fettdepot-Reserven einen Anteil von ca. 15 kg, analog einem Brennwert von 141.000 kcal. Bei einer täglichen Umsetzung von ca. 1.800 kcal reicht diese Reserve für ca. 75 Tage. Die Protein-Reserven betragen ca. 6 kg, analog einem Brennwert von 24.000 kcal, d. h. für weitere 10-12 Tage.

Bei einem normalgewichtigen Menschen beträgt die Überlebenszeit:
ohne Nahrungszufuhr ca. 50-70 Tage
ohne Wasserzufuhr ca. 2-5 Tage

Brennstoffquelle und -verbrauch während einer Hungerphase im Überblick.

Austausch/Verbrauch	Menge in g 3. Tag	Änderungs-merkmal	Menge in g 40. Tag
Brennstoffnutzung im Gehirn			
Glucose	100	↓	40
Ketonkörper	50	↑	100
Gesamtglucoseverbrauch	50	↓	40
Brennstoffmobilisierung			
Lipolyse im Fettgewebe	180	=	180
Abbau von Muskelprotein	75	↓	20
Brennstoffe von der Leber			
Glucose	150	↓	80
Ketonkörper	150	=	150

Beachtenswerte physiologische Folgen des Hungerns sind:

Proteinabbau	Der anfänglich rasche Abbau wird körperlich unmittelbar deutlich durch Kraftlosigkeit, Ermattung und Müdigkeit. Der fortschreitende Proteinabbau ist ab dem Moment, in dem der Herzmuskel angegriffen wird, tödlich.
Säure-Base-Haushalt	Der Anstieg der Ketonkörper greift unmittelbar ein; dies führt zur metabolischen Azidose; Symptome sind Kopfschmerzen und Übelkeit.

Regulation des Hungergefühls

Sowohl das Sättigungszentrum als auch das Hungerzentrum befinden sich im Hypothalamus. Das Sättigungszentrum ist im ventromedialen Hypothalamus, das Hungerzentrum im lateralen Hypothalamus lokalisiert. Diverse Neurotransmitter wie Serotonin, Dopamin, Acetylcholin und Noradrenalin sowie die Neuropeptide Cholezystokinin, vasoaktives intestinales Peptid, Somatostatin und Hypothalamushormone regulieren die Vielzahl der ein- und ausgehenden Wirkmechanismen. Zu den efferenten Signalen gehören: Sensorik, Nährstoffgehalt im Blut und Glykogenreserve.

Zur Steuerung des Hungergefühls gibt es derzeit vier Theorien zur Regulation der Nahrungsaufnahme:

Glucostatische Theorie:	Ausschlaggebend ist der Blutzuckerspiegel in Gehirn und Leber. Eine Senkung des Blutzuckerspiegels oder/und eine verminderte Glucoseverfügbarkeit führen zum Hungerempfinden.
Lipostatische Theorie:	Fettsäuren und/oder deren Intermediärprodukte des Fettstoffwechselweges sowie entsprechende Hormone steuern das Hunger- bzw. Sättigungsempfinden.
Aminostatische Theorie:	Der Aminosäurenstatus beeinflusst direkt oder indirekt die Nahrungszufuhr.
Thermostatische Theorie:	Basis dieser Theorie ist die Körperwärme; sie ist ausschlaggebend für ein Sättigungs- oder Hungergefühl.

Übergewicht:	Erniedrigt die Aktivität des sympathischen und erhöht die Aktivität des parasympathischen Nervensystems.
Sättigungssignale sind:	Sinneswahrnehmungen der Nahrung Füllegefühl des Magen-Darm-Traktes Hohe ATP-Konzentration in den Leberzellen Peptide wie Glukagon, Bombesin; Somatostatin, Cholezystokinin Hormone wie Leptin und Insulin Serotonin und Corticotropinreleasing factor (CRF)
Hungersignale sind:	Sinneswahrnehmungen der Nahrung Kontraktionen des leeren Magens Geringe ATP-Konzentration in den Leberzellen Sinkende Körpertemperatur Ghrelin, der Antagonist des Leptins Hormone wie Glucocorticoide, Sexualhormone Noradrenalin, Dopamin, Neuropeptid-Y (Kohlenhydratsignal) Galanin (Fettsignal), Somatoliberin (Wachstumshormon-Releasing-Factor, GHRF)

Glukagon
Peptidhormon, bei Blutzuckerabfall und nach proteinreicher Mahlzeit wird Glukagon, der Gegenspieler des Insulins, von der Bauchspeicheldrüse in die Blutbahn abgegeben.

Bombesin (Gastrin-releasing Peptid)
Bombesin, ein Peptidhormon, regt u. a. die Sekretion von Magensäure an und die Freisetzung von pankreatischem Polypeptiden. Es hemmt die exokrine Pankreassekretion, Gallenblasen-Kontraktion und die gastrointestinale Motalität. Das Hormon bewirkt eine Verlängerung der gastrointestinalen Passagezeit. Bei erhöhter Produktion können Völlegefühl und Obstipation auftreten.

Somatostatin
Somatostatin ist ein Tetradekapeptid und fungiert im Körper als hypothalamisches Freisetzungs- oder Hemmhormon. Die Verbindung hemmt die Sekretion folgender Hormone: Somatropin (Wachstumshormon), TSH (Thyrotropinstimulierendes Hormon), ACTH (Adrenocorticotropes Hormon). Darüber hinaus ist ernährungsphysiologisch die von dieser Verbindung ausgehende Hemmung folgender Verbindungen relevant: Insulin, Glucagon, Gastrin, Sekretin, Pankreozymin, Pepsin, Renin. Ferner hemmt es die Wirkungen von Pentagastrin und Histamin hinsichtlich der Salzsäureproduktion des Magens.

Cholezystokinin (Pankreozymin-Cholezystokinin),
Cholezystokinin ist ebenso wie Sekretin ein Hormon in der Duodenalschleimhaut lokalisiert und steuert die Sekretion des Pankreassaftes. Der Reiz für die Freisetzung wird durch Fette sowie niedrige pH-Werte im duodenalen Speisebrei ausgelöst.

Leptin
Leptin ist ein Hormon, das ausschließlich in den Zellen des weißen Fettgewebes, den Adipocyten, gebildet wird und mitverantwortlich ist bei der Regulation der Nahrungsaufnahme. Es besteht eine lineare Korrelation zwischen der Größe des Fettdepots und dem Plasma-Leptinspiegel. Im Tierversuch konnte die Funktion des Leptins belegt werden; Mäuse, die durch einen Gendefekt kein Leptin produzierten, waren vornehmlich adipös; durch eine Verabreichung von exogen hergestelltem Leptin wurde die übermäßige Futteraufnahme vermindert, gleichzeitig erhöhte sich der Energieumsatz, mit der Folge einer Abnahme der Adipositas.
Für die Regulation des Hunger- und Sättigungsgefühls haben die hypothalamischen Leptin-Rezeptoren eine entscheidende Rolle:

Zunahme Fettdepot → Zunahme Leptinblutspiegel → Signalfreisetzung zur:
Senkung der Nahrungsaufnahme
Erhöhung der körperlichen Aktivität

Bei Abnahme des Leptinspiegels erfolgen gegenregulatorische Maßnahmen. Eine genetisch bedingte Störung der Leptinversorgung tritt nur sehr selten auf; vielmehr wird angenommen, dass Adipositas auf Defekte der Vermittlung leptinabhängiger Signale zurückzuführen ist.

Insulin

Insulin ist ein Protein aus 51 L- Aminosäuren bestehend, die sich auf zwei Polypeptidketten A und B verteilen. Die Polypeptidkette A ist aus 21 und die B-Kette aus 30 Aminosäuren aufgebaut. Insgesamt besitzt das Protein drei Disulfidbrücken, jeweilig zwischen Cystinresten. Zwei dieser Disulfidbrücken verbinden die A- und B-Kette miteinander, die dritte Disulfidbrücke liegt innerhalb der A-Kette vor. Das Molekül bindet leicht Zink, wobei es zu Dimeren und höheren Aggregaten zusammentritt. Insulin reguliert den Glucosegehalt durch Hemmung bzw. Freisetzung und übernimmt die Transportfunktion von Glucose in insulinabhängige Gewebe. Des Weiteren beeinflusst das Hormon den Lipidstoffwechsel des Fettgewebes. Es fördert die Synthese von Fettsäuren aus Glucose, basierend auf einer Aktivierung der Acetyl-CoA-Carboxylase und einer vermehrten Bereitstellung von NADPH+H+. Andererseits hemmt Insulin den Fettabbau und den Proteinabbau aus der Muskulatur. Bei Insulinmangel kommt es zu massiven Beeinträchtigungen des Intermediär-Stoffwechsels; siehe Diabetes mellitus.

Serotonin

5-Hydroxy-tryptamin, befindet sich im Serum und in der Darmschleimhaut; als Neurotransmitter bewirkt die Verbindung eine starke Verengung der Blutgefäße.

CRF

Corticotropinreleasing factor (CRF), dies sind peptiderge Neurohormone, die eine zentrale Rolle bei der Umsetzung von Stressreaktionen haben. Sie beeinflussen neben verschiedenen physiologischen Systemen wie Atmung, kardiovaskuläre Regulation, Kohlenhydratstoffwechsel, Immunsystem, kognitives Verhalten auch die unterschiedlichen Verhaltensweisen der Nahrungszufuhr. Laut Biesalski bewirkt eine zentrale Verabreichung von CRF dosisabhängig eine Steigerung der motorischen Aktivität und des explorativen Verhaltens, eine Aktivierung des autonomen Nervensystems sowie eine Suppression der Nahrungszufuhr. CRF scheint unmittelbaren Einfluss auf eine gestörte Nahrungsaufnahme zu haben. Psychosozialer Stress, gefolgt von endokriner Aktivierung, mündet in das Krankheitsbild der jeweiligen Essstörungen.

Die Auswahl der Nährstoffzufuhr wird über Neurotransmitter bestimmt. Endogene Opioide regulieren maßgeblich die Nahrungsaufnahme von Nährstoffen mit bevorzugt hohem Fettanteil. Der Rezeptoragonist Dynorphin löst die nahrungsstimulierende Wirkung aus.

Nachfolgend eine Auflistung weiterer Neurotransmitter nebst induziertem Nährstoff.

Nährstoff	Zufuhr	Neurotransmitter
Kohlenhydrate	↑	Neuropeptid Y
	↑	Insulin
	↑	Noradrenalin
	↓	Serotonin
	↓	Cholecystokinin
Kohlenhydrate und Fette	↑	Galanin
	↓	CRF
	↓	Vasopressin
Fette	↑	Dynorphin
	↑	β-Ceromorphin
	↓	Enterostatin
Proteine	↑	GH-RH Wachstumshormon-releasing Hormon
	↓	Glukagon

2.6 Allergie, Lebensmittelintoleranz, angeborene Stoffwechselerkrankungen Zöliakie, Lactose-Intoleranz, Biogene Amine, Alkohol-Unverträglichkeit

Es können vier immunpathologische Mechanismen unterschieden werden:

Erkrankung	Mechanismus	Symptomauslöser
Allergie	Immunreaktion	meist Proteine in Lebensmitteln, Glycoproteine
Pseudo-allergische Reaktion	keine Immunreaktion	verschieden, aber niedermolekulare Lebensmittelinhaltsstoffe (keine großen Eiweiß-, Kohlenhydratverbindungen) z. B. Zusatzstoffe, Salicylate in Äpfeln, Bananen, Erbsen, Erdbeeren, Rhabarber, Bier, Rotwein
Intoleranzreaktion	Enzymdefekt	Laktose, Fructose, Phenylalanin
Intoxikation	pharmakologisch toxische Wirkung	biogene Amine, Bakteriengifte Pilzgifte, Alkaloide

Allergie

Nahrungsmittelallergien sind durch immunologische Mechanismen ausgelöste Reaktionen auf Lebensmittel bzw. einzelne Nahrungsbestandteile. Sie basieren auf einer spezifischen Interaktion zwischen Allergenen und dem Immunsystem, analog einer Antigen-Antikörper-Reaktion.
Allergische Reaktionen treten erstmalig nach mindestens einem, häufig mehrfach vorangegangenem Kontakt zum als Allergen eingestuften Fremdprotein auf. Die im Körper gebildeten Antikörper reagieren bei erneutem Kontakt mit dem Allergen, eine Reaktion, bei der Verbindungen wie Histamin oder Serotonin freigesetzt werden. Diese, zwischen Makrophagen und T-Lymphozyten freigesetzten Mediatoren, sind für Ort und Ausmaß der körperlichen Beschwerden verantwortlich. Die häufigste Reaktion ist die IgE vermittelte Sofortreaktion. Betroffen sind vornehmlich Lippen-Gaumen-Bereich, Haut, Atemwege, Gastrointestinaltrakt und das kardiovaskuläre System. Die heftigste Form der allergischen Reaktion ist der anaphylaktische Schock, der durch Herz-Kreislauf-Versagen oder Atemstillstand zum Tode führen kann. Eine entsprechende medikamentöse Therapie (Antihistaminika) ist unverzüglich entgegenzusetzen.
Histamin ist das biogene Amin der Aminosäure Histidin. Es fungiert im Körper als Transmitter und wird in einer Einschrittreaktion aus Histidin mittels L-Histidin-Decarboxylase hergestellt. Mastzellen und basophile Granulozyten enthalten große Anteile an Histamin. Entsprechend den Histamin-Rezeptoren, aufgrund Stimulierung unterschiedlicher Enzyme wie beispielsweise Phospholipase, Adenylatcyclase, unterscheiden sich die organischen Symptome.
Serotonin gehört ebenfalls zu den aminogenen Transmittern des Körpers. Der größte Teil des Serotonins befindet sich in den enterochromaffinen Zellen, die diese Verbindung an die Blutplättchen abgeben, wenn diese die intestinalen Blutgefäße passieren. Entgegen ist die Menge an neuronalem Serotonin wesentlich geringer, nur einige Neurone des Darmnervensystems enthalten sie. Im Mittelhirn sowie in Arealen des Rückenmarks liegen Serotonin-Zellkörper vor und sind dort u. a. verantwortlich für den Schlaf-Wach-Rhythmus, die Nahrungsaufnahme und die Regulierung der Körpertemperatur.

Es gibt aufgrund von analogen Sequenzabschnitten der DNA sog. pollenassoziierte Nahrungsmittelallergien, d. h. Kreuzreaktionen zwischen Pollen und pflanzlichen Lebensmitteln. Bei einer mindestens 60 %igen Homologie der Aminosäurensequenzen liegt eine Kreuzreaktion vor. Entscheidend für die Interaktion mit dem IgE-Antikörper ist die gegenüberstehende Proteinstruktur. Ist für die Reaktion bereits die Primärstruktur des Proteins, also die Reihenfolge der aufeinanderfolgenden Aminosäuren ausschlaggebend, das sog. Sequenzepitop, sind die lebensmitteltechnologisch anwendbaren Einflüsse auf eine Minderung des Allergiepotenzials noch gering. Gelingen kann dies zum einen aufgrund enzymatischer Prozesse, bei denen entsprechende Proteasen die Aminosäuresequenzen spalten, zum anderen voraussichtlich mittels gentechnologischer Verfahren. Ist hingegen für die Reaktion die Proteinstruktur, und damit die räumliche Form des Proteins ausschlaggebend, das sog. Konformationsepitop, kann lebensmitteltechnologisch durch thermische oder mechanische Behandlungen diese Struktur aufgebrochen und die allergische Reaktion minimiert werden. Hierbei wird die Bindungsfähigkeit der Antikörper sehr effektiv durch die Denaturierung der Proteine erniedrigt. (1)

Folgende Allergenfamilien konnten nachgewiesen werden:

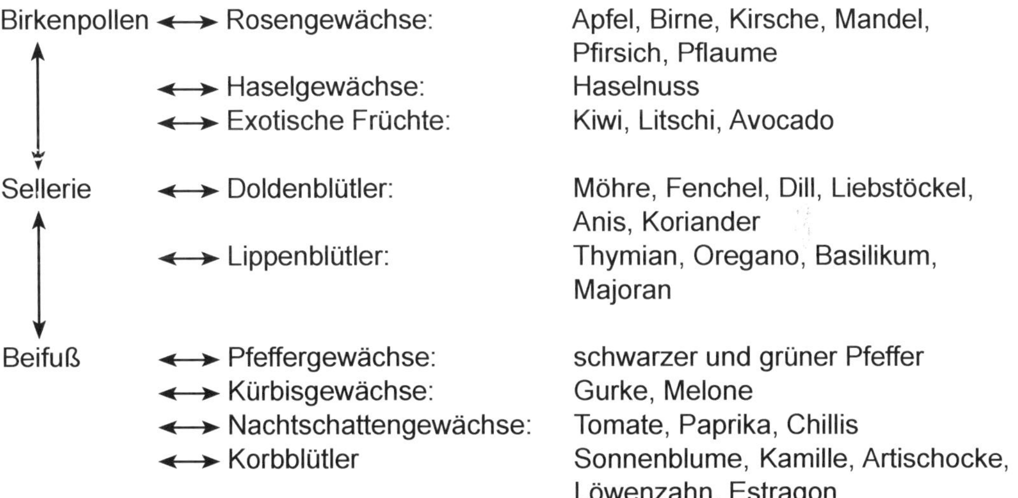

Kreuzreaktionen zwischen Inhalationsallergenen, wie beispielsweise den Birkenpollenallergenen Bet v1 und Bet v2 und Obst, vornehmlich aus der Familie der Rosaceae, sowie mit Haselnüssen und zum Teil Kartoffeln, Sellerie, Pistazien, führen zu den pollenassoziierten Lebensmittelallergien, der häufigsten Form der Lebensmittelunverträglichkeit.

Lebensmittel, die häufig Allergien auslösen, sind:
Kuhmilch (Milchproteinallergie), Hühnerei, Fische und Schalentiere, Nüsse, Erdnüsse, Möhren, Sellerie, Hülsenfrüchte (Soja), Weizen.

(1) Paschke,A; Lebensmittelallergien; ErnährungsUmschau, Januar 2010; 57. Jahrg.; 36-41

(2) Helm RM, Burks AW; Mechanism of food allergy; Curr Opin Immuo 12; 2000; 647-653

Nahrungsmittelunverträglichkeiten

Zu den Nahrungsmittelintoleranzen zählen angeborene Stoffwechselerkrankungen, darm-enzymatische Störungen und pseudoallergische Reaktionen. Im Unterschied zur Allergie bilden sich hierbei keine Antigene aus. Bei pseudoallergischen Reaktionen entspricht das klinische Bild einer Lebensmittelallergie, ohne dass immunologische Auslösemechanismen zugrunde liegen. Die Unverträglichkeit aufgrund einer enzymatischen Störung kann unterschieden werden nach vererbter primärer oder erworbener sekundärer Enzymopathie. Sie entsteht durch verminderte oder gesteigerte Enzymaktivitäten.

Intoleranzen		Beispiele
Enzymopathie	angeborene Stoffwechselerkrankung	Phenylketonurie
	darmenzymatische Störung	Lactose-Intoleranz, Zöliakie, Glutenintoleranz
Pseudoallergie		Sulfite
pharmakologische Reaktionen		biogene Amine
nicht definierte Intoleranzen		Umweltschadstoffe

Lebensmittel und Inhaltsstoffe, die häufig Intoleranzen hervorrufen, sind:

- Kuhmilch und Milchprodukte (Lactose)
- Sauerkraut, Rohwürste, Dosenfisch, Camembert, Bier, Schokolade, Rotwein aufgrund ihrer enthaltenen biogenen Amine und eventuellen Zusatzstoffe;
- Zusatzstoffe: Benzoesäure, Schwefeldioxid, Natriumglutamat, Azofarbstoffe
- natürliche Inhaltsstoffe von Erdbeeren und Citrusfrüchten

Zöliakie (Sprue) – Glutenunverträglichkeit

Die Krankheit wird ausgelöst durch Klebereiweiß, ein Spaltprodukt von Getreide, vornehmlich der Getreidesorten Weizen, Roggen, Gerste, Hafer. Unmittelbare Auslöser sind die Prolamine, d. h. Reservestoffe des Getreides wie das Gluten (Gliadin) des Weizens, die sich im Endosperm des Getreidekorns befinden. Bei disponierten Personen kommt es zur Zöliakie, einer Entzündung der Darmschleimhaut. Eine sich dabei ausbildende Zottenatrophie führt zu einer unvollständigen Verdauung und Re-

sorption der Nahrung und somit zu einer Nährstoffunterversorgung.
Das Kleberprotein des Weizens, das wasserlöslich ist und 90 % des Weizenkorns ausmacht, besteht jeweils zur Hälfte aus den Prolaminen Glidain und Glutenin. Der 8 %ige Lipidanteil ist assoziiert mit Kleberproteinen zu sog. Lipoproteinen, die restlichen 2 % entfallen auf den Kohlenhydrat-Anteil.

Der Anteil der Prolamine am Gesamtprotein ist von der Getreideart abhängig:

Weizen	(Gliadin/Gluten)	33 %	gilt als Auslöser der Zöliakie
Roggen	(Secalin)	21 %	gilt als Auslöser der Zöliakie
Gerste	(Hordein)	25 %	gilt als Auslöser der Zöliakie
Hafer	(Avenin)	14 %	gilt als Auslöser der Zöliakie
Reis	(Oryzin)	2 %	
Hirse	(Kafarin)	34 %	
Mais	(Zein)	48 %	

Unbehandelt führt diese Krankheit zur Mangelernährung und zu lebensbedrohlichem Gewichtsverlust. Die Behandlung sieht eine Meidung glutenhaltiger Lebensmittel vor; siehe Kapitel 6.2.7; Nahrungsmittelunverträglichkeiten...

Lactose-Intoleranz

Diese Unverträglichkeit wird ausgelöst durch den Mangel an Galactosidase, dem Enzym, welches im Dünndarm Lactose aus der Milch und den Milchprodukten in Glucose und Galactose spaltet. Weltweit tritt die Lactose-Intoleranz bei 75-80 % der Bevölkerung auf.

Es wird unterschieden nach:

Lactase-Mangel primär:	Rückgang der Lactase-Aktivität. Die Veränderung setzt überwiegend ab dem 2. Lebensjahr ein und geht bis zum 20. Lebensjahr auf ca. 70 % zurück. In den weiteren Lebensjahren kann die Lactase-Produktion weiter sinken.
Lactase-Mangel sekundär:	Folgeerscheinung von Erkrankungen des Gastrointestinaltrakts.
Lactase-Mangel genetisch bedingt:	Der Säugling verträgt nur geringe Lactosemengen, und somit auch keine Muttermilch.

Die unverdaute Laktose gelangt in den Dickdarm und wird dort von Bakterien abgebaut. Die entstehenden Abbauprodukte binden Wasser und es kommt zu Bauchkrämpfen und Durchfallerkrankungen.

Biogene Amine-Empfindlichkeit

Biogene Amine sind decarboxylierte Aminosäuren und kommen u. a. in pflanzlichen Lebensmitteln vor, so beispielsweise die Verbindung Serotonin in Bananen (ca. 7 mg/100 g).
Sekundär entstehen biogene Amine durch Decarboxylierungsreaktionen der Aminosäuren, ausgelöst durch mikrobielle Vorgänge bei der Fermentation, Lagerung bzw. Verderb von Lebensmitteln. Folglich kann dieser Prozess bei der Lebensmittelherstellung sowohl erwünscht als auch unerwünscht sein. Zur Herstellung von Käse (und dessen arteigenem Geruch) sowie dessen Textur ist die Decarboxylierung erwünscht; das frei werdende CO_2 ist für die Porigkeit verantwortlich, das zurückbleibende biogene Amin liefert, neben sich freisetzendem Ammoniak, das charakteristische Aroma; so beträgt in Cheddarkäse der Gehalt des Tyramins ca. 35 mg/100 g.

Nachfolgend eine Auflistung von Aminosäuren, deren biogene Amine und Vorkommen in Lebensmitteln:

Aminosäure	biogenes Amin	Vorkommen in
Histidin	Histamin	Spinat, Thunfisch, tierischem Gewebe
Lysin	Cadaverin	verdorbenem Fleisch
Arginin	Agmatin	Käse
Tyrosin	Tryamin	Cheddar, Heringskonserven, Camembert, Bierhefe
Ornithin	Putrescin	verdorbenem Fleisch
Phenylalanin	Phenylethylamin	Schokolade, Rotwein

Tyramin und andere biogene Amine sind in größeren Anteilen in folgenden Lebensmitteln enthalten: Sauerkraut, Fisch, Wurstwaren (Rohwurst, roher Schinken), Hefeextrakten, Bier, Spinat, Roquefort. Der Tyramingehalt von Käse kann bis zu 900 µg/g, der von Hefeextrakten > 2000 µg/g betragen; je nach Reifeprozess steigert sich der Gehalt dieser Verbindung.

Der Körper selbst synthetisiert biogene Amine, die u. a. in Form von Hormonen vielfältige Funktionen übernehmen.

Eine Auswahl der im menschlichen Organismus vorkommenden biogenen Amine:

Aminosäure	biogenes Amin	Bestandteil des Körpers
Thyrosin	Thyramin	Hormon
Tryptophan	Tryptamin	Hormon
5-Hydroxytryptophan	Serotonin	Neurotransmitter, Mediator
Histidin	Histamin	Hormon; Mediator
Serin	Ethanolamin	Phosphatid; Phospholipide
Asparaginsäure	β-Alanin	Co-A
Cystein	Cysteamin	Co-A
Glutamat	γ-Aminobutyrat	Neurotransmitter
Threonin	Aminopropanol	Vit-B_{12}
Aspertat	β-Alanin	Co-EnzymA

Chemisch wird unterschieden zwischen primären, sekundären und tertiären Aminen, je nach Anzahl der Alkylgruppen, die am Stickstoff gebunden sind.
Wirkungen exogener Amine in Form von Unverträglichkeiten treten nur dann auf, wenn ihre Aufnahme aus dem Magen-Darm-Trakt schneller erfolgt als ihr enzymatischer Abbau mittels Monoaminooxidase. Erscheinungen sind Kopfschmerzen, Herzrasen (Tachykardie), Kreislaufbeschwerden. Zur Behandlung wird die Meidung der entsprechenden Lebensmittel sowie deren Kombination mit Alkohol empfohlen.

Des Weiteren können sekundäre Amine mit Nitriten zur Ausbildung von Nitrosaminen führen. Bei der Nitrosierung primärer Amine bilden sich instabile Moleküle mit alkylierender Wirkung. Sekundäre Amine werden schneller als tertiäre Amine, und schwach basische werden schneller als stark basische Amine nitrosiert.

$$R_1-N^+(R_2)(H)-H \longrightarrow (R_2)(R_1)NH \xrightarrow{\text{+ nitrosierendem Agens}} (R_2)(R_1)N-N=O$$

sek. Amin **Nitrosamin**

Abb: Schema Nitrosaminbildung

Nitrosierende Reaktionspartner sind Nitrite, die in Form von Nitrit-Pökelsalz und nitrathaltigen Lebensmitteln sowie Trinkwasser zugeführt werden. Entsprechend der Biotransformation I bildet sich im Körper aus Nitrat das Prokanzerogen Nitrit aus. Der saure pH-Wert des Magens begünstigt die endogene Bildung von N-Nitrosaminen.

Folgende Nitrosamine werden in Lebensmitteln am häufigsten nachgewiesen: Dimethylnitrosamin, N-Nitrosopyrrolidin, N-Nitrosopiperidin, N-Nitrososarkosin, N-Nitrosoprolin, N-Nitrosohydroxyprolin; letztere sind nitrosierte Aminosäuren. Dimethylnitrosamin wird als stark karzinogen eingestuft; siehe Kapitel 5.2 Wirkungen von Zusatzstoffen, Konservierungsstoffe.

Nitratgehalte in Lebensmitteln:

Lebensmittel	Nitratgehalt mg/100 g essbarem Anteil Mittelwert	Nitratgehalt mg/100 g essbarem Anteil Schwankungsbreite
Portulak	615	410-900
Mangold	485	350-705
Rettich	260	30-495
Gartenkresse	245	65-465
Kopfsalat	220	25-660
Rote Beete	195	18-535
Spinat	165	2-670
Möhren	50	9-110
Kartoffeln	9	0-100

Lt. Novellierung der Trinkwasser-Verordnung vom 28.11.2011 gilt für Nitrat ein Grenzwert von 50 mg/l, für Nitrit ein Grenzwert von 0,5 mg/l an der Entnahmestelle - Zapfhahn. Da Nitrat sehr leicht zu Nitrit umgewandelt wird, beispielsweise durch Zink, ist für Nitrit, am Ausgang der Wasserwerke, ein weiterer Grenzwert von 0,1 mg/l eingeführt worden.
Die Summenregel Nitratkonzentration/50 + Nitritkonzentration/3 ≤ 1mg/l begrenzt für Trinkwasser die Nitritkonzentration auf 0,5 mg/l, die zulässige Nitratkonzentration auf 41,7 mg/l.

Alkohol-Unverträglichkeit

Bereits geringe Mengen (1 Glas Bier) führen zu Übelkeit, Kopfschmerzen und Hautrötung. Zurückzuführen ist dies auf einen genetisch bedingten Mangel des Enzyms Alkoholdehydrogenase. Das toxische Stoffwechselprodukt Acetaldehyd reichert sich an und führt zum flushing-syndrom; siehe ergänzend Kapitel 3.1.4.

Angeborene Stoffwechselerkrankungen:

a) Phenylketonurie
b) Favismus

zu a) Phenylketonurie

Die biochemische Umwandlung der Aminosäure Phenylalanin in Tyrosin ist gestört, da aufgrund eines genetischen Defektes das Enzym Hydroxylase fehlt. Unbehandelt führt diese Krankheit zur geistigen Behinderung. Neugeborene werden nach der Geburt routinemäßig auf die Anwesenheit des Enzyms getestet. Neben einer medikamentösen Behandlung muss auf eine phenylalainarme Kost geachtet werden.

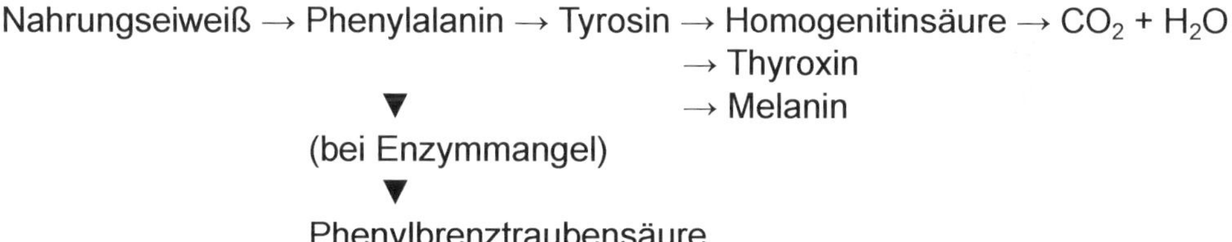

zu b) Favismus

Empfindlichkeit gegen Inhaltsstoffe von Bohnen (Vicin, Convicin), die die Zellmembran der roten Blutkörperchen schädigen, da das entsprechende Reparaturenzym, die Glucose-6-e-Phosphat-Dehydrogenase, fehlt.

Lebensmittelrechtlich ist die Kennzeichnung von Lebensmitteln und deren Bestandteile, die Unverträglichkeiten auslösen können, vorgeschrieben für:

- glutenhaltiges Getreide
- Krebstiere
- Eier
- Fisch
- Erdnüsse
- Soja
- Milch , Laktose
- Schalenfrüchte (Mandel, Haselnuss, Walnuss, Kaschunuss, Pecannuss, Paranuss, Pistazie, Macadamianuss, Queenslandnuss)
- Sellerie
- Senf
- Sesamsamen
- Schwefeldioxid sowie Sulfite in Konzentrationen von mehr als 10 mg/kg, o. 10 mg/l.

2.7 Wirkstoffe und Toxikokinetik; Biotransformation I und II

Laut Paracelsus (1493-1541): „Alle Dinge sind Gift und nichts ohne Gift;
allein die Dosis macht, dass ein Ding kein Gift ist."

Der menschliche Körper versucht Fremd- und Schadstoffe, die durch die Nahrung aufgenommen werden, zu entgiften und in eine renal ausscheidbare Form zu überführen. Hauptsächlich vollzieht sich dieser Entgiftungsmechanismus in der Leber, aber auch in den Organen Darm, Lunge, Nebennieren und Milz aufgrund ihres vorhandenen Enzymsystems der MFO (Mischfunktionellen Oxidase). Hierzu werden zwei Biotransformationen unterschieden.

Biotransformation I: Einführung funktioneller Gruppen in die toxische Verbindung
Biotransformation II: Kopplung an Moleküle des Intermediärstoffwechsels und Ausscheidung

Schematisches Prinzip der Biotransformationsreaktionen:

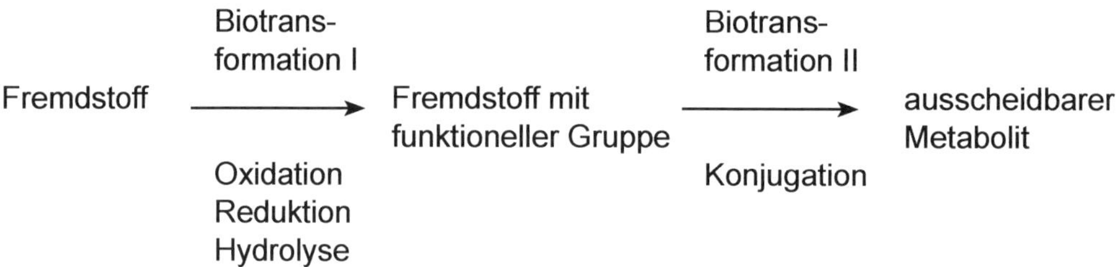

Reaktionen der Biotransformation I/Abbaureaktionen:

1. Aliphatische Hydroxylierung
2. Aromatische Hydroxylierung
3. Epoxydierung
4. N-Desalkylierung
5. O-Desalkylierung
6. Desaminierung
7. N-Oxidation
8. NO_2-Gruppen-Reduktion
9. Esterspaltung
10. Säurebildung aus Säureamiden

Schematische Darstellung der Biotransformation I-Reaktionen:

1. Aliphatische Hydroxylierung

   Aliphat → Alkohol

   $$R-CH_3 \xrightarrow{\textbf{MFO}} R-CH_2-OH$$

   MFO: Mischfunktionelle Oxidase

2. Aromatische Hydroxylierung

   Aromat → Epoxid → arom. Alkohol

   H O H MFO OH

3. Epoxydierung

   Alken → Epoxid

   $$R-CH{=}CH-R \xrightarrow{\textbf{MFO}} R-\overset{O}{\overbrace{CH-CH}}-R$$

4. N-Desalkylierung

   sek. Amin → prim. Amin + Aldehyd

   $$R-NH-CH_3 \xrightarrow{\textbf{MFO}} \left[R-NH-CH_2OH\right] \longrightarrow R-NH_2 + HCHO$$

5. O-Desalkylierung

   Ether → Alkohol + Aldehyd

   $$R-O-CH_3 \xrightarrow{\textbf{MFO}} \left[R-O-CH_2OH\right] \longrightarrow R-OH + HCHO$$

6. Desaminierung

Verzweigtes prim. Amin → Keton + Ammoniak

$$R-\underset{\displaystyle NH_2}{\underset{|}{CH}}-CH_3 \xrightarrow{\textbf{MFO}} \left[R-\overset{\displaystyle OH}{\overset{|}{\underset{\displaystyle NH_2}{\underset{|}{C}}}}-CH_3 \right] \longrightarrow R-CO-CH_3 + NH_3$$

7. N-Oxidation

prim. Amin → Hydroxylamin

$$R-NH_2 \xrightarrow{\textbf{MFO}} R-NHOH$$

8. NO_2-Gruppen-Reduktion

Nitroverbindung → prim. Amin → Hydroxylamin

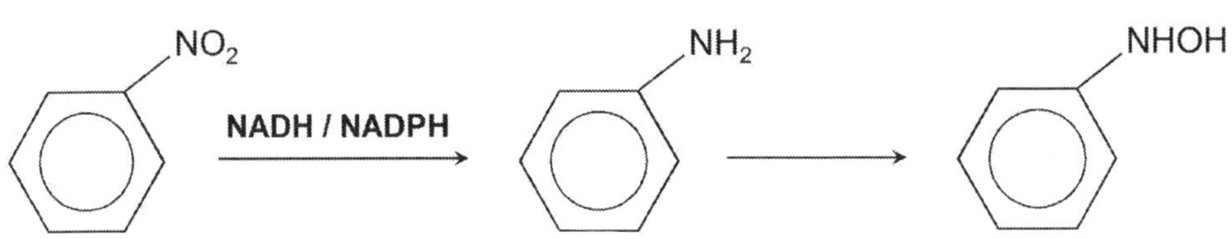

9. Esterspaltung

Ester → Carbonsäure + Alkohol

$$R-\overset{\displaystyle O}{\overset{\|}{C}}-OR \xrightarrow{\textbf{Hydrolasen}} R-COOH + ROH$$

10. Säurebildung aus Säureamiden

Säureamid → Carbonsäure + Ammoniak

$$R-\overset{\displaystyle O}{\overset{\|}{C}}-NH_2 \xrightarrow{\textbf{Amidasen}} R-COOH + NH_3$$

Reaktionen der Biotransformation II/Konjugationsreaktionen:

Im zweiten Schritt findet eine Kopplung der in Phase I eingeführten Gruppen statt. Die Substanzen mit polaren Gruppen werden mit körpereigenen Reaktionspartnern konjugiert und somit i.d.R. in eine wasserlösliche gut renal ausscheidbare Form überführt.

1. Glucoronidierung mit aktivierter Glucoronsäure
2. Kopplung mit aktivierter Carbonsäure
3. Sulfatierung mit aktiviertem Sulfat
4. Kopplung mit dem Enzym Glutathion

Schematische Darstellung der Biotransformation II-Reaktionen:

1. Glucoronidierung mit aktivierter Glucoronsäure

Glucose-1-Ⓟ + UTP ⟶ UDPG + Ⓟ - Ⓟ

UDPG + 2NAD$^+$ + H_2O ⟶ UDPGA + 2NADH + 2H$^+$

COOH
O
OH
OH
O—R—UDP
OH
RCOOH
UDP
COOH
O
OH
OH
O—C—R
OH
O
ROH
UDP
COOH
O
OH
OH
O—R
OH

Die aktivierte Glucuronsäure setzt unter Mitwirkung der entsprechenden Transferase Hydroxy-Verbindungen zu Glucuroiden um.

UDGB: Uridinphosphatglucose
UTP: Uridinphosphat

2. Kopplung mit aktivierter Carbonsäure

3. Sulfatierung mit aktiviertem Sulfat

SO_4^{2-} + ATP ⟶ APS + Ⓟ - Ⓟ

AMPS + ATP ⟶ PAPS

APS: Adenosinmonophosphosulfat PAPS: 3-Phosphoadenosin-5-phosphosulfat

4. Kopplung mit dem Enzym Glutathion

Zu beachten ist, dass eine Vielfalt von Substanzen nicht unmittelbar toxisch wirken, sondern diese Eigenschaft durch Ausbildung reaktiver Metabolite aufgrund der beschriebenen Biotransformationsprozesse im Organismus erst entfalten, Beispiele hierfür sind u. a die Verbindungen Acrylamid, Aflatoxin-1, Benzo(a)pyren, Nitrosamine.

Beispiel Acrylamid

Diese Verbindung wird in lebensmittelnahen Bereichen zum einen als Monomer für die Kunststoffherstellung des Polyacrylamids verwendet, und entsteht zum anderen, bei übermäßiger Erhitzung stärkehaltiger Lebensmittel, als sog. Maillard-Produkt. Als Bedarfsgegenstand und somit für die Verpackung von Lebensmitteln muss eine Kontamination durch das Monomer unbedingt ausgeschlossen werden.
Acrylamid, in der MAK-Liste mit III A2 eingestuft, zählt zu den im Tierversuch eindeutig kanzerogenen Verbindungen, aus denen eine Vergleichbarkeit zur möglichen Exponierung des Menschen abgeleitet werden kann. Die Verbindung wird als stark gefährdend eingestuft. Laut REACH-Verordnung EG Nr. 1907/2006, verbindlich seit 18.12.2006, zählt Acrylamid zu den erbgutverändernden und krebserzeugenden Stoffen der Kategorie 2 (EG-Nr. 201-173-7).
Acrylamid bildet sich in diversen Lebensmitteln bei Temperaturen ab ca. 110-120°C, unter möglichst wasserarmer Umgebung, analog dem Maillard-Mechanismus aus den Bestandteilen Asparagin (Aminosäure) und reduzierenden Zuckern (z. B. Glucose, Fruktose). Sehr hohe Belastungen in Lebensmitteln wurden im Jahr 2002 in Cerealien und frittierten Kartoffelerzeugnissen gefunden (10-4000 ng/g). Ebenfalls belastet sind häufig Backwaren, zu deren Herstellung hohe Temperaturen und/oder lange Backzeiten verwendet werden, wie beispielsweise Lebkuchen, Knäckebrot und Mürbeteiggebäck. Die vorläufig offiziell geschätzte tägliche Aufnahme liegt bei normaler Ernährung bei 0,3-0,8 µg/kg/KG. Die WHO sieht als zulässige Aufnahmehöchstmenge für den Menschen 1 µg/Tag und kg/KG an.

Die Konzentration von Acrylamid in verschiedenen Lebensmitteln sowie deren tägliche Verzehrsmenge in Schweden (Ort der Feststellung, 2001/2002) sind nachfolgend dargestellt:

Lebensmittel	Konzentration von Acrylamid (µg/kg)	tägliche Verzehrsmenge
Kartoffelchips	2300	200 g (1 Tüte)
Pommes Frites	1100	236 g (1 Portion)
Biskuits und Kräcker	650	200 g (1 Tüte)
Knäckebrot	1900	17 g
Cerealien	1400	34 g
Korn Crisps	180	20 g
Brot	60	205 g

(Quelle: Stellungnahme Bundesinstitut für gesundheitlichen Verbraucherschutz und Veterinärmedizin vom 04.06.2002 – „Einfluss der Ernährung auf die Aufnahme von Acrylamid")

Aufnahmehöchstmenge – Berechnungsbeispiel:

1 µg/Tag und kg/KG, d. h. für einen 70 kg wiegenden Menschen max. 70 µg/Tag:

Acrylamidgehalt in :		Anmerkung:
1 Tüte Chips	460 µg	Faktor 6,5 über der max. Empfehlung!
1 Portion Pommes frites	260 µg	Faktor 3,7 über der max. Empfehlung!
1 Tüte Kräcker	130 µg	Faktor 1,8 über der max. Empfehlung!
1 kl. Portion Corn flakes (34g)	47,6 µg	
1 Scheibe Knäckebrot	32,3 µg	

Korrekturen bezüglich der derzeitigen Einschätzung und Ernährungsempfehlungen sind vorzunehmen. Maßnahmen zur Reduzierung des Acrylamid-Gehalts als Lebensmittelinhaltsstoff werden in Form von Verarbeitungsrichtlinien (Reduzierung der Erhitzungsdauer und -temperatur) eingeleitet. Die eingerichtete „Toolbox“– in der von der Industrie entwickelte Maßnahmen zur Verringerung der Acrylamid-Konzentration einsichtig sind – werden nur mit begrenztem Erfolg umgesetzt. In den Jahren 2007 bis 2009 konnte eine tendenzielle Verringerung der Arcylamid-Belastung nur bei 3 von 22 Lebensmittelgruppen verzeichnet werden. Hierunter fallen Kräcker, Baby-Kekse und Lebkuchen. Im Jahr 2009 wurden die höchsten Konzentrationen in Kartoffelchips mit 4804 µg/kg (dies entspricht einem Faktor 13,9 über der max. Empfehlung) und Kaffeeersatz 3976 µg/kg nachgewiesen.

Hauptquellen bei Erwachsenen sind die Lebensmittel:

- gebratene und frittierte Kartoffeln einschließlich Pommes frites, Röstkaffee und Toastbrot

Hauptquellen bei Kindern und Jugendlichen sind die Lebensmittel:

- Pommes frites, Kartoffelchips, Kekse und Toastbrot

Das toxische Potenzial des Acrylamids beruht zum einen auf der sehr langsam ablaufenden unmittelbaren Wirkung dieser Verbindung auf die DNA, zum anderen auf das bei der Biotransformation in Phase I zwischenzeitlich gebildete Glycidamid. Die sich anschließende Detoxifizierungsreaktion läuft nicht rasch genug ab, um die toxische Glycidamidwirkung vollständig aufheben zu können.

Acrylamid → Biotransformation I Epoxidierungsreaktion (3) → Glycidamid/Epoxid

Biotransformation II Glutathionreaktion (4) ↓

„Säure“

Zu beachten ist, dass der Grenzwert derzeit nicht ausschließlich aufgrund der toxikologischen Datenlage festgelegt wird, sondern dass auch der Faktor der „Unvermeidbarkeit einer Lebensmittelkontamination" mit einbezogen wird.

Die Wirkungsweise toxischer Substanzen durchläuft drei Phasen:

Erste Phase:	Expositionsphase	→ Auflösung des Wirkstoffs
Zweite Phase:	Toxikokinetik *„der Organismus wirkt auf die Substanz"*	→ Resorption; Verteilung; Speicherung; Biotransformation; Bildung aktiver oder inaktiver Verbindungen: Ausscheidung
Dritte Phase:	Toxikodynamik *„die Substanz wirkt auf den Organismus"*	→ Wechselwirkung im Zielorgan; mit Rezeptoren, DNA Auslösung des toxischen Effektes

Die toxische Wirkungsweise kann lokal sein, d. h. am Ort der Einwirkung, dies trifft bei entsprechender Aufnahme auf den Mund- und Rachenraum zu, oder systemisch, d. h. nach Verteilung im ganzen Organismus.
In der folgenden Abbildung sind Transfermöglichkeiten von Fremdsubstanzen durch biologische Membranen dargestellt. Vier Varianten können unterschieden werden:

- Carriertransport
- Lipiddiffusion
- Endozytose
- Proteinporendiffusion

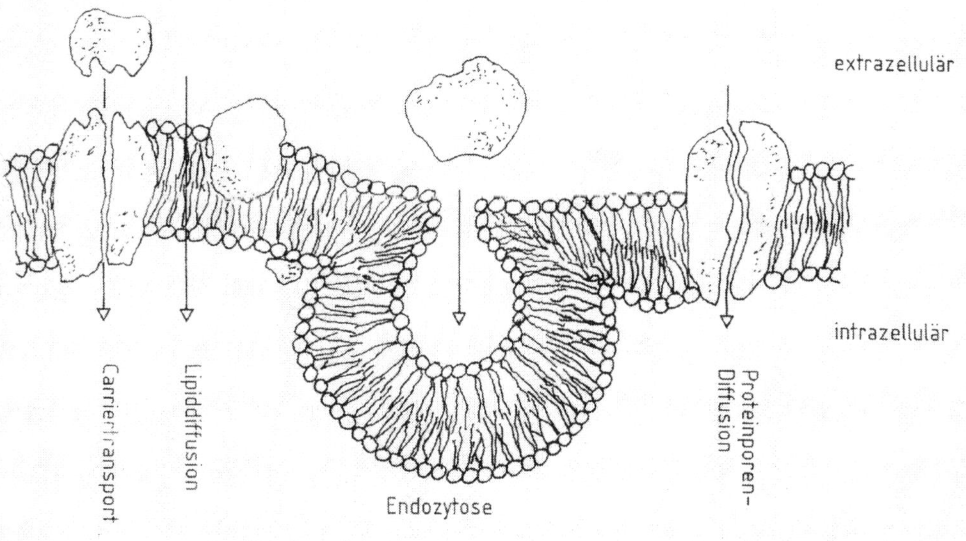

Abb.: Biomembranen und Transfermöglichkeiten

Der Magen-Darm-Trakt ist durch Lipidmembranen ausgekleidet, die wenig polare Bereiche aufweisen; folglich werden hydrophile Substanzen kaum und lipophile Verbindungen sehr gut resorbiert. Der Abbildung ist zu entnehmen, dass lipophile Substanzen effizient durch die Lipiddoppelschichten der Membran diffundieren; hydrophile Substanzen diffundieren langsamer durch wassergefüllte Proteinporen. Darüber hinaus gibt es spezielle Carriermoleküle, die den aktiven Transport von Fremdstoffen übernehmen oder aber deren Diffusion erleichtern. Die Endozytose bewirkt ein Abschnüren von Einschlüssen.

Resorptionsmöglichkeiten für die durch die Nahrung aufgenommenen Fremdstoffe, in Abhängigkeit ihrer pH-Bereiche sind:

Rachen (pH 6,2-7,2)
Speiseröhre (pH 4-7,2)
Magen (pH 1,0-3,0)
Zwölffingerdarm (pH 4,8-8,2)
Dünndarm (pH 7,6)
Dickdarm (pH 7,9-8,0)
Mastdarm (pH 7,8).

Nach erfolgter Resorption verteilt sich der Fremdstoff im Organismus in folgende physiologisch abgrenzbare Bereiche:

Gesamtkörperwasser	60 % des KG
Extrazellulärer Raum	20 % des KG
Plasmaraum (intravasaler Raum)	5 % des KG

Zuerst gelangt der Fremdstoff in die gut durchbluteten Organe wie Leber, Niere, Gehirn, Magen-Darm-Trakt, Herz, Lunge. Nach einer anschließenden Umverteilung gelangt er in die weniger gut durchbluteten Bereiche des Muskel- und Fettgewebes. Es kann aufgrund spezifischer und unspezifischer Bindungen zur Anreicherung der Fremdsubstanzen kommen. Ihre Ausscheidung erfolgt überwiegend über die renale und biliäre Exkretion.

2.8 Intoxikationen

Lebensmittelintoxikation ist eine allgemeine Bezeichnung für die durch den Verzehr von Lebensmitteln ausgelöste Erkrankung.
Es wird hierbei nach primären und sekundären Faktoren unterschieden.

Primäre Faktoren sind solche Verunreinigungen, die zu keiner weiteren Anreicherung im Lebensmittel führen. Meist sind sie sensorisch nicht erfassbar, hierzu zählen: chemische Stoffe wie Umweltgifte, Schwermetalle u. Arzneimittelrückstände, mikrobiologische Krankheitsauslöser wie pathogene Bakterien (z. B. Tuberkulose), pathogene Darmbakterien (z. B. Typhus, Cholera), Zoonoseerreger (z. B. Brucellose), Enteroviren (z. B. Hepatitis), Parasiten (z. B. Trichinose), giftige Algen (sog. Muschelvergiftungen, Fischvergiftungen), giftige Fische (z. B. Kugelfischvergiftung), toxische mikrobielle Stoffwechselprodukte (z. B. Scombrotoxismus, Mycotoxikosen).

Sekundäre Faktoren sind toxikologisch von größerer Relevanz und für den Hauptteil der Lebensmittelintoxikationen verantwortlich. Es kommt im Produkt zu einer massiven Keimvermehrung. Unterschieden wird zwischen: toxinbildenden Bakterien, wie beispielsweise Clostridium botulinum, Staphylococcus aureus, Bacillus anthracis, Bacillus cereus, EHEC Enterohömorrhagische Escherichia Coli-Stämme, und toxininfektiösen Bakterien wie beispielsweise Clostridium perfringens, Salmonellen, Streptokokken, Enterokokken.

Zur Vermeidung ist eine hygienisch einwandfreie Erzeugung, Gewinnung und Verarbeitung der Rohstoffe bis hin zum fertigen Produkt sowie eine sachgerechte, meist kühle, Lagerung erforderlich.
Infektionen, d. h. eine Übertragung einer Krankheit durch einen belebten Organismus, können durch nachfolgend aufgelistete Krankheitserreger verursacht werden: Bakterien, Pilze (Hefen, Schimmelpilze), Protozoen, frei oder parasitisch lebende Organismen, Eukaryonten, deren Vermehrung geschlechtlich und ungeschlechtlich möglich ist, sie werden häufig mittels Arthropoden übertragen, Prionen (Proteinmoleküle, die degenerative Erkrankungen des ZNS auslösen, wie z. B. Creuzfeldt-Jakob-Krankheit, Scarpie, BSE), Parasiten, Tiere, Helminthen (Würmer wie Trematoden/Saugwürmer, Cestoden/Bandwürmer, Nematoden/Fadenwürmer) oder Arthropoden (Gliederfüßler), Mykoplasmen zellwandlose prokaryontische Bakterien, Chlamydien (intrazellulärer Entwicklungszyklus prokaryontischer Bakterien, sind obligate Zellparasiten) und Viren (das Virus ist ein Zellparasit; hat selbst kein Enzymsystem zur Energiegewinnung, keine eigene Proteinsynthese, nur DNA oder RNA).

3 Differenzierung der Nahrungsbestandteile: Stoffwechsel, lebensmittelchemische und lebensmitteltechnologische Aspekte, Lebensmittel im Vergleich

Die Grundnahrungsbestandteile – ihre jeweilige Notwendigkeit und ernährungsphysiologische Wirkungsweise – werden in den folgenden Kapiteln differenziert beschrieben. Es wird unterschieden nach unmittelbaren energieliefernden Lebensmitteln in Anlehnung an ihre Energiegehalte und nach Nahrungsbestandteilen, die für die gesunde Ernährung wichtig und häufig auch essentiell sind, aber lediglich geringe bis keine unmittelbaren Energiegehalte liefern. Entsprechend den überwiegend mengenmäßigen Anteilen erfolgt eine Zuordnung in proteinreiche-, kohlenhydratreiche-, fett-, und fettsäurereiche Lebensmittel. Hierzu wird Alkohol aufgrund des hohen Energiegehaltes und der Stoffwechselleistung mit aufgeführt. Ab Kapitel 3.2 ff. wird auf Ballaststoffe, Sekundärmetabolite, Vitamine, Mineralien, Spurenelemente und Wasser eingegangen. Des Weiteren werden Nahrungsbestandteile mit überwiegend positiven ernährungsphysiologischen Effekten wie Vitalstoffe, Pro- und Präbiotika sowie Bestandteile mit ernährungsphysiologisch kritischem Potenzial erläutert.

3.1 Grundnahrungsbestandteile – unmittelbare Energielieferanten

Bei den folgenden Nahrungsbestandteilen wird zunächst auf die Chemie dieser Naturstoffe eingegangen, gefolgt von ihren biochemisch relevanten Stoffwechselleistungen. Abschließend werden ausgewählte Lebensmittel, die aufgrund ihrer überwiegenden mengenmäßigen Kohlenhydrat-, Protein-, oder Fettanteile zugeordnet sind, unter dem Fokus der ernährungsphysiologischen Relevanz beschrieben; siehe nachfolgende Einteilung:

Überwiegend proteinreiche Lebensmittel:	Milch, Milchwaren, Käse, Ei, Huhn, Fisch, Fleisch
Überwiegend kohlenhydratreiche Lebensmittel:	Süßwaren, Backwaren, Nudeln, Zucker, Kartoffeln, Gemüse, Obst, Salat
Überwiegend fettreiche Lebensmittel:	Butter, Schmalz, Backfette, Schokolade, Pralinen, Wurstwaren
Fettsäurereiche Lebensmittel:	pflanzliche Öle, Fischöle

3.1.1 Kohlenhydrate

Saccharide sind die mengenmäßig häufigsten Naturstoffe und aufgrund der Ernährungsphysiologie wichtigster Nährstoff für den Menschen. Den weitaus größten Teil der organischen Materie auf der Erdoberfläche machen Kohlenhydrate aus. So werden allein im Pflanzenreich mittels Photosynthese 10^{11} t Cellulose im Jahr synthetisiert. Die Kohlenhydrate bilden sich in der Milch als Milchzucker und in kleinen Mengen im Intermediärstoffwechsel, der Gluconeogenese sowie der Glykogenese. Chemisch handelt es sich um Polyhydroxycarbonylverbindungen und deren Derivate.

Funktionsweise der Kohlenhydrate:

Energiespeicher; Brennstoff; Metabolit	Glucose ist der wichtigste Brennstoff des Stoffwechsels zur ATP-Erzeugung
Grundgerüste der DNA und RNA	in Form der Zucker Ribose und Desoxyribose
Polysaccharide sind Strukturelemente	in den Zellwänden von Pflanzen und Bakterien; fungieren im menschlichen Organismus als Ballaststoffe
Ausbildung protein- und fettreicher Verbindungen	in Form von Glykoproteinen bzw. Glykolipiden

Entsprechend eines sog. Zuckerstammbaums, dessen C3-Ausgangsmoleküle entweder eine Keto-, oder eine Aldehydgruppe enthalten, lassen sich die Monosaccharide wie folgt strukturieren:

Aldosen – Hyxroxyaldehyde:

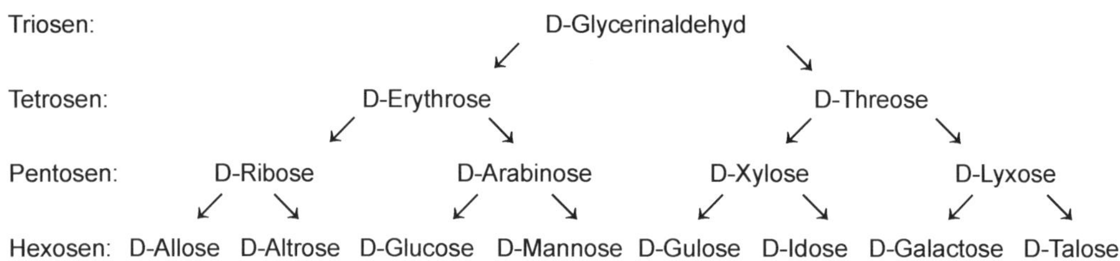

Abb.: Aldosen-Stammbaum

Ketosen – Hydroxyketosen:

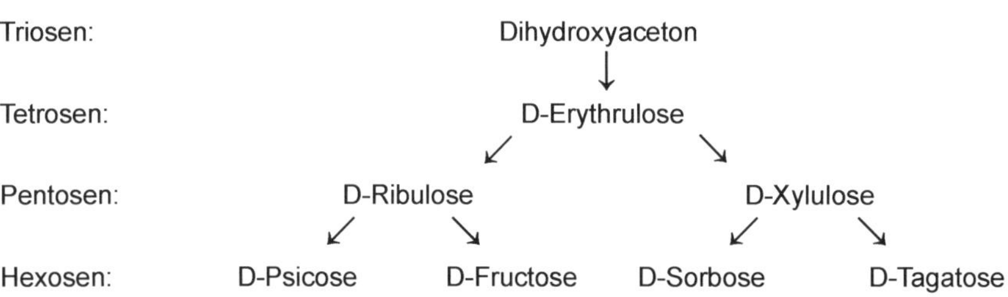

Abb. Ketosen-Stammbaum

Die Zucker sind aufgrund ihrer asymmetrischen C-Atome optisch aktiv. Die Bezeichnung D-Zucker bezieht sich auf die Position der Hydroxylgruppe, des von der Carbonylgruppe am weitesten entfernten asymmetrischen C-Atoms. Innerhalb des Zuckermoleküls kann eine Additionsreaktion zwischen der Carbonylgruppe und einer Hydroxygruppe zu einem Ringschluss führen; bevorzugt bilden sich Fünfer- und Sechserringe, entsprechend Furanosen bzw. Pyranosen aus. Es herrscht ein Gleichgewicht zwischen offenkettiger Struktur und Ringstruktur der jeweiligen Zucker.
Disaccharide setzen sich aus zwei Monosacchariden, unter Wasserabspaltung, zusammen. Wichtige Disaccharide sind Saccharose, Lactose, Maltose.
Bei Vorhandensein mehrerer gebundener Zucker liegen Oligo- bzw. Polysaccharide vor, die entweder unverzweigt oder verzweigt sein können: Stärke, Glykogen, Inulin, Chitin, Pektine, Cellulose.

Diverse Zucker kommen in glykosidisch gebundener Form vor, hierbei sind sie das Substrat für die Bildung von Glykolipiden, Glykoproteinen, Nukleotiden u. a. Als Aminozucker (Glucosamine, Galactosamine) sind sie Bestandteile der Zellmembranen und anderer Proteine.

Physiologische Eigenschaften ausgewählter Monosaccharide:

Glycerinaldehyd	→	Intermediärprodukt des Fructose- und Fettstoffwechsels
phosphoryliertes Dihydoxyaceton	→	Intermediärprodukt des Glucosestoffwechsels
Threose	→	Abbauprodukt der Ascorbinsäure (VitC)
phosphorylierte Erythrose	→	Intermediärprodukt des Pentose-Phosphat-Wegs, Rückkopplungsmöglichkeit auf die Glykolyse durch Hemmung der Isomerase
Arabinose	→	Glykosidrest von Pflanzenfarbstoffen u. Ballaststoffen
Xylose	→	Bestandteil der Proteoglykane des Bindegewebes
Ribose	→	Kohlenhydratanteil der RNA
Desoxyribose	→	Kohlenhydratanteil der DNA
Glucose	→	zentrales Kohlenhydrat des Körpers
	→	im Blut ungebunden und in den Körperzellen phosphoryliert vorkommend
	→	ausschließliche Energiequelle für Gehirn, Erythrozyten und Nebennierenmark.
	→	Bestandteil weiterer Kohlenhydrate des Glykogens, Stärke, Cellulose u. a.
Fructose	→	Kohlenhydrat des Zuckerstoffwechsels

Kohlenhydrat-Stoffwechselleistungen im Überblick

Glucose ist der zentrale Energieträger der ernährungsphysiologischen Stoffwechselwege. Wenn die Zufuhr nicht unmittelbar erfolgt, kann Glucose über diverse Stoffwechselwege intermediär gebildet werden. Mittels der Glykolyse, dem Embden-Meyerhof-Parnas-Weg, werden aktive Intermediärprodukte gebildet und Energie frei gesetzt. Aus diesen Verbindungen können, je nach Bedarf, andere Kohlenhydrate, Aminosäuren-Grundgerüste und Triglyceride synthetisiert werden. Kohlenhydrate sind selbst keine essentiellen Nährstoffe, ihr Vorhandensein ist aber für die Leistungen des Gehirns und der Erythrozyten essentiell. Folglich nimmt die Regulierung des Blut-Glucose-Spiegels, basierend auf Verbrauch und Bildung von Glucose, die zentrale Position des Energiestoffwechsels ein. Nachfolgend eine Übersicht der katabolen und anabolen Stoffwechselleistungen der Glucose.

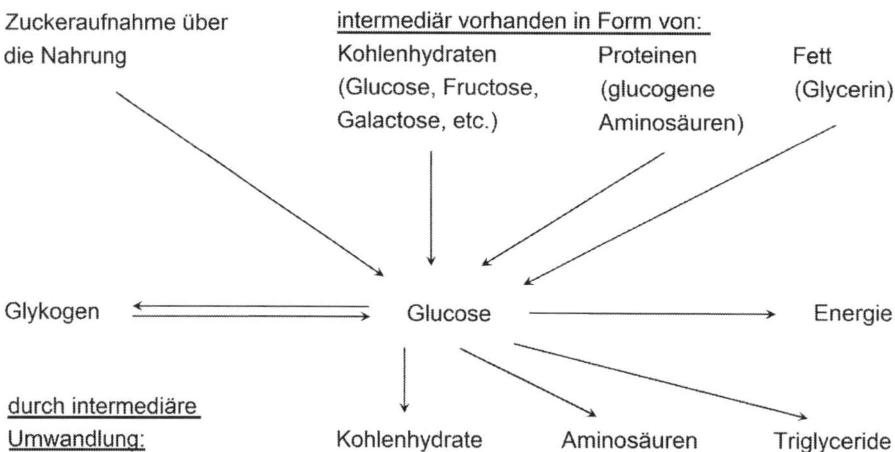

Abb.: Glucose-Stoffwechselleistungen, katabole und anabole Reaktionen im Überblick

Glykolyse, anaerober Abbau der Glucose zu Lactat – oder aerober Abbau

Die Glykolyse umfasst eine Folge von Reaktionen, in denen das Molekül Glucose, unter Energiegewinn, zu Pyruvat umgewandelt wird. Sie ist eine Vorstufe des Citratcyclus und der Atmungskette, in denen der größte Teil der freien Energie der Glucose gewonnen wird. Die zehn Reaktionsschritte der Glykolyse finden in der Zelle im Cytosol (Cytoplasma) statt. Unter aeroben Bedingungen tritt das Pyruvat in die Mitochondrien ein und wird dort vollständig zu CO_2 und Wasser oxidiert. Dieser Stoffwechselweg hat die Aufgaben, Glucose unter ATP-Erzeugung abzubauen und über Acetyl-Co-A, das zentrale Stoffwechselmolekül, Fettsäuren zu synthetisieren bzw. die Bildung von Molekülen zur Synthese von Zellbestandteilen zu gewährleisten. Aus Pyruvat bildet sich unter anaeroben Bedingungen Lactat. Dieser anaerobe Stoffwechselweg liefert im Vergleich sehr wenig Energie, stellt aber in Form von Lactat eine energiereiche Verbindung dar, die nach Transport in die Leber erneut zu Glucose umgewandelt werden kann.

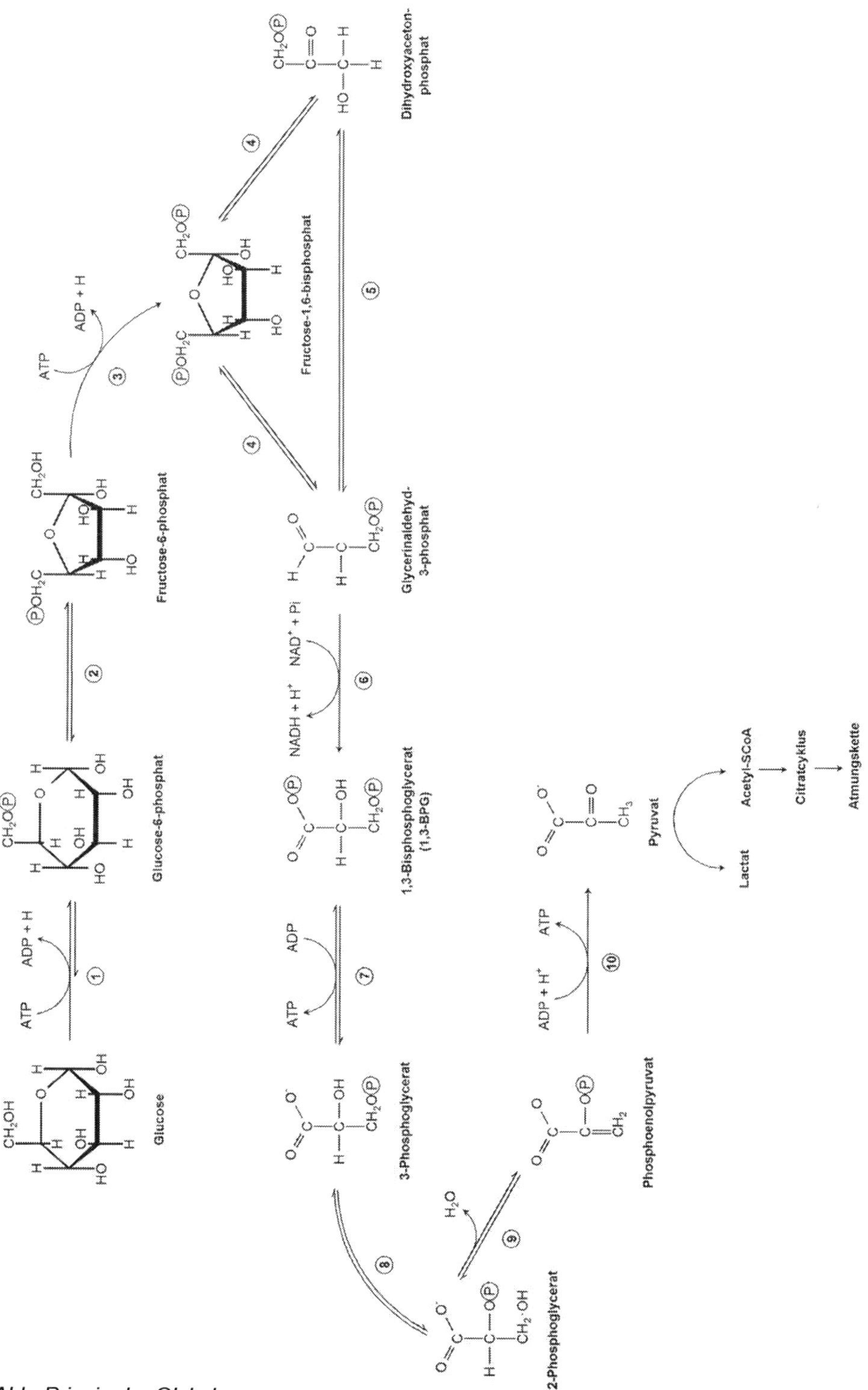

Abb. Prinzip der Glykolyse

Glykolyse

Beteiligte Enzyme:

1	Hexokinase	6	Glycerinaldehyd-3-phosphat-Dehydrogenase
2	Glucosephosphat-Isomerase	7	Phosphoglyceratkinase
3	Phosphofructokinase	8	Phosphoglyceratmutase
4	Aldolase	9	Enolase
5	Triosephosphat-Isomerase	10	Pyruvatkinase

Die wichtigste Kontrollfunktion übt das Enzym Phosphofructokinase aus; es wird sowohl durch einen hohen ATP-Spiegel als auch einen hohen Citratspiegel gehemmt. Hingegen wirkt das Vorhandensein von AMP und Fructose-1,6-biphosphat aktivierend. Ein weiterer wichtiger Kontrollpunkt ist das Enzym Pyruvatkinase; sie wird durch die Aminosäure Alanin und ATP gehemmt; Fructose-1,6-biphosphat wirkt aktivierend.

Glykogenese

Die Glykogenese beschreibt den Prozess der Glykogenbildung aus Glucose. Glykogen, ein verzweigtes Polymer – aus Glucoseeinheiten aufgebaut, ist die Speicherform der Glucose und dient der Konstanthaltung des Blutzuckerspiegels. Dem Muskel steht Glykogen nur für den Eigenbedarf zur Verfügung; seine Kapazität kann allerdings durch schwere körperliche Arbeit und langes Fasten um das 5fache gesteigert werden. Muskelglykogen kann nicht zu Blutglucose umgesetzt werden, da der Muskelzelle das entsprechende Enzym fehlt. Der Leberglykogenspeicher ist hingegen mit 5-10 % des Lebergewichts relativ konstant. Mittels Glykogenolyse, der Umkehrung, kann das Glykogen der Leber wieder zu Glucose abgebaut werden.
Insgesamt sind die Kohlenhydratreserven des Körpers, verglichen mit den Fettspeichern gering und reichen für nur ca. 6-12 Stunden. Die zentral wichtigste Funktion der Glykogenese ist die Versorgung des ausschließlich auf Glucose angewiesenen Gehirns sowie die Versorgung der Erythrozyten und des Nebennierenmarks. Bei weiterem anhaltendem Bedarf muss Glucose entweder über die erneute Nahrungszufuhr oder über das Prinzip der Gluconeogenese aus Nicht-Kohlenhydraten bereit gestellt werden. Eine Adaption des Gehirns, auch Ketonkörper verwerten zu können, erfolgt nur nach langen Hungerperioden.

Gluconeogenese

Die Gluconeogenese bezeichnet die Neusynthese von Glucose aus Nicht-Kohlenhydraten; sie findet in der Leber statt. Vorstufen für die Gluconeogenese sind Aminosäuren der Muskulatur, Lactat aus der anaeroben Glykolyse sowie Glycerol, das aus dem Fettabbau stammt; siehe nachfolgendes Schema:

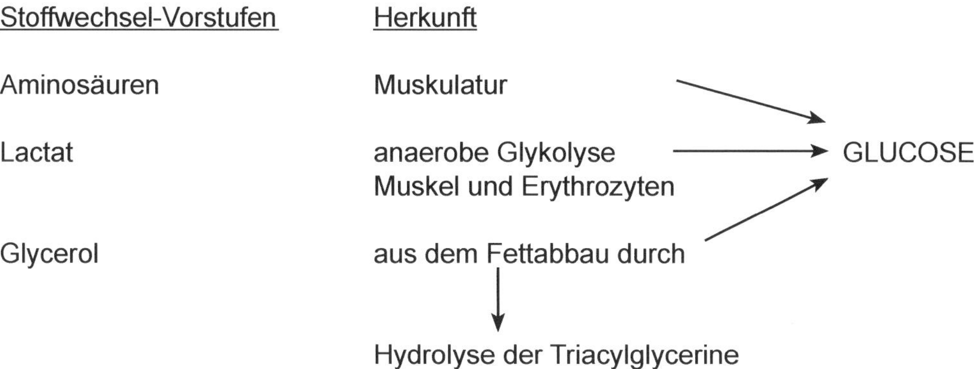

Aminosäuren, die im Stoffwechsel zu Pyruvat oder C_4-Dicarbonsäuren abgebaut werden können, stehen ebenfalls der Glucosesynthese zur Verfügung. Die in den Citratcyclus gelangenden desaminierten Aminosäuren verlassen in Form von Oxalacetat den Cyclus und bilden, über das Zwischenprodukt Phosphoenolpyruvat, die Verbindung Glucose.
Schlüsselenzym dieses Stoffwechsels ist die Phosphoenolpyruvat-Carboxykinase. Dieses Enzym wird induziert über das Nebennierenrinden-Hormon Cortisol. Des Weiteren übt das bereits bei der Glykolyse dargelegte Enzym Phosphofructokinase eine wichtige Kontrollfunktion aus. Mit der raschen Bereitstellung von Muskelprotein, zur Synthese von Glucose, ist der anfänglich drastisch wahrnehmbare körperliche Leistungsabfall bei Hungerperioden bzw. fiebrigen Infektionen erklärbar.
Der Glucosetransport ist bis auf Leber, Gehirn und Erythrozyten insulinabhängig. Bis auf die Resorption im Darm wird Glucose von den meisten Zellen über natriumunabhängige Carrier, analog einem Konzentrationsgefälle, aufgenommen. Das Vorhandensein eines solchen Gradienten ist allerdings auch die Voraussetzung für eine ausreichende Glucoseversorgung. Ist die Mindestkonzentration unterschritten, kommt es zu schweren Funktionsstörungen, dem hypoglykämischen Schock.

Insulin wird im Körper in den hormonabhängigen Langerhansschen Inseln der Bauchspeicheldrüse gebildet. Die Hauptfunktionen der Pankreashormone (Gastrin, Glukagon, Insulin, Somatostatin) sind:

- Speicherung der Nahrung in Form von Glykogen und Fett
- Mobilisierung von Glucose aus Glykogen
- Konstanthaltung des Blutzuckerspiegels

Ein erhöhter Blutzuckerspiegel bewirkt eine Insulinausschüttung. Des Weiteren wird die Insulinfreisetzung gefördert durch Glukagon, die Verdauungshormone Gastrin und Sekretin und das sog. GIP „gastric inhibitory polypeptide". Ein Insulinmangel führt zu Störungen des Intermediär-Stoffwechsels; siehe Kapitel 6.2.2 Erkrankungen und Ernährungsstrategien; Diabetes mellitus.

Pentose-Phosphat-Weg

Der Pentose-Phosphat-Weg gewährleistet zum einen die Bereitstellung von Ribose-5-Phosphat, das zur Synthese von Nukleinsäuren und Nucleotid-Co-Enzymen benötigt wird, und bildet im oxidativ verlaufenden Prozess 2 Moleküle NADPH+H^+, die u. a. für die Fett- und Cholesterinsynthesen verwendet werden.

Stoffwechsel polymerisierter Kohlenhydrate

Polymerisierte Kohlenhydrate werden im Dünndarm enzymatisch gespalten und überwiegend als Monosaccharide resorbiert; Glucose und Galactose werden aktiv transportiert, die anderen Monosaccharide per Diffusion weitergeleitet. Die wichtigsten kohlenhydratspaltenden Enzyme sind Amylasen, Amylo-1,6-Glucosidase, Saccharase und Lactase. Sie sind im Darmlumen (a-Amylase auch im Speichel) und/oder an der Bürstensaummembran der Darmmucosa lokalisiert. Fehlende sowie unzureichende Aktivitäten dieser Enzyme führen zur Kohlenhydrat-Malabsorption mit teilweise schwerwiegenden Krankheitssymptomen. Die Geschwindigkeit für die Resorption wird durch den Transport der Spaltprodukte bestimmt, nicht durch die Spaltung selbst. Eine Ausnahme bildet das Disaccharid Lactose, hier bestimmt die Lactase-Aktivität, d. h. die Galactosidase-Aktivität im Duodenum, die Resorptionskapazität. Die resorbierten Zucker werden über die Blutbahn zur Leber transportiert und dort phosphoryliert; sie stehen als Energielieferanten und für Synthesen zur Verfügung. Die Absorptionsgeschwindigkeit ist ein entscheidender Faktor für den glykämischen Index und stellt sich für verschiedene Zucker wie folgt dar: Glucose, Galactose > Fructose > Mannose > Xylose > Arabinose.

Unterscheidung der Kohlenhydrate

Die Literatur unterscheidet bislang die Stoffklasse der Kohlenhydrate nach verwertbaren und durch Darmenzyme nicht spaltbare Kohlenhydrate. In Anbetracht der zunehmenden ernährungsphysiologischen Rolle der Ballaststoffe erscheint eine Unterscheidung nach primär energieliefernden Kohlenhydraten und löslichen sowie unlöslichen ballaststoffhaltigen Kohlenhydraten angemessener.

Kohlenhydrate sind keine essentiellen Nährstoffe, der Körper synthetisiert alle körpereigenen Kohlenhydrate selbst; dennoch sollte eine 10 %ige Mindestzufuhr gewährleistet sein.

Energiegehalte der Kohlenhydrate im Vergleich:

Energieliefernde Kohlenhydrate sind z. B. Stärke, Zucker, Dissacharide, Oligo-und Polysaccharide

Monosaccharide liefern:	15,7 kJ bzw. 3,75 kcal/g
Polysaccharide liefern:	> 4,0 kcal/g

zur Lebensmittelkennzeichnung gilt für:

Zucker ein Mittelwert von	37 kJ bzw. 4 kcal/g
Stärke und andere verwertbare Oligo- und Polysaccharide	10 kJ bzw. 2,4 kcal/g

Ballaststoffhaltige Kohlenhydrate

Ballaststoffhaltige Kohlenhydrate sind durch die Enzyme des Darms nicht spaltbar, sie gelangen in das Colon und werden dort teilweise bakteriell abgebaut und verstoffwechselt. Es erfolgt keine mittelbare Resorption, ihre Wirkungsweise beruht auf einer Harmonisierung der Darmperistaltik, einer detoxifizierenden Eigenschaft, aufgrund der zur Verfügung stehenden ggf. bindenden Masse und einem Regenerationsmedium für die Darmschleimhaut. Diese im Dünndarm nicht verwertbaren, im Colon zum Teil abbaubaren Kohlenhydrate werden nicht in die Energieberechnung einbezogen. Derzeit wird über einen mittleren Energiewert von 6,3 kJ bzw. 1,5 kcal/g (Großbritannien) bzw. 8 kJ bzw. 2 kcal/g (FAO/WHO) diskutiert.

Die empfohlene Kohlenhydratzufuhr setzt sich wie folgt zusammen:
Für den Erwachsenen sollte der Anteil 55–60 % betragen; davon max. 10 % Saccharose; es sei denn, dass eine vermehrte regelmäßige Zufuhr aufgrund anhaltender maximaler körperlicher Leistung, wie beispielsweise für Sportler und Schwerarbeiter empfohlen, unverzichtbar ist.
Die o. g. minimale 10 %ige Gesamtkohlenhydratzufuhr wird für die Funktion der Erythrozyten, Zellen des ZNS und des Nebennierenmarks benötigt. Zwei Drittel des Kohlenhydratbedarfs sollten durch Polysaccharide insbesondere durch die Zufuhr von Vollkornprodukten, Kartoffeln, Obst, Hülsenfrüchten gedeckt werden.

Aufgrund der langjährigen Zuckerüberproduktion hat das Angebot an zuckerhaltigen Süßwaren enorm zugenommen. Die tatsächlich verzehrten Zuckermengen, vor allem in Form von Saccharose/Traubenzucker, liegen häufig über den Empfehlungen. Die zugehörigen Lebensmittel sind, bis auf ihren beachtlichen Brennwert, ernährungsphysiologisch weniger wertvoll, sie werden als Lieferanten sog. „leerer Kalorien" bezeichnet, da ihnen wichtige begleitende Nähr- und Ballaststoffe fehlen.

Kohlenhydratreiche Lebensmittel

Kohlenhydratform	Lebensmittel
Saccharose	Haushaltszucker, Süßwaren, zuckerhaltige Getränke
Stärke	Kartoffeln, Maniok, Getreide, Mehle, Leguminosen
Lactose	Milch und Milchprodukte
Fructose/Glucose	Obst, Gemüse

Kohlenhydratgehalte %	Lebensmittel
0-3	Käse, Fett, Eier, Fisch, verschiedene Gemüse
5	Milch, Gemüse, Soja
10-15	frisches Obst, Möhren, Erbsen, Nüsse, Mais, Fruchtsäfte
20	Kartoffeln, Bananen, Trauben
40-50	Brot, Pilz, Schokolade, Bohnen, Milchpulver
60-75	Roggenbrot, Getreidekörner, Reis, Teigwaren, Honig, Ahornsirup
80-85	Weizen-, Kartoffel-, Maisstärke, Bonbons
99	Rohr- und Rübenzucker

Saccharosegehalte in g/100 g	Lebensmittel
0	Milchprodukte, Kirschen, Wurstwaren
bis 10	Äpfel, Kartoffeln, Orangen, Kohl, Bananen, Ananas, Zwiebeln
10-20	Limonade
20-60	Konfitüre, Schokolade, getrocknete Früchte
über 90	Zucker, Bonbons

Ein Maß für die Stoffwechselleistung in Bezug auf das Molekül Glucose ist der Glykämische Index; siehe hierzu Kapitel 6.2.2 Erkrankungen und Ernährungsstrategien, Diabetes mellitus

Ausgewählte kohlenhydratreiche Lebensmittel

Im Folgenden wird eingegangen auf die Lebensmittel: Brot, Reis, Müsli, Cornflakes, Süßwaren und gesüßte Getränke

Brot

Die wichtigsten Rezepturbestandteile sind Getreide in Form von Schrot oder Mehl, Wasser, Salz und Teiglockerungsmittel. Durch den vergleichsweise sehr hohen Brotverzehr in Deutschland werden ca. 50 % des Kohlenhydrat-, 30 % des Protein- und bis zu 55 % des Vitamin B-Bedarfs gedeckt.

Nährgehalte ausgewählter Brotsorten im Vergleich:

Nährstoff pro 50g, Scheibe	Roggen-vollkorn-brot	Pumper-nickel	Roggen-brot	Roggen-mischbrot	Weizen-vollkorn-brot	Weiß-brot	Bröt-chen	Knäcke-brot
Eiweiß (g)	3,7	3,4	3,2	3,2	3,8	4,1	3,4	5,1
Kohlenh. (g)	22,7	24,2	25,1	25,2	25,1	25,6	28,3	38,1
Fett (g)	0,6	0,5	0,6	0,7	0,5	0,6	0,3	0,7
kcal	110	115	118	120	120	125	130	180
Natrium (mg)	210	185	260	234	185	193	245	230
Kalium (mg)	145	170	115	135	105	65	58	220
Calcium (mg)	22	28	18	16	48	30	12	28
Eisen (mg)	1,7	1,7	1,0	1,5	1,0	0,5	0,4	2,4
Vit-B_1 (µg)	90	25	80	90	125	43	35	100
Vit-B_2 (µg)	75		60	60	75	30	18	90

Hauptbestandteile der Getreidearten in 100 g essbarem Anteil:

A: Buchweizen geschält B: Dinkel/Grünkern C: Gerste ganzes Korn
D: Hafer ganzes Korn E: Hirse geschält F: Mais ganzes Korn
G: Reis unpoliert H: Roggen ganzes Korn I: Weizen ganzes Korn

	A	B	C	D	E	F	G	H	I
Energie kcal	336	320	315	350	350	327	342	293	309
Protein (g)	9,1	10,8	9,8	11,7	9,8	8,5	7,2	8,8	11,7
Fett (g)	1,7	2,7	2,1	7,1	3,9	3,8	2,2	1,7	2,0
KH (g)	71,0	63,2	64,3	59,7	68,8	64,7	73,4	60,7	61,0
Ballaststoffe (g)	3,7	8,8	9,8	5,6	3,8	9,2	2,9	13,2	10,3
Vit-B_1 (µg)	240		430	520	260	360	410	350	480
Vit-B_2 (µg)	150		180	170	140	200	90	170	140
Vit-B6 (µg)			560	960	750	400	670	290	440
Folsäure (µg)			65	35		25	16	40	50
Pantothensäure (µg)	1.200		680	710		650	1.700	1.500	1.180
Mineralstoffe (g)	1,7	2,0	2,3	2,9	1,6	1,3	1,2	1,9	1,8
Kalium (mg)	325	445	445	355	215	330	150	510	500
Magnesium (mg)	85	130	115	130	170	120	155	120	145
Calcium (mg)	20	20	40	80	20	15	25	65	45
Eisen (g)	3,2	4,2	2,8	5,8	9,0	0,5-2,4	2,6	4,6	3,0

Der Ausmahlungsgrad ergibt den prozentualen Anteil, der als Mehl anfällt:

30-40 %	Auszugsmehl
30-60 %	helles Mehl
60-70 %	dunkles Mehl
75-80 %	dunkleres Mehl
100 %	Vollkornmehl einschließlich Keim

Die Mehltype gibt den Ausmahlungsgrad eines Mehls in mg Mineralstoffe (analytisch ermittelt als Asche) pro 100 g Mehl-Trockensubstanz an.
z. B. Weizenmehl Type 405: ca. 405 mg Asche/100 g Mehl-Trockensubstanz

Folgende Mehltypen werden unterschieden:

Weizen:	405 (Weißmehl), 550, 812, 1050, 1700 (Backschrot), 2000 (Vollkorn mit Keim); Auszugsmehl.
Roggen:	997, 1150, 1370, 1800 (Backschrot).

Folglich zeichnen sich dunkle Mehle durch erhöhte Mineral-, Ballaststoff- und Vitaminanteile aus.
Mutterkorn darf zu max. 0,1 % im Mehl oder Getreide enthalten sein; siehe Kapitel 5.1 Bestandteile natürlicher Herkunft, Ergotamin. Aufgrund der einfachen technologischen Verfahren ist eine Belastung leicht auszuschließen.

Reis
Unpolierter brauner Reis ist ernährungsphysiologisch aufgrund des Vitamin- und Ballaststoffgehaltes wertvoller als polierter weißer Reis. Die geernteten Körner sind bespelzt („Paddyreis") und werden in Reismühlen zu „Naturreis" („brauner Reis") entspelzt. Dieser wird meist zusätzlich poliert, d. h. die Fruchtsamenschale (Silberhäutchen) samt Aleuronschicht wird entfernt. Hierdurch gehen wichtige Inhaltsstoffe verloren. In Gebieten, in denen polierter Reis die Hauptnahrungsquelle darstellt, tritt Vit-B_1-Hypovitaminose (Beriberi) auf.

Müsli
Eine Mischung aus unterschiedlichen Cerealien (Haferflocken, Weizenkeime, Hirse, Leinsamen, Sesam, Mais- und Roggenschrot u. a.) verschiedener Gewichtsanteile ist in gezuckerter oder ungezuckerter Form erhältlich. Geschmacksbestimmende Zutaten wie getrocknete Früchte, Nüsse, und/oder Schokoladenraspeln sind häufig enthalten. Der Verzehr ist in Kombination mit Milch oder Joghurt vorgesehen. Müsli stellt, wenn auf die Zuckerzufuhr geachtet wird, eine umfangreiche und nährstoffreiche Kohlenhydratquelle dar. Eine Zuckerung sollte nur bei Bedarf erfolgen, die Zugabe frischer Obststücke wertet diese Kost zusätzlich auf. In Form von Haferschleim, Gries- und Reisbrei kann ebenfalls die Kohlenhydratzufuhr gesteigert werden.

Cornflakes
Cornflakes werden aus Maisschrot und Malzsirup hergestellt. Die Mischung wird zunächst gekocht, konditioniert, getrocknet, konfektioniert und geröstet. Geschmacksgebende Zutaten können sein: Zucker, Karamell, Zimt, Honig u. a. Cornflakes werden kombiniert mit Milch oder Saft verzehrt. Gezuckerte Cerealien stellen einen energetisch hohen Eintragspfad dar; die Notwendigkeit ist individuell zu überprüfen und ggf. auf ungezuckerte Waren zurückzugreifen.

Süßwaren
Die zu den Süßwaren zählenden Produkte wie Hart- und Weichkaramellen, Fruchtgummis, Marzipan und Schokolade zeichnen sich durch einen hohen Zuckeranteil aus. Zur Energiezufuhr bei sportlichen Aktivitäten sowie zur Gewichtszunahme aufgrund des hohen Brennwertes geeignet. Es gilt zu beachten, dass Süßwaren i.d.R. keine beachtlichen Nährstoffe enthalten, deren Zufuhr sollte unmittelbar über die entsprechend geeigneten Lebensmittel oder durch Supplementierungen erfolgen.

Getränke
Zur Aufrechterhaltung der Körperfunktionen ist Wasser (Trink-, Mineral- und Stilles Wasser) essentiell notwendig. Es liefert Mineralien und z. T. Spurenelemente und fällt beim Erwachsenen mit einem Bedarf von ca. 2l pro Tag kalorisch nicht ins Gewicht. Hingegen liefern Säfte und fruchthaltige Getränke und Limonaden neben Wasser auch Zucker und somit Kalorien. Ein Saft darf lebensmittelrechtlich bis auf seine „natürliche Süße“ gezuckert werden; infolgedessen ist der Kalorienanteil im Produkt beachtenswert. Darüber hinaus enthalten Säfte, je nach Zubereitungsart, unterschiedliche Anteile an wasserlöslichen Vitaminen. Limonaden, Colagetränke und Brausen weisen einen gravierenden Zuckeranteil auf.

Die Qualität fruchthaltiger Getränke im Hinblick auf ihren Frucht-(Vitamin)-anteil unterscheidet sich in dieser Reihenfolge:

Fruchtsaft > Fruchtnektar > Fruchtsaftgetränk > Limonaden, Brausen, Cola-Getränke (In Bezug auf den Zuckergehalt ist das Verhältnis gegenläufig).

Energy-Drinks zeichnen sich durch einen hohen Traubenzucker- und Coffeinanteil aus. Sie sind deshalb ausschließlich zur Deckung des Flüssigkeitshaushalts nicht geeignet.

3.1.2 Fette; Fettsäuren

Fette sind Ester mehr oder weniger langkettiger Fettsäuren mit dem dreiwertigen Alkohol Glycerol; d. h. sie sind Triglyceride. Es können bis zu drei verschiedene FS-Reste an einem Propantriolmolekül verestert gebunden sein. In der Natur kommen ca. 200 verschiedene FS vor, nur wenige, vornehmlich die C_4 bis C_{24}- Fettsäuren sind Bestandteil der Nahrungsfette. Fette enthalten ernährungsphysiologisch wertvolle Fettbegleitstoffe die ca. 1-2 % des Gesamtfettgehaltes ausmachen, zu ihnen zählen u. a. Antioxidantien, Cholester und fettlösliche Vitamine. Des Weiteren sind sie in Form von Strukturlipiden essentielle Bestandteile biologischer Membranen, und maßgebend für deren Fluidität. Sie bilden wichtige Energiereserven in Form von Depotfett.

Nachfolgend ein Beispiel eines Fettmoleküls, aufgebaut aus dem Glyceringrundgerüst und drei, mittels Esterbindung gebundene, unterschiedliche Fettsäuren:

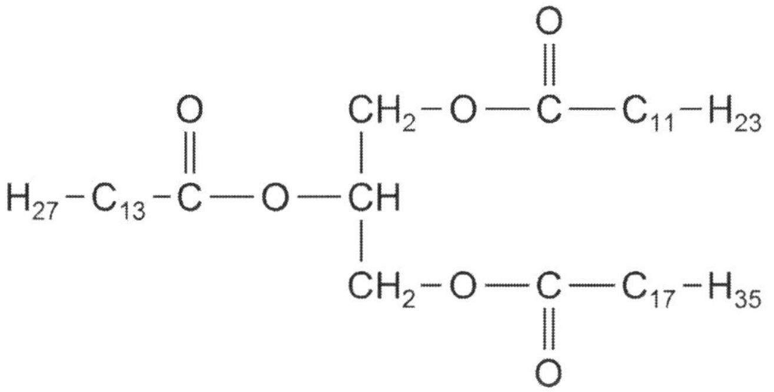

$$CH_2-O-\overset{\overset{\displaystyle O}{\|}}{C}-C_{11}-H_{23} \quad \text{Laurinsäure}$$

$$H_{27}-C_{13}-\overset{\overset{\displaystyle O}{\|}}{C}-O-CH \quad \text{Myrestinsäure}$$

$$CH_2-O-\underset{\underset{\displaystyle O}{\|}}{C}-C_{17}-H_{35} \quad \text{Stearinsäure}$$

Die Wirkungsweisen der Fettmoleküle differenzieren sich aufgrund der beteiligten Fettsäuren und deren Position innerhalb des Moleküls. Die aufgeführten unterschiedlichen Fließpunkte der drei Strukturisomere stellen diesen Sachverhalt dar.

Fließpunkt 37°-38°C: 1 Lauro-, 3 Myristo-, 2 Stearinsäure
Fließpunkt 49,9°C: 1 Lauro-, 2 Myristo-, 3 Stearinsäure
Fließpunkt 55°C: 2 Lauro-, 1 Myristo-, 3 Stearinsäure

Allgemeine Charakteristika der Fettsäuren:

- ganzzahlig aufgrund der Entstehung, ß-Oxidation, Acetyl-CoA
- unverzweigt verzweigte FS kommen nur in Spuren vor
- gesättigt wenn keine Doppelbindungen vorhanden sind
- ungesättigt die isolierten Doppelbindungen kommen überwiegend in der cis-Konfiguration vor; trans-FS kommen in Pflanzen nur in Spuren vor; im Lebensmittelsektor entstehen sie bei der Fetthärtung (Margarineherstellung); aufgrund des Enzymsystems von Wiederkäuern sind selbige in der Lage, aus Pflanzenfetten trans-FS zu bilden.

Liste der in der Literatur gebräuchlichen Abkürzungen:

FS	Fettsäuren	
MFS	Monoenfettsäuren	= einfach ungesättigte Fettsäuren
MUFA	mono-unsaturated fatty acid	= einfach ungesättigte Fettsäuren
PFS	Polyenfettsäuren	= mehrfach ungesättigte Fettsäuren
PUFA	poly-unsaturated fatty acid	= mehrfach ungesättigte Fettsäuren
MCT	Medium chain triglycerides	= mittelkettige Fettsäuren mit 6 bis 12 C-Atomen

gesättigte Fettsäuren		ungesättigte Fettsäuren	
C4	Buttersäure		
C6	Capronsäure		
C8	Caprylsäure		
C10	Caprinsäure		
C12	Laurinsäure		
C14	Myrestinsäure		
C16	Palmitinsäure		
C18	Stearinsäure	C18 (9,12)	Linolsäure
		C18 (9,12,15)	Linolensäure
C20	Arachinsäure	C20 (5,8,11,14,17)	Eicosapentaensäure; EPA
		C20 (5,8,11,14)	Arachidonsäure
C22	Behensäure	C22 (4,7,10,13,16,19)	Decosahexaensäure; DHA

Linol- und α-Linolensäure sind essentielle Fettsäuren für den menschlichen Körper.

Linolsäure-Stoffwechsel:

	D		E		D	
Linolsäure	→	γ-Linolensäure	→	Dihomo-γ-Linolensäure	→	Arachidonsäure
C18:2ω6	→	C18:3ω6	→	C20:3ω6	→	C20:4ω6

Beteiligte Enzyme:

D Desaturase
E Elongase

Linolsäure ist die Vorstufe der Arachidonsäure, aus der im Körper diverse Derivate wie Eicosanoide gebildet werden. Letztere sind Stoffwechselmediatoren mit hormonähnlichen Eigenschaften; zu ihnen zählen Prostaglandine, Thromboxane und Leukotrine. Die Verbindungen haben eine Schlüsselfunktion mit antagonistischer Wirkung; sie wirken proatherogen und inflammatorisch.

Wirkungsweise der Arachidonsäure:	gefäßverengend, gerinnungsfördernd, entzündungsfördernd
Wirkungsweise der Eicosapentaensäure:	gefäßerweiternd, gerinnungshemmend, entzündungshemmend

(Der Arzneimittelwirkstoff Acetylsalicylsäure hemmt die Arachidonsäurekaskade).

α-Linolensäure-Stoffwechsel:

	D	E	D	E	D
α-Linolen-	→	→	→ EPA	→ Docosapentaen-	→ DHA
säure				säure	
C18:3ω3	→ C18:4ω3	→ C20:4ω3	→ C20:5ω3	→ C22:5ω3	→ C22:6ω3

Beteiligte Enzyme:

D	Desaturase
E	Elongase

DHA ist ein bedeutender Bestandteil der Strukturlipide, insbesondere die des Gehirns und der Retina. Beim Säugling bestehen ca. 30 % des Gehirns und 40-50 % der Retina aus diesen Phospholipiden. In Tierversuchen konnte der positive Einfluss einer DHA- und EPA-reichen Kost aufgrund einer Steigerung der kognitiven Leistungsfähigkeit nachgewiesen werden. Ihre Syntheserate ist im Wachstumsalter am größten. DHA wirkt entzündungshemmend, entgegen der Arachidonsäure.
Ernährungsphysiologisch konkurrieren die Arachidonsäure und die Eicosapentaensäure um die gleichen Enzyme, wobei die Arachidonsäure substratspezifisch bevorzugt umgesetzt wird.

Obwohl die enzymatische Bildung von mehrfach ungesättigten Fettsäuen im Organismus möglich ist, hängt die Konzentration im Blut und Gewebe im Wesentlichen von der Zufuhr über die Nahrung ab. Die wertvollen Fettsäuren EPA und DHA werden überwiegend aus fettreichen Fischen und Fischölen zugeführt (Hering, Makrele, Lachs, Thunfisch).

Gegenüberstellung der IUPAC-, und Omega-Fettsäuren-Bezeichnung

IUPAC		Omega-Bezeichnung
C18 (9,12)	Linolsäure	18:2ω-6
C18 (9,12,15)	Linolensäure	18:3ω-3
C20 (5,8,11,14)	Arachidonsäure	20:4ω-6

Sowohl die Bezeichnung C18 (9,12), als auch 18:2ω-6 beschreiben die zweifach ungesättigte Linolsäure. Es unterscheidet sich lediglich die Zählweise im Molekül; die IUPAC-Regeln beginnen mit der Nummerierung an dem C-Atom, das die Carbo-

xylgruppe bindet, die Omega-Bezeichnung zählt gegenläufig vom Methylende aus, beginnend dort mit der Position 6, und gibt mit der Bezeichnung 2ω die Gesamtanzahl der Doppelbindungen an.
Omega-6-Fettsäuren haben im Vergleich zu den Omega-3-Fettsäuren eine geringere Affinität zu dem oben dargelegten Enzymsystem, sind in der Nahrung aber meist in höheren Konzentrationen enthalten.

Radikale – Omega-Fettsäuren – enzymatische und nicht enzymatische Mechanismen

Omega Fettsäuren sind ungesättigte Fettsäuren. Im Zusammenspiel mit den Vitaminen C und E bewirken sie ihr antioxidativ wirkendes Potenzial und können somit Radikalen entgegen wirken. Radikale sind Substanzen, die ungepaarte Elektronen besitzen, von denen ein ungepaartes Elektron ein Molekülorbital allein besetzt. Sie sind chemisch reaktive Verbindungen, die im ernährungsrelevanten Bereich durch ungünstige Zubereitungs- und Lagerungsbedingungen entstehen können und andererseits eines natürlichen Ursprungs sind bzw. durch humanphysiologische Prozesse gebildet werden. Zu ihnen zählen: Reaktive Sauerstoffverbindungen, Oxy-, Peroxy- und Acylradikale.

Bildung und Vorkommen von Radikalen/reaktiven Sauerstoffverbindungen:

- Produkte von Autoxidationen, beispielsweise bei der Oxidation von Kupfer und Eisen (Fe^{2+} zu Fe^{3+})
- Radikale aufgrund photodynamischer Reaktionen
- Nebenprodukte vieler Stoffwechselvorgänge; so werden ca. 3-10 % des Sauerstoffs in der, in den Mitochondrien lokalisierten Atmungskette, nicht vollständig umgesetzt. Es bilden sich reaktive Sauerstoffverbindungen.
- Radikalbildung aufgrund der Wirkungsweise von Peroxidasen

Wie aus der Zusammenstellung ersichtlich, bildet der Körper selbst in beachtenswertem Umfang reaktive Sauerstoffverbindungen, die dem Organismus zur Erhaltung des Immunsystems dienen. Makrophagen binden diese aggressiven Sauerstoffverbindungen und transportieren sie zum Ort der Immunabwehr, wo sie ihre Wirksamkeit entfalten. Phagozyten bilden zur Infektabwehr ebenfalls reaktive Sauerstoffradikale.

Darüber hinaus besitzt der Körper diverse enzymatische Schutzmechanismen zur Abwehr reaktiver Sauerstoff-Spezies, wie:

Superoxid-Dismutase:	Superoxid-Radikalanion + 2 $H^+ \rightarrow H_2O_2$ + Sauerstoff Im Zentrum des Enzyms Superoxid-Dismuatase (SOD) befindet sich je nach Spezies Cu, Zn, Fe, oder Mn als katalytisches Zentrum. Die Reaktionsgeschwindigkeitskonstante beträgt 2 10^{-9} L/mol s, und wirkt somit nahezu unmittelbar am Ort des Geschehens.

Katalase:	$H_2O_2 \rightarrow$ Sauerstoff + H_2O Katalase ist ein Hämprotein und befindet sich überwiegend in den Peroxisomen.
Glutathionperoxidase:	H_2O_2 + 2 Glutathion $\rightarrow$ 2 H_2O + Glutathiondisulfid Hydroperoxide + Glutathion $\rightarrow$ Glutathiondisulfid Glutathion besteht aus den Aminosäuren Glu-Cys-Gly Das Enzym enthält Selen im katalytischen Zentrum.
Glutathion-S-Transferase:	Hydroperoxide + 2 Glutathion $\rightarrow$ 2 H_2O + ROH + Glutathiondisulfid Das Enzym agiert selenunabhängig.

Zu den nicht-enzymatischen Schutzmöglichkeiten zählen:

Vit-C:	Fängt Sauerstoffradikale, Hydroxylradikale, H_2O_2 und Singulett-Sauerstoff ab.
Vit-A:	Kann Singulett-Sauerstoff inaktivieren.
Vit-E:	Reagiert mit Peroxyl- und Alkoxyl-Radikalen.
Taurin:	Kann Hydroxyl- und Peroxyradikale sowie Singulett-Sauerstoff abfangen.
Harnsäure:	Kann Hydroxyl- und Peroxyradikale sowie Singulett-Sauerstoff abfangen.
Glutathion:	Kann Sauerstoffradikale, Hydroxyl-, Peroxyradikale auch nicht enzymatisch binden, unter Bildung von Glutathiondisulfid.

Es ist darauf zu achten, dass die körpereigene stoffwechselphysiologische Balance erhalten bleibt und weder durch eine zu hohe Schadstoffzufuhr noch durch eine überhöhte Zufuhr antioxidativ wirkender Substanzen (Antioxidantien, mehrfach ungesättigte Fettsäuren) negativ beeinflusst wird.

Komplexe Lipide/Lipoide:

Phospholipide bestehen aus mindestens einer Fettsäure und einem Phosphorsäurerest. Es wird unterschieden zwischen Phosphoglyceriden (mit Glycerin) und Sphingophospholipiden (Sphingolipide). Im menschlichen Organismus kommen sie in den Biomembranen, Lipoproteinen und in Chylomikronen vor. Letztere werden in der Darmmucosa zum Transport der Fettsäuren gebildet und über den Lymphweg abtransportiert. Beachtenswert ist das Konzentrationsverhältnis der Phospholipide im Vergleich zu anderen biochemisch wirksamen Verbindungen. „Je lebenswichtiger ein Organ ist, umso höher ist der Gehalt an Phospholipiden“ (Lexikon der Ernährung“, Spectrum Verlag 2002).
Hohe Gehalte weisen Mark, Gehirn, Leber, Herz auf. Bei Pflanzen befinden sich die höchsten Gehalte in Samen und Wurzeln (in Lebensmitteln z. B. im Eidotter des Hühnereis).

Phosphatide: Bestehen aus FS, Glycerin, Phosphat und Aminoalkoholen, sie sind amphiphile Moleküle. Sie sind am Membranaufbau der Lipiddoppelschichten beteiligt und neigen in wässrigen Lösungen zu Micellenbildung. Die in Phospholipiden enthaltenen Phosphate sind wasserlöslich und erhöhen somit die Löslichkeit der Lipide und gewährleisten die emulgierende Wirkung; z. B. Lecithin.

```
H2C—O—R1
 |
HC—O—R2    O            CH3
 |         ||            |
H2C—O——————P—CH2-CH2-+N—CH3
           |             |
           O-           CH3
```

R_1: langkettiger, gesättigter Fettsäurerest

R_2: (mehrfach) ungesättigter Fettsäurerest

R_3: Phosphorylcholin

Glycolipide: Bestehen aus FS, Sphingosin (Alkohol) und Zucker
Sphingosin:
$CH_2OH\text{-}CH(NH_2)\text{-}CH(OH)\text{-}CH{=}CH\text{-}(CH_2)_{12}\text{-}CH_3$
einfach ungesättigter, 2-wertiger Aminoalkohol.

Lipoproteine: Bestehen aus einem Proteinanteil, Triacylglycerinen hauptsächlich Phospholipide, Cholesterin und Cholesterinester. Sie dienen dem Transport von Fetten im Blut. Die Zusammensetzung dieser Komplexe ist stark variabel, insofern werden sie anhand ihrer Eigenschaften (Schwebedichte) als HDL, LDL, VLDL klassifiziert.
HDL: High density lipoproteins
LDL: Low densitiy lipoproteins
VLDL: Very low denstity lipoproteins

Nachfolgend eine Übersicht der wesentlichen Unterscheidungsmerkmale der Lipoproteinklassen:

Fraktion	VLDL	LDL	HDL
Dichte	0,94-1,006	1,006-1,063	1,063-1,21
Proteinanteil	8-10 %	20-25 %	40-55 %
Fettanteil	45-65 %	4-8 %	2-7 %
Phospholipidanteil	15-20 %	18-24 %	26-32 %
Cholesterinesteranteil	16-22 %	45-50 %	15-20 %

Lipoproteine des VLDL-Typs werden in der Leber gebildet und verteilen die dort synthetisierten Lipide in den Organismus. Ihre Proteinkomponente schafft die Voraussetzung für den Fettabbau durch die Lipoprotein-Lipase; hierbei geht dieser Verbindungskomplex selbst in die LDL-Form über.

Lipoproteine des HDL-Typs werden ebenfalls in der Leber gebildet; sie weisen einen hohen Proteinanteil auf, der zum einen bei Bedarf auf VLDL transferiert werden kann und zum anderen ein wichtiger Aktivator für die Lipoprotein-Lipase ist.

Lipoproteine des LDL-Typs weisen einen hohen Anteil an Cholesterin und Cholesterinestern auf. Sie werden aufgrund spezifischer Rezeptoren an diverse Zellen gebunden und ins Zellinnere geschleust, wo sie von den entsprechenden Lysosomen abgebaut werden. Hierbei wird u. a. Cholesterin freigesetzt, das in Form einer feedback-Hemmung die körpereigene Cholesterinbiosynthese regeln kann. Die Cholesterinester konzentrieren sich in den Zellen der Blutgefäßwände auf und können sich in den Gefäßwänden ablagern. Dies führt beim Vorhandensein einer ungünstigen LDL-Bilanz zu athereomatösen und später folgenden arteriosklerotischen Läsionen.

trans-Fettsäuren befinden sich im Milch- und Depotfett von Wiederkäuern und in lebensmitteltechnologisch hergestellten teilgehärteten Fetten. (Margarine, Dressings, Fettglasuren etc.) Durch die räumlich gegenüberliegende Anordnung der Wasserstoffatome an den Doppelbindungen erhält das Molekül eine fixierte Struktur. Durch Hydrogenierungsreaktionen bilden sich gesättigte Fettsäuren, die zu einer Verfestigung der Textur führt.

Ölsäure:	9-Octadecensäure, einfach ungesättigte cis-Fettsäure; Schmp. 13°C
Elaidinsäure:	9-Octadecensäure, einfach ungesättigte trans-Fettsäure; Schmp. 44°C
Stearinsäure:	Octadecansäure gesättigte Fettsäure; Schmp. 69°C

trans-FS haben laut derzeitigem Kenntnisstand einen cholesterolerhöhenden Effekt. (Margarine enthält ca. 55 % trans-FS, zur Herstellung viskoser Salatdressings werden ebenfalls pflanzliche Öle gehärtet). Es wird angenommen, dass die trans-FS der Wirkungsweise gesättigter Fettsäuren ähneln und dementsprechend folgende Stoffwechseleffekte auslösen können:

Anstieg des Arterioskleroserisikos
Anstieg des Gesamtcholesterins
Anstieg der Triglyceride
Senkung des HDL-Cholesterins

Darüber hinaus verändert eine Einlagerung von trans-FS nachteilig die Fluidität und Funktion von Membranen.
Die Anteile an der Gesamttransfettzufuhr gliedern sich wie folgt auf einzelne Lebensmittelsparten auf:

> Butter 49,6 %
> Käse 14,0 %
> Öle und Fette 12,1 %
> Milch und Milchprodukte 8,2 %
> Backwaren und Kekse 7,5 %
> Fleisch und Wurstwaren 5,3 %.

trans-Fettsäuren-Gehalte sind nicht deklarierungspflichtig, von „versteckten trans-FS“ ist derzeit auszugehen.

trans-Fettsäuren-Gehalte einiger Lebensmittel im Vergleich:

Lebens mittel	C16:1 trans FS/ 100 g	Schwankungs-breite	C18:1 trans-FS/ 100 g	Schwankungs-breite
Butter	152 mg	86-471 mg	2800 mg	2260-2950 mg
Pflanzen-margarine			2830 mg	
Diät-margarine			443 mg	

Fettbegleitstoffe:

Zu den Fettbegleitstoffen zählen Cholesterin, Phytosterine; siehe Kapitel 4.1, Vit-D, Vit-E, Antioxidantien, Steroidhormone, Gallensäuren.

Ernährungsphysiologie:

- Linol- und a-Linolensäure sind essentielle FS
- Fette sind Träger der fettlöslichen Vitamine und für deren Resorption entscheidend
- Fette haben eine lange Verweildauer im Magen (anhaltende Sättigung)
- Fette fördern die sensorische Akzeptanz von Lebensmitteln; viele Geschmacksstoffe sind fettlöslich
- max. ein Drittel der Fettsäuren sollten jeweils gesättigt und mehrfach ungesättigt, min. ein Drittel einfach ungesättigt sein
- die Zufuhr von trans-FS sollte minimal sein
- Krankheiten bei ungünstiger und übermäßiger Fettzufuhr sind: Adipositas und Lipidstoffwechselstörungen und deren Folgeerkrankungen wie Arteriosklerose; koronare Herzkrankheiten
- MCT-Fette verwenden, wenn eine Pankreatitis vorliegt

Fettsäure-Synthese

Der Aufbau der Fettsäuren vollzieht sich in Leber und Fettgewebe, reguliert durch das Enzym Acetyl-CoA-Carboxylase.
Im Wesentlichen bauen sich Fette und Fettsäuren durch Kohlenhydrate auf. Das bei der Glykolyse gebildete Pyruvat geht durch eine oxidative Decarboyxlierung in Acetyl-CoA über. Hieraus kann sich mittels Carboxylierung Malonyl-CoA bilden unter Einwirkung des entsprechenden Enzymkomplexes. Diese körpereigene Synthese ermöglicht die FS-Bildung bis zu einer Kettenlänge C_{18} (Ölsäure). Eine darüber hinaus gehende Stoffwechselleistung setzt die weiteren Fettsäuren frei oder verwendet sie zum Aufbau von Phosphatiden oder Neutralfetten.

Prinzip FS-Synthese:

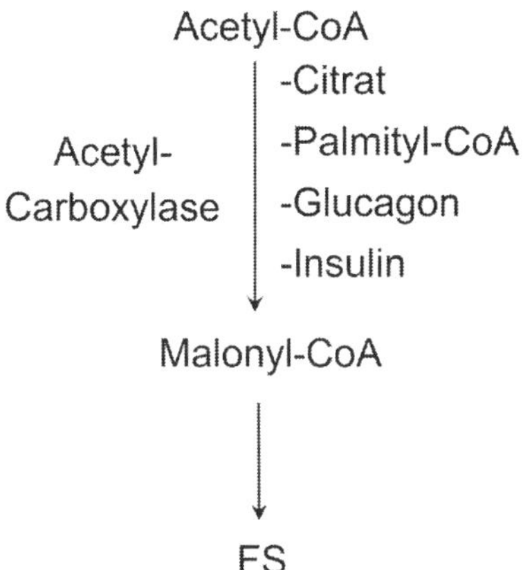

Die Acetyl-CoA-Caboxylase ist eine entscheidende Kontrollstelle bei der Fettsäuresynthese. Das für die Fettsäurebildung notwendige Acetyl-CoA kann, wie in Kapitel 2 dargelegt, sowohl aus Glucose bzw. Aminosäuren gebildet werden.

Fettsäuren-Abbau zur Energiefreisetzung (hormonkontrolliert)

Bei Bedarf werden die im Fettgewebe gespeicherten Fette freigesetzt. Dies wird durch die Hormone Adrenalin und Glucagon sowie durch cyclo-AMP initiiert.

Fett-Abbau

Lipase
Fett → Glycerin → Glycerin-3-Phosphat → Dihydroxyacetonphosphat
↓ ▼
FS Übergang zur Glycolyse
↓
Acetyl-CoA

Das Fettmolekül wird mittels Lipase aufgespalten in die Verbindungen Glycerin und Fettsäuren. Die Fettsäuren werden im Rahmen der β-Oxidation kontinuierlich in C_2-Segmenten abgebaut, in Form der Bildung von Acetyl-CoA. Dieser Stoffwechselprozess vollzieht sich nach erfolgter Aktivierung durch CoA-Anlagerung innerhalb der Mitochondrien. Hierzu wird die aktivierte FS mittels Carnitin, das als Carriertransport dient, eingeschleust. Durch eine Folge von Dehydrierungs- und Wasseranlagerungsreaktionen spaltet sich Acetyl-CoA ab und wandert in das Cytoplasma. Dort steht es als eines der zentralen Stoffwechselverbindungen diversen Reaktionen zur Verfügung. Die in den Mitochondrien um zwei C-Atome verkürzte Fettsäure kann diese Reaktionsschritte solange erneut durchführen, bis das gesamte Fettsäuremolekül vollständig in Acetyl-CoA-Einheiten überführt wurde.

Die Kapazität der β-Oxidation ist begrenzt; die Leber kann, beispielsweise bei Hungerperioden, die Fettsäuren nicht mehr oxidieren, es bilden sich Ketonkörper aus. Der durch Insulinmangel hervorgerufene vermehrte Fettabbau kann schwerwiegende Folgen nach sich ziehen. Die bei diesem Abbau anfallenden Fettsäuren werden teilweise in der Leber verwendet und können dort zur Hyperlipidämie führen, der Rest wird zu Acetyl-CoA abgebaut. Die Aufnahmemenge des Citratcyclus an Acetyl-CoA ist allerdings begrenzt, so dass daraus über den Lymen-Zyklus im Körper Ketonkörper gebildet werden.

Lymen-Zyklus/Biosynthese von Ketonkörpern:

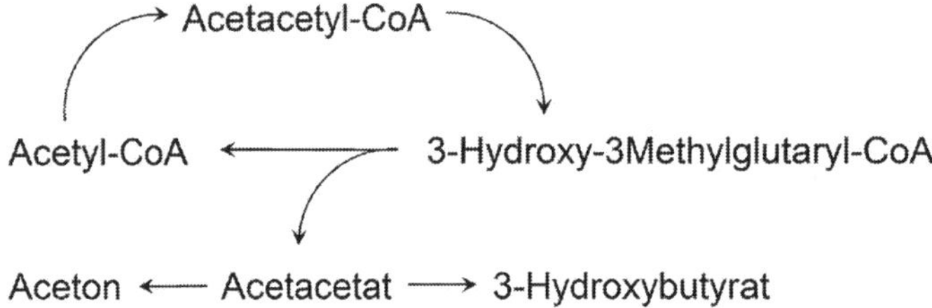

Das Enzym Acetyl-CoA-Acyltransferase bildet unter Mitwirkung eines zweiten Acetyl-CoA-Moleküls Acetacetyl-CoA. Bei der weiteren Umsetzung mit Acetyl-CoA bildet sich unter Einfluss des Enzyms Hydroxymethylglutaryl-CoA-Syntase die Verbindung 3-Hydroxy-3-Methylglutaryl-CoA. Die entsprechende Hydroxymethylglutaryl-CoA-Lyase setzt Acetacetat frei und schließt den Kreisprozess durch Bildung von Acetyl-CoA. Acetacetat reagiert nun entweder enzymatisch, durch Einwirkung der 3-Hydroxybutyrat-Dehydrogenase zu dem Produkt 3-Hydroxybutyrat oder infolge von Decarboxylierung zu Aceton (Propanon), das über die Lunge abgeatmet wird.
Die gebildeten Ketonkörper Acetessigsäure und 3-Hydroxybuttersäure geben bei physiologischem pH-Wert Protonen ab und verursachen eine metabolische Acidose (Diabetisches Koma), siehe Kapitel 6.2 Erkrankungen und Ernährungsstrategien; Diabetes mellitus. Das ebenfalls gebildete Aceton wird über den Atem ausgeschieden, Ketonkörper-Anionen werden über den Urin ausgeschieden (Ketonurie).

Die tägliche Fettaufnahme über die Lebensmittel ist individuell und beträgt im Durchschnitt 60-100 g/Tag. Der Hauptanteil dieser Fette sind mit ca. 90 % Neutralfette oder Triglyceride, hinzu kommen Phospholipide, Cholesterinester und die fettlöslichen Vitamine A, D, E und K.
Ca. 10-30 % der Fette werden im Magen durch Wirkung von Lipasen, die aus den Zungengrunddrüsen und dem Pankreassaft stammen, sowie den sauren pH-Wert gespalten. Die Motorik des Magens emulgiert auf mechanische Weise die Fettmoleküle. Der daraus resultierende Durchmesser der Fetttröpfchen beträgt ca. 1-2 µm, so dass eine optimale Angriffsfläche für die Lipasen vorliegt. Die weiteren, bis zu 80 %, werden

im Duodenum und oberen Jejunum enzymatisch aufgespaltet. Die Pankreas-Lipase entfaltet ihre Aktivität in Anwesenheit einer Co-Lipase und Calcium. Die einsetzende Spaltung der Triglyceride führt unter H_2O-Zufuhr zu Monoglyceriden und freien Fettsäuren. Die lipolytische Aktivität der Pankreas-Lipase beträgt max. 140g Fett pro Minute. Die Monoglyceride sowie die langkettigen freien Fettsäuren bilden, unter Einfluss der Gallensalze, unmittelbar Micellen aus. Im Inneren der Micellen, die eine Größe von 3-6 nm aufweisen, befinden sich apolare Bestandteile, nach außen richten sich die polaren Abbauprodukte wie kurzkettige Fettsäuren, Phosphat und Cholin aus, und können durch die Wasserschicht nach außen diffundieren. Die absolut apolaren Bestandteile wie fettlösliche Vitamine aber auch lipophile toxische Substanzen sind im Micellinneren eingebettet und erreichen im weiteren Verdauungsprozess das absorbierende Dünndarmepithel. Hydrolisiert werden bei diesem Vorgang Cholesterylester und Phospholipide, letztere verbleiben als Lysophospholipide. Die entstandenen Abbauprodukte werden im weiteren Verlauf auf unterschiedliche Art absorbiert. So werden kurzkettige Fettsäuren unmittelbar durch die Intestinalmukosa in das Portalblut überführt und gelangen von dort aus ins Gewebe bzw. stehen als Energiequelle zur Verfügung. Andere Lipidbestandteile binden sich an Proteine und sind in Form von Lipoproteinen transportfähig. Zu den Lipoproteinen zählen Aggregate aus Apolipoproteinen und Fetten, Phosphatiden, Cholesterin und Cholesterinestern.

- 1 Gramm Fett entspr. 37 kJ bzw. 9 kcal

Die durchschnittlich aufgenommene Energie- und Fettmenge liegt weit über den Empfehlungen. Hieraus resultieren Adipositas, Lipidstoffwechselstörungen und deren Folgeerkrankungen wie Arteriosklerose, koronare Herzerkrankungen; siehe Kapitel 6. Die empfohlene Nährstoffzufuhr für Gesamtfett liegt bei 30 %; dies entspricht einer Aufnahme von ca. 1,3 g Fett /kg/KG.

Nährstoff	empfohlene Zufuhrmenge
Fett gesamt	30 %
davon folgende FS-Anteile:	
gesättigte Fettsäuren	bis 10 %
einfach ungesättigte Fettsäuren	10 % -13 % und mehr
mehrfach ungesättigte Fettsäuren	7 % bis max. 10 %
davon Linolsäure	ca. 2,5 %
α-Linolensäure	ca. 0,5 %

Verhältnis Linolsäure: α-Linolensäure 5:1

Tabelle: Fettrelevante Parameter einiger Lebensmittel, essentielle FS: Essentielle Fettsäuren Linol- und Linolensäure (aus Referenzwerte für die Nährstoffzufuhr; D A CH 2000)

Lebensmittel essbarer Anteil pro 100 g	Fettgehalt %	Cholesterin-gehalt mg	Brennwert kcal	Anwesenheit ges. FS mg	Ölsäure mg	ess. FS mg
Buttermilch	0,5	4,0	37	210	150	20
Kartoffeln	0-1	-	70	23	2	55
Erbsen	0,5	-	81	101	35	315
Möhren	0,2	-	26	38	3	117
Tomaten	0,2	-	17	35	25	99
Apfel	0,6	-	54	164	18	245
Milch (3,5 Fett)	3,6	12,0	65	1.260	865	90
Milch (1,5 % Fett)	1,6	5,0	48	580	380	38
Butter	83,2	240	754	8.500	19	1.670
Olivenöl	100	1,0	900	13.550	69.400	9.135
Rapsöl	100	2,0	900	6.130	52.600	31.450
Distelöl	100	-	900	8.700	10.400	75.570
Sonnenblumenöl	100	0,5	900	10.560	19.900	63.500
Weizenkeimöl	100	3,0	900	17.190	13.500	63.500
Hühnerei	11,3	395	156	3.115	4.230	1.760
Schnitzelfleisch	1,9	50	106	690	840	140
Rindfleisch Rostb.	8,1	45	155	3.200	3.320	270
Brathuhn	9,6	100	166	2.510	2.700	1.990
Salami	33,0		381			
Aal	24,5	165	281	4.405	6.900	1.890
Thunfisch	15,5	70	226	3.625	2.610	450
Scholle	1,9	65	86	380	150	46
Milchschokolade	31,5		537			

Ausgewählte fett- und fettsäurereiche Lebensmittel

Margarine

Margarine besteht zu 80-90 % aus pflanzlichen und/oder tierischen Fetten; es dürfen 3 % Milchfett enthalten sein. „Rein pflanzliche Margarine" wird ausschließlich aus pflanzlichen Ölen hergestellt. Die anderen Margarinen dürfen lebensmittelrechtlich zu gewissen Anteilen aus tierischen oder/und pflanzlichen Fetten bestehen. Mit der technologisch angewandten Fetthärtung, einer Hydrierung der Doppelbindungen, entstehen gesättigte Fettsäuremoleküle mit geänderten physikalischen Eigenschaften. Je nach Prozessführung können, entsprechend dem Hydrierungsgrad, „teilgehärtete" oder „vollgehärtete" Produkte hergestellt werden. Der trans-Fettsäuregehalt beträgt ca. 2,8 g/100 g. Zur Erzielung einer „fettarmen Margarine“ wird der Wasseranteil von 19 % auf ca. 58 % angehoben. Eine Anreicherung mit fettlöslichen Vitaminen ist erlaubt. Wenn der Gesamtfettsäureanteil mindestens zur Hälfte aus Polyenfettsäuren ohne teilgehärtete Fette besteht, kann das Produkt als „Diätmargarine“ deklariert werden; der zugehörige Vit-E-Gehalt muss mind. 1 mg/g Polyenfettsäure enthalten, und der Natriumgehalt darf max. 40 mg betragen. Durch das Prinzip der Fetthärtung verliert das pflanzliche Öl einen erheblichen Anteil seiner essentiellen Fettsäuren, ebenso werden Carotinoide und Vit-A hydriert und verlieren infolgedessen ihre biologische Aktivität.

MCT-Fette

MCT-Fette sind synthetisch hergestellte, nicht hitzestabile Fette, bestehend aus mittelkettigen Triglyceriden; mit einer Kettenlänge von C_6-C_{12}. Die EU-Kommission hat „Salatrims“ (short- and longchain acyl triglyceride molecules), als „brennwert reduziertes Fett“ seit dem 1. Dez. 2003 zugelassen. Salatrim weist einen Brennwert von 5 kcal/g auf.

Fettersatzstoffe werden therapeutisch bei Erkrankungen mit Verdauungs- und Resorptionsstörungen, vor allem bei vorliegender Fettmalabsorption eingesetzt. Ihr Brennwert beträgt 8,3 kacl/g. MCT-Fette sind zum Teil wasserlöslich und können ohne Gallensäuren und ohne enzymatische Spaltung (Lipase) absorbiert werden. Es erfolgt eine annähernd unmittelbare Aufnahme in die Pfortader und eine vollständige First-Pass-Metabolisierung in der Leber. Der Blutfettspiegel wird gering beeinflusst. Eine schonende Adaption an diese Fettquelle ist notwendig; ihre Zufuhr ist nicht essentiell; auf die ergänzende Zufuhr der essentiellen Fettsäuren ist zu achten.

Pflanzliche Öle

Zu den in Deutschland überwiegend verwendeten pflanzlichen Ölen gehören: Sonnenblumen-, Distel-, Raps-, Oliven-, Maiskeim-, Lein-, Weizenkeim- und Walnussöl. Der Nährstoffgehalt ist entsprechend der Ursprungspflanze und dem technologisch eingesetzten Verfahren zur Ölgewinnung different.

Tabelle: pflanzliche Öle – wichtige Inhaltsstoffe

pflanzliches Öl in 100 g	ges. FS mg/100 g	Ölsäure mg/100 g	unges. FS mg/100 g	Vit-E mg/100 g
Sonnenblumenöl	10.560	19.900	63.500	63
Distelöl	8.700	10.400	75.570	44
Rapsöl	6.130	52.600	31.450	23
Olivenöl	13.550	69.400	9.135	12
Maiskeimöl	12.720	25.800	56.230	34
Leinöl	9.550	18.200	68.100	5,8
Weizenkeimöl	17.190	13.500	63.500	174
Walnussöl	9.230	18.300	68.000	3,3

Bei dem in Deutschland käuflich erhältlichen Rapsöl handelt sich bei den verwendeten Pflanzen um erucasäurefreie Züchtungen. Bei den Pflanzen zur Maiskeimölgewinnung ist auf einen GVO-freien Ursprung zu achten. Weizenkeimöl zeichnet sich insbesondere durch den hohen Vitamin E-Anteil im Verhältnis zu ungesättigten FS aus.

Am Wertvollsten ist generell ein naturbelassenes (natives), kalt gepresstes Öl. Sowohl die Inhaltsstoffe als auch die Begleitstoffe, die zu einer Trübung führen können, bleiben erhalten. Öle, die mittels Wärmezufuhr zur Steigerung der Ausbeute gepresst werden, werden i.d.R. im Anschluss raffiniert. Mit diesem Verfahren wird eine mittlere Ausbeute hochwertiger Speiseöle gewonnen. Die höchstmögliche Ausbeute wird industriell durch eine Extraktion mit vorgegebenen chemischen Lösemitteln erzielt. Das organische Lösemittel, ein technischer Hilfsstoff, muss bis auf einen unvermeidbaren Rest, dessen Höchstgrenze festgelegt ist, abschließend wieder entfernt werden. Diese Öle werden raffiniert und sowohl als Pflanzenöl verwendet oder auch zu Margarinen und Speisefetten weiterverarbeitet.

Die Arbeitsschritte der Raffination sind:

1. Entschleimung mittels Wasserdampferhitzen, ggf. Zusatz von Phosphorsäure; das Öl wird entlecithinisiert und Phospholipide ausgefällt und abgetrennt.
2. Entsäuern und neutralisieren durch Alkalibehandlung; hierbei werden freie Fettsäuren, evtl. toxische Begleitstoffe (Aflatoxine, Isothiocyanate) entfernt; eine Dampfdestillation kann sich anschließen.
3. Bleichung mit Bentonit, Aktivkohle oder Alkylsilikate; es werden unerwünschte natürliche Farbstoffe durch diesen Filtrationsschritt entfernt.
4. Desodorierung zur Entfernung sensorisch unerwünschter Carbonylverbindungen durch eine Wasserdampfdestillation.
5. Entwachsung und Winterisierung; hierzu wird das Speiseöl so weit abgekühlt, dass sich Triglyceride und Wachse abscheiden und entfernt werden können.

Zur Herstellung eines „naturbelassenen" Öles wird lediglich Schritt 1 der Raffination angewendet. Zur Herstellung eines „halbraffinierten Öles" werden die Arbeitsschritte 1 und 2 der Raffination durchgeführt. Bei Anwendung aller Raffinationsschritte handelt es sich beim Endprodukt um ein „vollraffiniertes Öl".
Einwandfreie hygienische Bedingungen sind Voraussetzung; bei der Abfüllung in Kunststoffflaschen sowie bei Verwendung von Kunststoffbehältnissen und -leitungen ist auf die Migrationsproblematik, insbesondere bei der Verwendung lösemittelhaltiger Arbeitsphasen, zu achten; siehe Kapitel 5.4.

Butter
Sie enthält 83,2 % Fett, hiervon einen beachtlichen Anteil an unerwünscht gesättigten und natürlich vorkommenden trans-Fettsäuren. Der Cholesteringehalt ist mit 240 mg/100 g hoch. Sie enthält insbesondere die fettlöslichen Vitamine E und A. Ihr Brennwert ist mit 754 kcal/100 g sehr hoch.
Es wird unterschieden nach Sauer- und Süßrahmbutter. Der von der Milch abgetrennte Rahm wird kurzzeitig auf 110°C erhitzt, und dann auf 13-16°C abgekühlt. Zur Herstellung der Sauerrahmbutter werden Milchsäurebakterien hinzugefügt, die Reifezeit beträgt ca. 7-10 Stunden. Zur Herstellung der Süßrahmbutter wird der Rahm bei 10°C über die Dauer von ca. 15 Stunden gelagert, abgekühlt und gebuttert. Der sogenannten „Mildgesäuerten Butter“ werden die Milchsäurebakterien erst nach der Reifung hinzugefügt. Nach dem Butterungsprozess hat die Butter noch ca. 30 % Wasser, das durch Kneten und Walken auf maximal 16 % gesenkt wird. Gleichzeitig wird eine homogene Verteilung des Wassers im Milchfett erzielt, so dass die Butter ihre streichfähige Konsistenz erhält

- Butter enthält: mind. 82 % Milchfett, höchstens 16 % Wasser, daneben: Eiweiß, Mineralstoffe, Vitamine (Vit-A)
- Fettmuster: 23 % einfach unges. Ölsäure; 55 % langkettige ges. FS; 12 % kurz- und mittelkettige FS; 2 % mehrfach unges. FS

Ernährungspyhsiologisch relevante Aspekte des Fetterhitzens und des Fettverderbs

Fetterhitzen
Bei der thermischen Belastung von Speisefetten und -ölen durch Braten, Frittieren oder Backen laufen eine Vielzahl von chemischen Reaktionen ab, die zum Teil wertvolle Inhaltstoffe zerstören und darüber hinaus toxikologisch relevante Verbindungen freisetzen. (polare und nicht-polare, flüchtige und nicht-flüchtige Verbindungen). Bei thermischen Prozessen entstehen freie Fettsäuren, Hydroperoxide der Fettsäuren und Sterine (Cholesterinoxide), zyklische synthetische Fettsäuren, Fettsäuredimere- und -polymere, trans-Fettsäuren (ab ca. 240 °C) sowie sekundäre Reaktionsprodukte; siehe Kapitel 5.3.

Diese Reaktionen sind abhängig von:
- der Zusammensetzung des Fettes (Fettsäuremuster und Fettbegleitstoffe)
- der Temperatur
- der Erhitzungsdauer und der Vorgehensweise (kontinuierlich oder Intervall-Erhitzung)
- der An- oder Abwesenheit von Sauerstoff/Luft
- dem Back- und Bratgut (Proteingehalt, Feuchtigkeit u. a.)

Zu beachtende Sicherheitsmaßnahmen sind:

- Zubereitungstemperatur so niedrig wie möglich wählen.
- Der Rauchpunkt des Fettes darf nicht erreicht werden.
- Antioxidativ wirksame Fettbegleitstoffe und andere Antioxidantien schützen vor oxidativem Fettverderb. Je mehr Doppelbindungen ein Fett enthält, desto höher sollte der Gehalt an Antioxidantien sein.
- Speiseöle mit hohem Anteil an α-Linolensäure und höher ungesättigten FS eignen sich nicht zum Braten und Frittieren; sie zersetzen sich und bilden unerwünschte Reaktionsprodukte wie beispielsweise Malondialdehyd (Propandial).
- Der Anteil an polaren Verbindungen darf max. 25-27 % erreichen (europäischer Grenzwert).

Fettverderb

Hierbei können zwei chemische Reaktionen unterschieden werden:

a) *hydrolytische Spaltung* der Acylglycerine (Verseifung), diese Reaktion findet bevorzugt in Fetten mit kurz- und mittelkettigen Glyceriden statt, wie z. B. in Butter. Ausgelöst durch Licht, Wärme oder Enzymeinwirkung. Die freigesetzten Säuren (C_4–C_{12}, z. B. Buttersäure) verursachen einen ranzigen oder/und seifigen Fehlgeschmack. Ein mikrobieller Abbau verursacht die Bildung von aromaaktiven Methylketonen: Decanal; 2,4 Decadienal (fischig); Nonanal (talgig).

b) *Fettsäureperoxidation* (Lipidperoxidation), diese Reaktion kommt unter ungünstigen Lagerungsbedingungen in Fetten mit hohem Anteil an ungesättigten Fettsäuren vor; so bei Pflanzenölen sowie in Lebensmitteln mit mehrfach ungesättigten Fettsäuren, beispielsweise in Getreide. Die überwiegend gebildeten Monohydroperoxide sind sensorisch unauffällig, dagegen weisen die nachrangig entstehenden Carbonylverbindungen, Aldehyde und Ketone sehr niedrige Geschmacksschwellenwerte auf.

Die Reaktionsgeschwindigkeit ist abhängig von:

- dem Fettsäuremuster, sie steigt mit der Anzahl der Doppelbindungen: Stearinsäure < Ölsäure < Linolsäure < Linolensäure < Arachidonsäure < Pentaen- u. Hexaenfettsäuren
- gesättigte und trans-ungesättigte FS oxidieren wesentlich langsamer als cis-ungesättigte FS
- der Temperatur
- der An- oder Abwesenheit von Sauerstoff/Luft
- dem Wassergehalt und anderen Begleitsubstanzen, z. B. Proteine
- der An- oder Abwesenheit pro- oder antioxidativer Substanzen

Bildung von Lipidhydroperoxiden

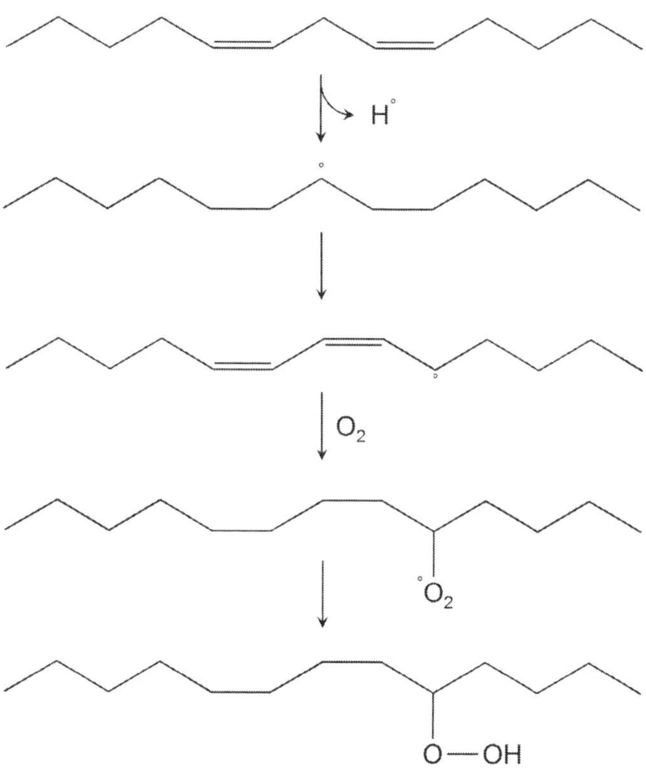

Weitere Spaltprodukte sind Aldehyde (Hexanal, Malondialdehyd) Ketone, Ester, Alkohole, Lactone, kurzkettige Fettsäuren (Capronsäure und Caprylsäure) sowie oxidierte Monomere (Epoxyfettsäuren), Dimere und Polymere der Fettsäuren (Fettsäurepolymere).
Diese Verbindungen sind teilweise hochtoxisch, von einem Verzehr wird nicht ausgegangen, da ihre Geschmacks- und Geruchsschwelle sehr gering sind. Toxisch relevante Mengen werden von daher in Lebensmitteln nicht erwartet.

3.1.3 Proteine

Proteine sind Naturstoffe, die sich aus einer größeren Anzahl unterschiedlicher Aminosäuren, peptidisch verknüpft, zusammensetzen. Obwohl überwiegend 20 verschiedene Aminosäuren als Proteinbausteine verwendet werden, sind die gebildeten Naturstoffe hochmolekular. Für die eigentliche Textur und damit die Funktion des Proteins als Nährstoff, Enzym, Hormon o. ä. ist der genetische Code verantwortlich, der mittels Proteinbiosynthese umgesetzt wird.

Die chemische Struktur der Proteine wird durch folgende Parameter beschrieben:

Primärstruktur:	Anzahl und Sequenz der Aminosäuren.
Sekundärstruktur:	Art und Weise der Kettenfaltung, definiert durch Wasserstoffbrücken, Raumstruktur α-Helix oder β-Faltblatt.
Tertiärstruktur:	Räumliche Anordnung der Polypeptidketten, Wicklung der Sekundärstruktur aufgrund vier nicht-peptidischer Bindungsarten.
Quartärstruktur:	Ausbildung intermolekularer, nichtkovalenter oder kovalenter Wechselwirkungen zwischen zwei oder mehreren Polypeptidketten der Tertiärstruktur; Bildung von komplexen Proteineinheiten (random coil).

Die ganze biologische Wirksamkeit entwickeln Proteine erst in ihrer räumlich vollkommen ausgebildeten Quartärstruktur. Wobei bereits in der Primärstruktur, der genetisch codierten Reihenfolge der zu verknüpfenden Aminosäuren, die Information der räumlichen Struktur enthalten ist. Eine intakte Quartärstruktur ist Voraussetzung für die Funktionen der Proteine. Konformationsänderungen innerhalb des Moleküls können die Aktivität von Enzymen und Transportproteinen regulieren (Allosterie). Andererseits kann eine Änderung der Enzymstruktur zu Enzymopathien führen. Sowohl Aminosäuren als auch Proteine besitzen jeweilig ihren spezifisch charakteristischen isoelektrischen Punkt, der in der Analytik zur Differenzierung verwendet wird. Bei starken Abweichungen von diesem pH-Wert und/oder bei Temperaturen oberhalb 40°C denaturieren sie; hierbei werden ihre Tertiär- und Quartärstrukturen zerstört. Ein Effekt, der bei der Nahrungszubereitung erwünscht sein kann, um die Verdaulichkeit zu verbessern, während andererseits beispielsweise die schädliche Wirkung von Protease-Inhibitoren aufgehoben wird.

Auflistung der 20 Aminosäuren:
Glycin (Gly), Alanin (Ala), Valin (Val), Leucin (Leu), Isoleucin (Ile), Phenylalanin (Phe), Prolin (Pro), Serin (Ser), Threonin (Thr), Cystein (Cys), Methionin (Met), Tryptophan (Trp), Tyrosin (Tyr), Asparagin (Asn), Glutamin (Gln), Asparaginsäure (Asp), Glutaminsäure (Glu), Lysin (Lys), Arginin (Arg), Histidin (His).

Zu den Aminosäuren:
Bis auf Glycin gehören alle weiteren natürlichen Aminosäuren der L-Reihe an; d. h. sie besitzen ein chirales C-Atom, mit vier verschiedenen Liganden. Alle gemeinsam haben sowohl eine Carboxyl- als auch Aminogruppe im Molekül, siehe Strukturschema:

$$\begin{array}{ccccc} & & COO^- & & \\ & & | & & \\ H_3N^+ & - & C & - & H \\ & & | & & \\ & & R & & \end{array}$$

Zuordnung der Aminosäuren anhand ihrer Eigenschaften:

essentiell *	Valin, Leucin, Isoleucin, Phenylalanin, Threonin, Methionin, Tryptophan, Lysin
basisch	Lysin, Arginin, Histidin
sauer	Asparaginsäure, Glutaminsäure
neutral	Serin, Threonin, Asparagin, Glutamin
schwefelhaltig	Cystein, Methionin

*essentielle Aminosäuren: Anzumerken ist, dass bei diversen Krankheitsbildern Imbalancen von bisher als nicht essentiell beschriebenen Aminosäuren festgestellt wurden. Unter ernährungsphysiologischen Aspekten muss dies beachtet werden, siehe Kapitel 6.2 Erkrankungen und Ernährungsstrategien

Peptidbindung:

$$\begin{array}{ccccc} & R_1 & & & & R_2 & & & & R_1 & & O & & & R_2 & & \\ & | & & & & | & & & & | & & \| & & & | & & \\ H_3N^+ - & C & - COO^- & + & H_3N^+ - & C & - COO^- & \rightarrow & H_3N^+ - & C & - & C & - & N - & C & - COO^- & + H_2O \\ & | & & & & | & & & & | & & & & | & | & & \\ & H & & & & H & & & & H & & & & H & H & & \end{array}$$

Beginn der Polypeptidkette bildet die α-Aminosäure: N-terminales Ende
Ende der Polpeptidkette bildet die Carboxylgruppe: C-terminales Ende

Nichtpeptidbindungen der Proteine sind:

- kovalente Bindung, vornehmlich die Disulfidbindung des Cysteins
- Ionenbindung, heteropolare Bindung
- Wasserstoffbrückenbindung
- hydrophobe Wechselwirkungen

Eine Unterscheidung der Proteine kann erfolgen nach:

a) einfachen Proteinen
b) Proteiden

zu a) einfachen Proteinen:

Albumine	Lactalbumin der Milch, Serumalbumin
Globuline	Ovoglobulin im Hühnerei, Globuline des Blutes
Gluteline	Getreidegluteline
Prolamine	Gliadin in Weizen, Zein in Mais
Albuminoide	Kollagen in Bindegewebe, Kreatin der Haare

zu b) Proteiden; Moleküle bestehen aus einem Protein- und einem Nichtproteinanteil:

Glycoproteine/Mucoproteine	Komplexe aus Kohlenhydraten und Proteinen (Mucin)
Phosphoproteine	Proteine mit phosphorhaltigen Aminosäuren (Milch-Caseine)
Chromoproteine	Komplexe aus Proteinen und chromophoren Gruppen (Hämoglobin)
Lipoproteine	Komplexe aus Proteinen und Lipiden (HDL, LDL)
Metalloproteine	Komplexe aus Proteinen und Metall-Ionen (Ferritin)

Proteine, wirksam als Enzyme, haben in nahezu allen biologischen Prozessen als Katalysatoren eine entscheidend zentrale Rolle. Sie zeichnen sich durch die einzigartige Fähigkeit aus, höchst verschiedenartige Moleküle spezifisch zu erkennen und mit ihnen, entsprechend dem Schlüssel-Schloss-Prinzp, in Wechselwirkung zu treten.

Funktionen der Proteine:

- Enzyme (Biokatalysatoren)
- Rezeptorproteine (z. B. LDL-Rezeptor)
- Immunglobuline (z. B. IgA, IgG)
- Zellerkennungsproteine, Zellaufbau
- Strukturproteine (z. B. Kollagen, Keratin)
- kontraktile Proteine (z. B. Actin, Myosin)
- Trägerproteine (z. B. Hämoglobin, Transferrin)

Proteine bestehen wie Fette und Kohlenhydrate aus Kohlenstoff, Wasserstoff und Sauerstoff; zusätzlich enthalten sie noch ca. 16 % Stickstoff, und das ebenfalls essentielle Element Schwefel. Einige wenige, noch in der Erforschung befindliche Aminosäuren sind selenhaltig; siehe Kapitel 5.2. Der physiologische Brennwert liegt bei 4,1 kcal /g bzw. 17,2 kJ/g. Ihr Anteil an der Gesamtzufuhr liegt bei einer ausgewogenen Ernährung bei 10-15 %. Proteine können intermediär nicht aus Fetten oder Kohlenhydraten gebildet werden, ihre Reserven müssen dem Organismus zugeführt werden. Eine konstante Zufuhr ist notwendig, um einen Verlust an Proteinmasse zu vermeiden. Eine überhöhte Eiweißzufuhr führt zu vermehrter Stickstoffausscheidung im Urin und der Verwertung von Eiweiß als Energiequelle. Außer bei Wachstum und beim Muskelaufbau ist eine positive Eiweißbilanz nicht möglich.

Die Verdauung des aufgenommenen Nahrungsproteins beginnt im Magen. Die dort ausgeschüttete Salzsäure aktiviert die Pepsinogene (inaktive Enzymvorstufen) in der Magenschleimhaut und bewirkt bei einem pH-Wert von 2-4 die Freisetzung des aktiven Pepsins. Hierdurch werden die Nahrungsproteine in längere Bruchstücke gespalten. Im fast pH-neutralen Dünndarm werden die Pepsine durch die Bicarbonatsekretion des Pankreassaftes inaktiviert. Auf die Proteinbruchstücke wirken nun Trypsin und Chymotrypsin hydrolysierend ein. Carboxypeptidasen lokalisieren sich membrangebunden an der Darmschleimhaut. Es erfolgt unter Einwirkung von Carboyxpeptidasen und Aminopeptidasen eine Spaltung der Eiweißmoleküle bis zum ausschließlichen Vorliegen von Dipeptiden. Die in dem Bürstensaum der Dünndarmmukosa lokalisierten Dipeptidasen zerlegen endgültig das Molekül in seine einzelnen Aminosäuren. Durch spezifische Transportsysteme können die Aminosäuren sekundär-aktiv aus dem Darmlumen in die Mukosazelle und von dort in die Blutbahn befördert werden. In gewissem Umfang kann die Intestinalschleimhaut kleine Proteinmengen resorbieren; hierbei ist die Immunität der Darmschleimhaut relevant. Diese Darmpermeabilität wird in neueren Studien im Hinblick auf Nahrungsmittelallergien und Autoimmunerkrankungen (Zöliakie, Sprue, entzündliche Darmerkrankungen) näher untersucht.

Die nach der Verdauung erhaltenen Aminosäuren werden vom Körper einerseits für die Bildung von Hormonen, Biogenen Aminen, Purinen und Pyrimidinen verwendet, andererseits entstehen bei katabolen Prozessen Harnstoff, Kohlenstoffgrundgerüste, endogene Aminosäure, Lipide, Kohlenhydrate, Wasser und Kohlendioxid.

Protein-Stoffwechselfunktionen

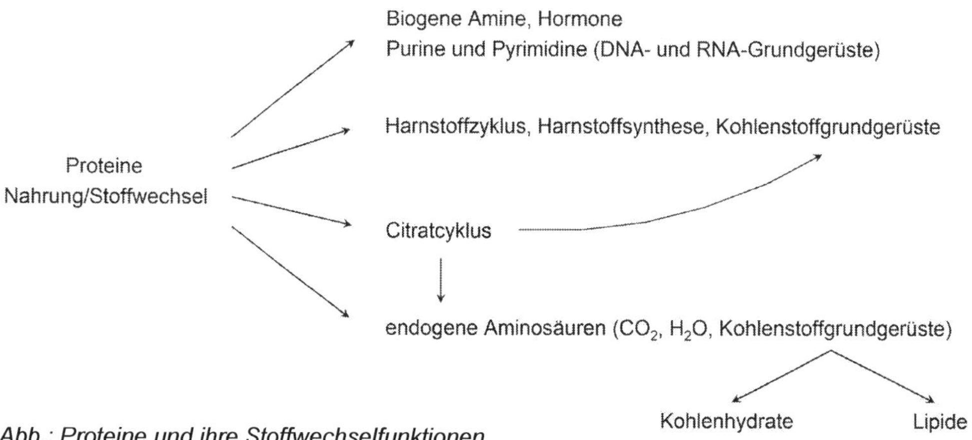

Abb.: Proteine und ihre Stoffwechselfunktionen

Charakteristische Reaktionen der Aminosäuren

Decarboxylierung

Biogene Amine werden unter Mitwirkung der entsprechenden Decarboxylase mittels Decarboxylierungsreaktion aus den Aminosäuren synthetisiert.

$$
\begin{array}{ccc}
 & R & \\
 & | & \\
H - & C & - NH_2 \\
 & | & \\
 & COOH &
\end{array}
\quad \rightarrow \quad
\begin{array}{ccc}
 & R & \\
 & | & \\
H - & C & - NH_2 \\
 & | & \\
 & H &
\end{array}
+ CO\uparrow
$$

Transaminierung

Mittels Transaminierung wird ein Auf- und Abbau unterschiedlicher, nicht essentieller Aminosäuren ermöglicht. Hierzu wird die NH-Gruppe diverser Aminosäuren in Form einer α-Aminosäure, meist Glutaminsäure, gesammelt. Die NH-Gruppe wird auf eine Ketosäure (α-Ketoglutarat) übertragen, es können zahlreiche Aminosäuren ineinander überführt werden. Das beteiligte Co-Enzym ist Pyridoxalphosphat (Vit-B_6) der entsprechenden Aminotransferase.

$$
\begin{array}{ccc}
 & COO^- & \\
 & | & \\
H_3N^+ - & C & - H \\
 & | & \\
 & CH_3 & \\
 & & \\
 & & \\
 & & \\
 & &
\end{array}
\quad + \quad
\begin{array}{ccc}
 & COOH & \\
 & | & \\
 & C{=}O & \\
 & | & \\
H - & C & - H \\
 & | & \\
H - & C & - H \\
 & | & \\
 & COOH &
\end{array}
\quad \leftrightarrows \quad
\begin{array}{ccc}
 & COO^- & \\
 & | & \\
 & C & - OH \\
 & \| & \\
H - & C & - H \\
 & & \\
 & & \\
 & & \\
 & &
\end{array}
\quad + \quad
\begin{array}{ccc}
 & COOH & \\
 & | & \\
H_2N - & C & - H \\
 & | & \\
H - & C & - H \\
 & | & \\
H - & C & - H \\
 & | & \\
 & COOH &
\end{array}
$$

Alanin + α-Ketoglutarat ⇆ Pyruvat = Glutamat

Desaminierung

Die Reaktion ist eine oxidative Abspaltung einer NH_2-Gruppe unter Bildung einer α-Ketosäure und Ammoniak. Die α-Ketosäure wird bei der Transaminierung zum Aufbau diverser Aminosäuren benötigt; siehe vorhergehenden Mechanismus. Der entstandene toxische Ammoniak wird dem Harnstoffcyclus zugeführt.

$$\begin{array}{ccccc} COOH & & COOH & & COOH \\ | & & | & & | \\ CH_2 & \xrightarrow[\textcircled{1}]{NAD^+ \;\; NADH_2} & CH_2 & \xrightarrow[H_2O]{NH_3} & CH_2 \\ | & & | & & | \\ CH_2 & & CH_2 & & CH_2 \\ | & & | & & | \\ CH_2-NH_2 & & C{=}NH_2 & & C{=}O \\ | & & | & & | \\ COOH & & COOH & & COOH \end{array}$$

Glutaminsäure — Aldimin — α-Ketoglutarsäure

Überschüssige Aminosäuren, die nicht zur Synthese von Proteinen und anderen Substanzen benötigt werden, lassen sich nicht speichern wie Fettsäuren und Glucose; sie werden auch nicht ausgeschieden, sondern dienen im Stoffwechsel als Energieträger bzw. als wichtige Stoffwechselzwischenprodukte. Hierzu wird die α-Aminogruppe entfernt. Der überwiegende Anteil dieser Aminogruppen wird im Harnstoffcyclus zu Harnstoff umgewandelt; siehe Kapitel 2.1 Ernährungsphysiologie, Harnstoffcyclus. Die verbleibenden Kohlenstoffgerüste bilden zentrale Moleküle aus, die in diverse Stoffkreisläufe eingeschleust werden können.

Die Kohlenstoffgerüste aller 20 Aminosäuren münden in den Citratcyclus und bilden 7 zentrale Moleküle:
Pyruvat, Acetyl-CoA; Acetoacetyl-CoA, α-Ketoglutarat, Succinal-CoA, Fumarat, Oxalacetat.

Ernährungsphysiologische Bedeutung:
Der Proteinstoffwechsel ist durch ein dynamisches Gleichgewicht zwischen Anabolismus und Katabolismus gekennzeichnet. Der Organismus eines Erwachsenen besteht zu ca. 10-12 kg aus Körperprotein, davon werden ca. 300g pro Tag auf- und abgebaut. Aufgrund des mangelnden Proteinspeichers muss die Proteinzufuhr die stoffwechselphysiologischen Verluste ausgleichen. Die Zufuhrempfehlungen geben die Menge an Gesamtprotein an, hierbei ist indirekt von einer ausreichenden Versorgung mit den physiologisch wichtigen, insbesondere essentiellen Aminosäuren auszugehen. Der Proteinstoffwechsel vollzieht sich hauptsächlich in der Leber und den Nieren.

Nachfolgend ein Überblick zu Proteasen und deren Wirkungsweisen:

Enzym	Vorstufe	Substrat	Wirkungsweise
gastrale Proteasen			
Gastricin		Proteine	Umsetzung löslichen Caseins
Pepsine	Pepsinogen	Proteine	Hydrolysierung von N-ständigen aromatischen Aminosäuren
pankreatische Proteasen			
Trypsin	Trypsinogen	Poly-/Oligopeptide	Hydrolysierung von C-ständigen AS Arginin, Lysin
Chymotrypsin	Chymot-trypsiongen	Poly-/Oligopeptide	Hydrolysierung von C-ständigen AS Tyrosin, Phenylalanin
Elastase	Proelastase	Oligopeptide	Hydrolysierung aliphatischer AS-Reste; Glycin, Alanin, Serin
Carboxypeptidase A	Procarboxy-peptidase-A	Polypeptide	Abspaltung von Arginin oder Lysin am C-terminalen Ende
Carboxypeptidase B	Procarboxy-peptidase-B	Polypeptide	Abspaltung von Arginin oder Lysin am C-terminalen Ende
Peptidasen der Bürstensaummembran			
Dipeptidasen	–	Di- und Tripeptide	unspezifisch

Nachfolgend eine Auflistung von Halbwertszeiten diverser Proteine

Protein	HWZ
Kollagen	mehrere Jahre
Myosin (Skelettmuskel)	50–60 Tage
Herzmuskelprotein	11 Tage
Transferrin	8,5 Tage
IgM	5 Tage
IgE	2,5 Tage
Präalbumin	1,9 Tage
Glucokinase (Leber)	12 Stunden
Phosphoenolpyruvat-Kinase(Leber)	5 Stunden
Ornithin-Decarboxylase (Leber)	12 Minuten

Auflistung für die empfohlene Proteinzufuhr:

Alter Zufuhr g/Tag	Männer	Frauen
bis 1 Monat	12	
1–12 Monate	10	
1–4 Jahre	14	13
4–7 Jahre	18	17
7–10 Jahre	24	24
10–13 Jahre	34	35
13–15 Jahre	46	45
15–19 Jahre	60	46
19–25 Jahre	59	48
25–51 Jahre	59	47
51–65 Jahre	58	46
65 Jahre und älter	54	44
Schwangere		
ab 4. Monat		58
Stillende		63

[Quelle: D A CH, Referenzwerte für die Nährstoffzufuhr, Umschau-Braus Verlag, Frankfurt, 2000]

Biologische Wertigkeit
Die Beurteilung der Proteinqualität basiert auf dem Verhältnis von aufgenommenem Nahrungseiweiß zum Ersatz des abgebauten Körpereiweißes. Ausschlaggebend ist hierbei das Aminosäuremuster des Proteins, die Verdaulichkeit und somit die Verfügbarkeit der einzelnen Aminosäuren.
Ein Maß für die Proteinqualität eines Lebensmittels ist die „Biologische Wertigkeit"; sie ist per Definition „diejenige Menge an Nahrungsprotein, die 100 g Körpereiweiß ersetzen kann". Die Ermittlung dieses Wertes erfolgt durch vergleichende Kontrollverkostung zwischen Proteinkombinationen und Vollei, dem Referenz-Protein, dem eine 100 %ige Wertigkeit zugeordnet wird.

Biologische Wertigkeit (BW) einiger Lebensmittel:

Lebensmittelkombination	BW
Volleiprotein	100
Kartoffel-Vollei	136
Weizen-Vollei	118
Mais-Vollei	114
Bohnen-Vollei	108
Roggen-Milch	100
Hirse-Soja	100
Gelatine-Rindfleisch	98
Milch	75
Kartoffeln	70
Bohnen, Linsen	50

Selenhaltige Proteine liegen überwiegend in Form der chemisch verwandten schwefelhaltigen Aminosäuren vor; so ist Selenocystein Bestandteil von über 20 bisher bekannten Proteinen. Selen selbst wirkt in Enzymen, beispielsweise der Glutathion-Peroxidase, als Co-Faktor.

Auf die Entstehungsmöglichkeit des toxischen Acrylamids, ausgehend von der Asparaginsäure, bei thermischen Verfahren zur Herstellung kohlenhydratreicher Lebensmittel, wurde in Kapitel 2.7 Wirkstoffe und Toxikokinetik näher eingegangen. Zur Vermeidung dieses Maillardproduktes sollten, wenn möglich, asparaginsäurearme Rohstoffe verwendet werden. Ein Extraktionsverfahren zur Entfernung der Asparaginsäure aus den Ausgangsmaterialien, wie Mehle, befindet sich derzeit in der Testphase.

Ausgewählte proteinreiche Lebensmittel

Im Folgenden wird eingegangen auf die Lebensmittel:
Fleisch und Fleischwaren, Fisch, Milch- und Milchprodukte.

Fleisch und Fleischwaren

Fleisch und Fleischwaren liefern ernährungsphysiologisch insbesondere einen hohen Eiweiß-, Fett- und Eisenanteil. Des Weiteren sind annähernd alle Vitamine in zum Teil beachtlichen Anteilen enthalten, sowohl fett- als auch wasserlösliche Vitamine. Die Qualität des Fleisches hängt unmittelbar mit der Tierart, -rasse, -alter, Tierhaltung, dem Schlachtprozess und der Fleischreifung ab.

Wichtige Parameter sind u. a. die Zusammensetzung des Futters, die Tiergesundheit und mit ihr die Rückstandsfreiheit. Stress beim Schlachtprozess (Transport, Warten etc.) verursacht eine gesteigerte Adrenalinausschüttung und führt in der Folge über raschen Glykogenabbau, Bildung von Milchsäure, Abfall des pH-Werts bei hohen Temperaturen, zu unerwünschten Veränderungen in den Membran- und Muskelproteinen. Es bildet sich der sog. Fleischfehler „PSE= pale soft exudative“ (blass, weich, wässrig) aus, hierbei ist das Wasserbindungsvermögen stark reduziert. Wenn diesem Stress eine vorhergehende Ausnüchterungsphase vorangegangen ist, befindet sich zu wenig Glykogen im Muskel, so dass die Milchsäureproduktion sinkt und mit ihr der pH-Wert zu langsam abfällt – das Fleisch in der Folge den Fleischfehler „DFD=dark firm dry“ (dunkel, fest, trocken) aufweist. Dieses Fleisch hat zwar ein gutes Wasserbindungsvermögen, ist aber in der Haltbarkeit reduziert.

Bei den Fleischerzeugnissen handelt es sich zum einen um Stückware wie gepökeltes Kassler, Bratenfleisch, Schinken, zum anderen um Roh-, Koch- oder Brühwürste. 90 % aller heimischen Fleischerzeugnisse sind gepökelt; hierbei gilt es allerdings zu beachten, dass sich das Pökelverfahren von Stückware gegenüber der traditionellen Verfahrensweise intensiviert hat; bei dem sog. Schnellverfahren wird mit hohem Druck das Pökelsalz E 249-252 in das Fleischstück oder Adersystem des Fleisches eingespritzt (siehe auch die Kapitel 5 Lebensmittelbestandteile mit kritischen Effekten, 5.2 Wirkungen von Zusatzstoffen, Konservierungsstoffe, 5.3 Lebensmittelherstellung und -zubereitung, Reaktionsprodukte und Rückstände; Nitrosamine; 7 Ernährungsempfehlungen).

Fleischsorten und Fleischwaren im Vergleich – ernährungsrelevante Parameter

Lebensmittel 100 g	Wasser g	Eiweiß g	Fett g	Mineralstoffe g	Cholesterin mg
Kalbfleisch	74,2	20,7	3,6	1,1	70
Rindfleisch, Bug	73,1	20,2	5,3	1,0	60
Rindfleisch, Lende	72,0	22,5	4,5	1,1	50
Rinderleber	70,3	19,5	3,4	1,5	260
Schweinefleisch, Bug	65,0	17,5	16,5	1,0	70
Schweinefleisch, Schnitzel	74,8	22,2	1,9	1,2	50
Hammelfleisch, Muskel	74,3	20,8	3,7	1,2	65
Hirsch	74,7	20,6	3,3	1,1	65
Frühstücksfleisch	55,3	14,7	25,4	3,0	
Kassler	68,2	20,9	7,5	3,2	

Kochschinken	70,3	22,5	3,7	2,8	60
Schweinespeck, durchwachsen	20,0	9,1	65,0	5,0	
Leberwurst	51,6	15,9	29,2	2,5	
Salami	40,0	21,0	33,0	4,7	
Frankfurter Würstchen	58,4	12,4	24,4	2,6	
Mortadella	52,3	12,4	32,8	2,6	
Landjäger	29,9	21,4	42,7	4,8	
Bierschinken	67,5	17,8	11,4	2,9	
Blutwurst	66,2	19,9	10,9	2,7	

Fisch

In Deutschland liegt der Fischverzehr bei 15 kg pro Kopf und Jahr; es gibt allerdings große regionale Unterschiede. So werden in Norddeutschland ca. 39 kg, in Süddeutschland nur 4-5 kg Fisch pro Kopf und Jahr verzehrt. Dabei macht der Anteil des Frischfischverbrauchs 6 % aus, 60 % entfallen auf den Verzehr von Fischkonserven und Tiefkühlfisch. Ernährungsphysiologisch ist der hohe Proteinanteil mit hoher biologischer Wertigkeit positiv zu bewerten. Magerfisch liefert kaum Fett, Fettfische können dagegen über 20 % Fett enthalten; das Fett, bzw. Fischöl ist reich an langkettigen, mehrfach ungesättigten omega-3-Fettsäuren sowie fettlöslichen Vitaminen. Weiterhin liefert Fisch Mineralstoffe und Spurenelemente (z. B. Kalium, Jod, Fluor, Selen).

Fischsorten im Vergleich – ernährungsrelevante Parameter

Lebensmittel 100 g	Eiweiß g	Fett g	Cholesterin mg	Fluor mg	Jod mg	Vit-A mg	Vit-D mg
Aal	15,0	24,5	142	30	4	980	13,0
Alaska-Seelachs	16,7	0,8	65	-	200	5	0,3
Forelle	19,5	2,7	56	30	4	32	5,3
Hecht	18,4	0,9	63	80	8	14	2,7
Hering	18,2	17,8	91	30	39	38	27,0
Kabeljau	17,7	0,4	47	28	170	7	1,3
Lachs	20,0	13,6	35	30	34	41	5,0
Makrele	18,7	11,9	76	30	49	100	4,0
Rotbarsch	18,2	3,6	80	-	99	14	2,3
Thunfisch	21,5	15,5	100	28	50	450	4,5

Ernährungsphysiologisch ungünstig kann sich ggf. eine Schadstoffbelastung auswirken; insbesondere in Form von Schwermetallen und Pestiziden (pak's). Die Belastung ist abhängig vom Fangort, dem Fettgehalt des Fisches (höherer Schadstoffgehalt in fettem Fisch), der Fischart (Raubfische sind stärker belastet als Friedfische) und dem Fanggewicht bzw. dem Lebensalter des Fischs.

Grenzwerte existieren für Quecksilber und polychlorierte Biphenyle. Sie sind in der Schadstoffhöchstmengenverordnung festgelegt. Zuchtfische weisen deutlich niedrigere Rückstände an Schwermetallen und Pestiziden auf, allerdings werden bei der Fischzucht, insbesondere in Drittländern, Arzneimittel (z. B. Antibiotika, Antiparasitika) und ggf. Farbstoffe eingesetzt.
Das Umweltsiegel MSC (Marine Stewardship Council) steht für umweltgerechtes und nachhaltiges Fischereimanagement. Schwerpunkt ist die Sicherung der Fischbestände und einer intakten maritimen Umwelt. Das beim kommerziellen Wildfang generelle Problem des sog. Beifangs ist existent und bedarf einer Lösung.

Milch und Milchprodukte
Ausgehend von der Milch zeichnen sich diese Lebensmittel durch ihre hohen Protein- und Calciumgehalte aus. Die Fettgehalte und mit ihnen die LDL-Cholesteringehalte sind produktabhängig; erstere sind deklarierungspflichtig. Generell ist der Proteinanteil der mageren Milch und Milchprodukte höher als der der Fettreichen.

Milch
Die Milchbearbeitung umfasst das Reinigen, i.d.R. Homogenisieren und Erhitzen. Die Reinigung erfolgt in einer Zentrifuge mit bis zu 6.500 Umdrehungen/min. Dabei werden Fremdbestandteile wie Schmutz und Mikroorganismen (z. B. Hefen, Schimmelpilze) abgetrennt, die Milch wird entrahmt und im Anschluss durch exakte Dosierung des Rahms zur Magermilch – der jeweils gewünschte Fettgehalt, entsprechend der Deklaration, eingestellt. Durch das Homogenisieren wird ein Aufrahmen der Milch verhindert, bei diesem Prozess wird die Partikelgröße der Milchfettkügelchen von ca. 10µm auf 1µm verkleinert. Diese feine Fettverteilung verbessert sowohl den Geschmack als auch die Verdaulichkeit.
Angewandt werden folgende Milchsorten und Erhitzungsverfahren:

Rohmilch	Milch, die nicht über 40°C erhitzt und keiner Behandlung gleicher Wirkung unterzogen wurde.
Vollmilch	Milch, die in einem Milchbearbeitungsbetrieb mindestens einer Wärmebehandlung oder zulässigen Behandlung gleicher Wirkung unterzogen worden ist und einen bestimmten Mindestfettgehalt hat (mind. 3,5 %).
teilentrahmte Milch (fettarme Milch)	Wie Vollmilch behandelte Milch mit einem Fettgehalt von mind. 1,5 % und höchstens 1,8 %.
entrahmte Milch (Magermilch)	Wie Vollmilch behandelte Milch mit einem Fettgehalt von höchstens 0,5 %.
Vorzugsmilch	Rohmilch, an deren Herstellung besondere Anforderungen gestellt werden.
ESL-Milch	Extended Shelf Life, wird als „frische Vollmilch" bezeichnet, sie ist 3 Wochen haltbar.

Zur Herstellung der ESL-Milch werden zunächst Magermilch und Rahm separiert und getrennt behandelt. Die Entkeimung erfolgt bei der Magermilch mittels Mikrofiltration (ca. 99 %), die des Rahms mittels Hocherhitzung (1-4 sec bei 104-108°C). Zur Einstellung des gewünschten Fettgehaltes wird die entsprechende Rahmmenge wieder zugefügt. Diese Milch wird anschließend kurzzeiterhitzt und keimfrei abgefüllt.

Erhitzungsverfahren	Temperatur	Dauer	Ziel
Pasteurisieren			Abtötung vegetativer Keime
a) Dauererhitzung	62-65°C	30-32 min	keine Abtötung von Sporen
b) Kurzzeiterhitzung	72-75°C	15-30 sec	
c) Hocherhitzung	mind. 85°C	4-15 sec	
Ultrahocherhitzung	135-150°C	mind. 1 sec	Keimfreiheit (einschließlich der Sporen)
Sterilisation	110-120°C	20-40 min.	Keimfreiheit (einschließlich der Sporen)

Eine kürzere hohe Erhitzung ist im Hinblick auf den Geschmack und Nährstoffgehalt günstiger als eine längere Erhitzungsdauer bei niedrigeren Temperaturen.

Milchsorten im Vergleich – ernährungsrelevante Parameter:

Lebensmittel (100 g)	Vollmilch	fettarme Milch	Magermilch
Energie (kcal)	64	47	35
Eiweiß (g)	3,3	3,4	3,5
Fett (g)	3,5	1,6	0,1
Kohlenhydrate (g)	4,5	4,6	4,8
Calcium (g)	120	118	123
Phosphor (g]	92	91	97
Vitamin A (mg)	28	13	2
Vitamin B_2 (mg)	0,18	0,18	0,17
Vitamin B_6 (mg)	0,05	0,05	0,05
Vitamin B_{12} (mg)	0,4	0,4	0,3
Cholesterin (mg)	12	5	3

Milch enthält ca. 3 % essentielle Fettsäuren, 64 % gesättigte, und 33 % einfach ungesättigte Fettsäuren. Charakteristisch ist der Gehalt an kurzkettigen Fettsäuren.

Milchprodukte

Zu den Milcherzeugnissen zählen Sauermilch, Kefir, Buttermilch, Sahne (Rahm), Kondensmilch, Trockenmilch-, Molken-, Milchzucker-, Milcheiweiß-, Milchmisch-, Molkenmisch- und Milchfetterzeugnisse, im weiteren Sinne auch Käse.

Die Milcherzeugnisse lassen sich in fünf Gruppen einteilen:

Sauermilcherzeugnisse	Buttermilch, Dickmilch, Joghurt, Sauermilch, Kefir und deren Zubereitungen.
Sahne	Kaffeesahne, saure Sahne, Schmand, Schlagsahne.
Butter	Sauerrahmbutter, Süßrahmbutter, Milchhalbfett, Butterschmalz.
Dauermilcherzeugnisse	Kondensmilch, Milchpulver, Molkenpulver, Säuglingsmilchpräparate.
Käse	Quark, Frischkäse, Weichkäse, Schnittkäse, Schmelzkäse.

Zur Herstellung der *Sauermilcherzeugnisse* werden je nach gewünschten sensorischen Eigenschaften die unterschiedlichsten Milchsäurebakterien der erhitzten Milch oder Sahne zugeführt. Ein Zusatz von homofermentativen Kulturen bildet aus dem vorhandenen Milchzucker die für das Endprodukt geschmacksrelevante Milchsäure. Durch den Zusatz von heterofermentativen Kulturen entstehen neben der Milchsäure auch andere Produkte wie die Aromastoffe Diactetyl und Acetoin in Butter, oder Acetaldehyd in Joghurt, sowie geringe Mengen an Alkohol, und Kohlendioxid. Letztere Verbindungen verleihen dem Endprodukt (Kefir) leicht moussierende Eigenschaften.
Entsprechend nachfolgender Rangfolge ist der Fruchtanteil im Produkt abnehmend: Fruchtjoghurt > Joghurt mit Fruchtzubereitung > Erzeugnis mit Fruchtgeschmack.
Der Einsatz bestimmter Milchsäurebakterien führt zu probiotischen- oder präbiotischen Produkten; siehe Kapitel 4.3 und 4.4.

Sahneprodukte werden durch Einstellen des Fettgehaltes der Milch – mindestens 10 % – hergestellt.

Als Standardsorten werden unterschieden:
Kaffeesahne mind. 10 % Fett und kein Zusatz von Milcheiweißerzeugnissen.
Schlagsahne mind. 30 % Fett, Zusatz von Milcheiweißerzeugnissen erlaubt.
Bei Gruppenerzeugnissen wie Sahneerzeugnisse für Konditoreien oder Creme double ist der Fettgehalt nicht festgelegt; er liegt i.d.R. bei Sahneprodukten für Konditoreien bei 40 % und bei Creme double bei 42 %.

„Wärmebehandelt“ sind pasteurisierte, und mindestens auf 50°C erhitzte Erzeugnisse, die gekühlt gelagert werden müssen. Dagegen handelt es sich bei „H-Sahne“ um hocherhitzte Sahne, die zur Lagerung der Kühlung nicht bedarf. Die Fettaufrahmung kann durch Zusatz von Stabilisatoren, wie Carrageen, verhindert werden.

Kondensmilcherzeugnisse
Durch Eindampfen des Wassers wird die Trockenmasse der Milch erhöht und ihre Konsistenz dickflüssig.
Für Standardsorten sind folgende Fett- und Trockenmassegehalte festgelegt:

Kondensmilch/Kaffeesahne:	Fett mind. 15 %	Trockenmasse mind. 26,5 %
kondensierte Vollmilch:	Fett mind. 7,5 %	Trockenmasse mind. 25 %
teilentrahmte Kondensmilch:	Fett 1-7,5 %	Trockenmasse mind. 20 %
Kondensmagermilch:	Fett max. 1 %	Trockenmasse mind. 20 %

Butter (siehe vorhergehendes Kapitel).

Milchpulvererzeugnisse
Dauermilcherzeugnisse auf Pulverbasis werden entweder aus Milch unterschiedlicher Fettgehaltstufen oder aus Molke – mittels Walzen-, Sprüh- oder Schäumungstrocknung – hergestellt. Die Erhitzungstemperatur und -dauer sind entscheidend für die Vitamingehalte im Trockenerzeugnis. Milchpulver zeichnen sich neben dem Vorhandensein von Vitaminen durch hohe Calcium- und Proteingehalte aus.

Käse
Zur Herstellung von Käse werden zwei grundlegende Methoden unterschieden; zum einen durch Dicklegung der Milch mittels Zusatz von Labenzym/Chymosin, zum andern durch Zusatz von diversen Bakterien- bzw. Reifekulturen (Lactobazillen spec.). Je nach zu erzielendem Produkt variieren die weiteren Zutaten (Kochsalz, Kräuter, Pfefferkörner etc.), Formgebungen und die Reifungszeiten. Relevante Qualitätsmerkmale sind der Fett-, Protein-, Cholesterin- und Calciumanteil. Generell ist langfristig gereifter Käse (Parmesan), dessen Wasseranteil sich reduziert hat, ein Lebensmittel mit aufkonzentriert hoher Energiedichte. Die Fettgehaltstufen sind deklarierungspflichtig. Zur Dicklegung des Käses wird, bis auf Bio-Käse, dem Labenzym des Kälbermagens zugefügt wird, überwiegend Chymosin verwendet, ein Enzym, das mittels weißer Gentechnik hergestellt wird. Der Anteil dieses Chymosins liegt im Endprodukt weit unterhalb des Anteils von 0,9 %, und muss von daher nicht kenntlich gemacht werden. Schmelzkäse wird aus einer Auswahl von Hartkäsen unter Zusatz von Schmelzsalzen erhitzt und abgefüllt; siehe Kapitel 5.2 Zusatzstoffe.

Analogkäse
Hierbei handelt es sich um Käseimitate, die aus Eiweiß, Fett, Wasser, Stabilisatoren und Gewürzen hergestellt werden. Zur prozentualen Verteilung der Anteile: 51,1 % Wasser; 26,0 % Eiweiß (Ca/Na-Caseinate), 18 % Pflanzenöl (teilweise gehärtet), 8 % Gluconolacton, 2 % Salz. In dieser Zusammensetzung sind sie als ernährungsphysiologisch minderwertig zu beurteilen; der Sinn dieses neu entwickelten Lebensmittels ist überdenkenswert.

3.1.4 Flüssigkeiten, Alkohol und nicht alkoholische Getränke

Wasser, mit einem mengenmäßigen Körperanteil von 74 % bei Säuglingen und bis zu ca. 52 % bei betagten Menschen, ist für die Lebenserhaltung essentiell notwendig. Eine Wasserkarenz ist physiologisch nur kurzfristig kompensierbar. Wasser wird zugeführt in Form von Trink-, Mineral-, Tafel-, Heilwasser, nichtalkoholischen Getränken und bei Mischkost über die Nahrungsmittel, vorwiegend Obst und Gemüse. Das zur Regulation des Flüssigkeitshaushaltes lebensnotwendige Wasser ist in seinen Funktionsweisen in Kapitel 3.2.4 beschrieben.
In diesem Kapitel wird ausschließlich auf Energie liefernde Getränke eingegangen, wie alkoholhaltige Getränke, Säfte und Fruchtsaftgetränke.

Alkoholhaltige Getränke
Aufgrund der Wasser- und Lipidlöslichkeit kann Alkohol die Zellmembranen passieren. Es erfolgt eine annähernd vollständige Absorption durch das Prinzip der passiven Diffusion. Über den Blutweg verteilt sich der Alkohol rasch und gleichmäßig. Aufgrund einer besseren Wasserlöslichkeit des Alkohols ist der Blut-Alkohol-Spiegel, bei gleichem Körpergewicht, aber unterschiedlichem Körperfettanteil different. Menschen mit geringem Körperfett haben aufgrund des höheren Wasseranteils ein größeres Verteilungsvolumen und somit einen niedrigeren Blut-Alkohol-Spiegel. Die Elimination des Alkohols, in Form einer passiven Diffusion über Niere, Lunge, Haut, Muttermilch, Schweiß, Speichel und Gallensaft macht ca. 2-10 % aus. 80-85 % des Alkohols werden durch die Leber oxidativ verstoffwechselt; siehe nachfolgendes Schema:

$$\text{Ethanol} \xrightarrow{\text{ADH}} \text{Acetaldehyd} \xrightarrow{\text{NAD}^+ + \text{NADH}^+ + \text{H}^+} \text{Acetat} \xrightarrow{\text{Synthase}} \text{Acetyl-CoA}$$

Der geschwindigkeitsbestimmende Schritt ist die Dehydrierung von Ethanol zu Acetaldehyd. Das beteiligte Enzym ist ADH, Alkohol-Dehydrogenase. Acetaldehyd ist ein toxisches Zwischenprodukt und reagiert weiter, durch ADH aktiviert, zu Acetat (Essigsäure). Mithilfe der Acetyl-CoA-Synthase wird Acetyl-CoA gebildet, unter Freisetzung von Energie in Form von ATP. Es erfolgt keine Speicherung in Form von Glykogen, dem Kohlenhydratreservestoff, der in der Leber gespeichert wird, um insbesondere für die rasche Mobilisierung der Sauerstoffversorgung des Gehirns zur Verfügung zu stehen. Bei der Zufuhr großer Mengen Alkohol bzw. bei regelmäßigem Alkoholkonsum mit über 50g/Tag, schaltet sich adaptiv MEOS, ein mikrosomales ethanoloxidierendes System, hinzu. Hierbei wird zusätzlich Sauerstoff verbraucht und vermehrt Wasser ausgeschieden, wodurch ein Durstgefühl entsteht; Energie wird in Form von NADPH $+H^+$ frei; siehe nachfolgendes Reaktionsschema:

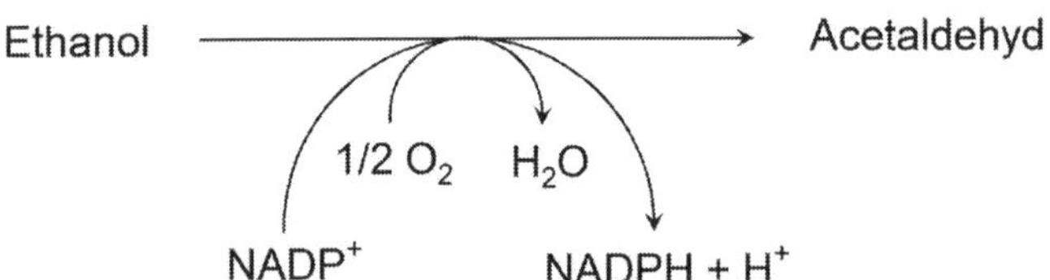

Anhand neuerer Studien konnte gezeigt werden, dass auch der Magen am Alkoholabbau beteiligt ist, die detaillierte Funktionsweise ist noch nicht abschließend erforscht.

Die Resorptionsrate ist von nachfolgend aufgelisteten Faktoren abhängig:

- Aktivität der Alkohol-Dehydrogenase
- Körpergewicht , Gesundheitszustand
- Fett/Wasserverteilung des Körpers
- zuvor zugeführte Nahrung
  (Milch, Proteine, Fett und schwerverdauliche Lebensmittel wirken hemmend)
- Zusammensetzung des alkoholischen Getränks

Die gesundheitlich verträgliche Menge beträgt für Männer 20g Alkohol pro Tag und für Frauen 10 g Alkohol/Tag. Aufgrund der geringeren ADH-Aktivität, dem geringeren Körpergewicht und dem physiologisch höheren Fettanteil ist die Abbaurate bei Frauen geringer.

Alkohol, als Nahrungsbestandteil, liefert energetisch folgenden Brennwert:

1 g Alkohol entspr. 29 kJ entspr. 7 kcal

Alkoholgehalte unterschiedlicher Getränke:

Getränk	1 Glas Volumen in ml	reiner Alkohol (g)/Glas	20 g enthalten in: Anzahl der Gläser
Bier	500	15-23	1 Glas
Wein leicht	125	9,5-12	2 Gläser
Wein schwer	125	12-13,5	1,5 Gläser
Spirituosen	20	5,6-7,2	3 Gläser

Das reaktive Zwischenprodukt Acetaldehyd reagiert im Körper mit Lysinresten und bildet Protein-Acetaldehyd-Addukte, die u. a. die Leberzellen schädigen. Die detaillierten toxischen Wirkmechanismen sind noch nicht abschließend geklärt. Des Weiteren treten bei täglich überhöhter Alkoholzufuhr vermehrt freie Radikale auf, die in hohen Konzentrationen zellschädigende Wirkungen aufweisen. Zur Funktion der Radikale siehe Kapitel 3.1.2. Fette; Radikale – Omega Fettsäuren – enzymatische und nicht enzymatische Mechanismen. Die Entstehung der freien Radikale wird mit dem zugeschalteten mikrosomalen Alkoholabbausystem MEOS in Verbindung gebracht. Dosisabhängig führt ein Alkoholkonsum zur vermehrten Bildung von $NADH+H^+$; d. h. 2 mol/mol Alkohol. Infolgedessen verschiebt sich das Redoxgleichgewicht derart, dass reduzierte Metabolite zunehmen und oxidierte Metabolite abnehmen. Vorwiegend betroffen sind die Redoxpaare Lactat/Pyruvat und Hydroxybutyrat/Acetoacetat. Nachfolgend aufgeführte Stoffwechselaktivitäten sind aufgrund des geänderten Redoxgleichgewichts betroffen.

Stoffwechsel	Stoffwechselaktivität gehemmt	Stoffwechselaktivität gesteigert
Glykolyse	↓	
Glukoneogenese	↓	
Fettsäureoxidation	↓	
Lipolyse		↑
Citratcyclus	↓	
Azidose; Ketonkörper		↑
Lactat/ β-Hydroxybutyrat		↑
Proteinsynthese	↓	

Tabelle: Einfluss des Alkohols auf die Stoffwechselaktivität

Eine kontinuierliche Alkoholzufuhr stört erheblich den Intermediärstoffwechsel; die renale Harnsäureausscheidung wird gehemmt und führt zu einer Hyperurikämie, die gemeinsam mit einem gesteigerten Purinkatabolismuns zu einem alkoholinduzierten Gichtanfall führen kann; siehe Kapitel 2.2 Metabolische Acidose; Puffersysteme des Körpers.

Insgesamt wirkt sich regelmäßiger Alkoholkonsum, der die o. g. tägliche Alkoholmenge überschreitet, schädigend auf den Organismus aus:

- Veränderung der Darmschleimhaut mit einhergehender verschlechterter Resorption der Nahrung und lebensnotwendiger Bestandteile wie Vitamine, Mineralien etc.
- Vitaminmangel-Symptome
- Magen- und Darmerkrankungen
- Wirkung des toxischen Zwischenproduktes Acetaldehyd auf die Leber und deren Gewebe; Hepatitis, Fettleber, Leberzirrhose, Leberkarzinom
- negative Beeinflussung anderer vorliegender Erkrankungen; Diabetes mellitus, Gicht
- Entzündung der Bauchspeicheldrüse, chronischer Verlauf möglich
- Alkohol liefert nicht die Energiespeicherform Glykogen
- Erhöhung der Wasserausscheidung über den Urin
- Hyperlipidämie
- Vermehrter Sauerstoffverbrauch; Atemdepression; respiratorische Insuffizienz
- Hypertonie, Herzrhythmusstörungen
- neurologische Folgeerkrankungen, Bewusstseins- und Gedächtnisstörungen
- Speiseröhrenerkrankungen, Ösophaguskarzinom
- alkoholische Osteopathie

Bei der oben erwähnten Fettleber muss unterschieden werden zwischen AFLD – der alkoholischen Fettleber – und NAFLD – der nicht alkoholischen Fettleber (FLD: fatt liver disase)

$$\text{NAFLD} \xrightarrow[\text{Männer 40g/Tag}]{\text{Frauen 20g/Tag}} \text{AFLD}$$

Kennzeichen der Fettleber sind Einlagerungen von Lipiden, überwiegend in Form von Triglyceriden in den Hepatozyten. Sind mehr als 5 % der Hepatozyten von Lipideinlagerungen betroffen, entspricht dies einer Verfettung, sind hingegen mehr als 50 % Leberzellen betroffen, liegt eine Fettleber vor.
Bei Fortschreiten der Erkrankung kann eine Leberfibrose entstehen, die infolge einer Leberzellenzerstörung in einer Leberzirrhose enden kann. Allgemein ist der Verlauf von Fettlebererkrankungen individuell sehr unterschiedlich, wobei eine reine Fettlebererkrankung, bei der noch keine Fibrose bzw. Zirrhose eingesetzt hat, vollkommen reversibel ist. Übersteigt die Bildung und/oder die Zufuhr von Fetten den Abbau oder Abtransport, kommt es zur Einlagerung der nicht verstoffwechselten Lipide, vornehmlich den Triglyceriden. Alkohol, üppige Mahlzeiten, hohe Zufuhr niedermolekularer Kohlenhydrate sind hierfür in der Regel verantwortlich.
Bei exzessivem Alkoholkonsum wird i.d.R. wenig bis keine Nahrung zugeführt, die Glykogenreserven sind innerhalb von 2-3 Tagen erschöpft, so dass schwere Erkrankungen wie Hypoglykämien, bis hin zum hypoglykämischen Schock, eintreten können. Ernährungsphysiologisch ist unbedingt auf ein moderates Maß des Alkoholverzehrs zu achten.

Zuckerhaltige Getränke

Die Qualität fruchthaltiger Getränke, und somit der Vitaminlieferanten, unterscheidet sich in dieser Reihenfolge:
Fruchtsaft > Fruchtnektar > Fruchtsaftgetränk > Limonaden, Brausen

Fruchtsäfte, Fruchtsaftgetränke, Fruchtlimonaden und Fruchtnektare weisen ähnlich hohe Zuckergehalte bzw. Brennwerte auf. Fruchtsäfte haben einen natürlichen Zuckergehalt von ca. 10-16 %; lebensmittelrechtlich ist es zulässig, einen Mangel an natürlichem Zucker bis auf einen Gehalt von 15g/l, auszugleichen. Der natürliche Kohlenhydratanteil besteht aus Saccharose, Fructose und Glucose. Der gravierende Unterschied liegt im Nährstoffgehalt. Säfte, insbesondere frisch gepresste, weisen einen wesentlich höheren Vitamingehalt auf sowie einen höheren Gehalt an sekundären Pflanzenstoffen. Der Nährstoffgehalt der anderen aufgeführten Getränke ist, wenn sie nicht zusätzlich vitaminisiert oder mineralisiert wurden, unbedeutend.
Brausen, Limonaden ohne Fruchtanteil, Energy-Drinks zeichnen sich durch einen hohen Zucker-, d. h. Brennwert aus. Energy-Drinks enthalten neben Traubenzucker zusätzlich einen Coffeingehalt von 65 und 250 mg /l (analog 1 Tasse Kaffee). Cola-Getränke, die rechtlich zu den Limonaden gehören, enthalten Coffein in vergleichbarer Menge. Das Aroma ist auf den Zusatz natürlicher Extrakte aus der Colanuss sowie von Ingwer, Orangenblüten, Johannisbrot, Limettenschalen u. a. zurückzuführen. Als Säuerungsmittel ist ein Zusatz von ortho-Phosphorsäure (E 338), mit einer Höchstmenge von 700 mg/l erlaubt.

Isotonische Getränke
Isotonische Getränke sind mit ca. 290 mmol/kg, bestehend aus Elektrolyten sowie Mono- und Dissachariden, auf die Osmolalität des Blutplasmas eingestellt. Um eine schnelle Rehydratation zu erzielen, ist ein Salzgehalt von 40-90 mmol/kg und ein Saccharidgehalt von 200-250 mmol/kg eingestellt. Steht die Energiezufuhr im Vordergrund, werden anstelle der o.g. Zucker Polysaccharide (Maltodextrin, Amylose) hinzugefügt; ihr Anteil kann bis zu 16 % betragen. Isotonische Getränke werden im Dünndarm vollständig resorbiert; Wasser, Elektrolyte und Kohlenhydrate sind rasch verfügbar.

Hypotonische Getränke
Die Osmolarität hypotonischer Getränke ist kleiner als die des Blutplasmas (< 290 mmol/kg), d. h. die physiologische Kochsalzkonzentration ist geringer als die des Blutes. Die Getränke bestehen aus Wasser, Elektrolyten und einem meist 4-6 %igen Zuckeranteil. Sie sind geeignet, um bei schweren extremen Austrocknungszuständen, wie beispielsweise bei Marathonläufern, Schiffbrüchigen etc., ein rasches Diffundieren des Wassers in die Zellen zu gewährleisten. Hierbei wird der hohe osmotische Druckunterschied zwischen Extra- und Intrazellulärraum rasch ausgeglichen.

3.2 Grundnahrungsbestandteile – mittelbare/keine Energielieferanten

Obwohl Vitamine, Mineralien, Spurenelemente, Wasser und der überwiegende Teil der Ballaststoffe keinen direkten Brennwert liefern, ist der Stoffwechsel des Körpers auf ihre ausreichende Aufnahme angewiesen. Im Folgenden werden ihre biochemischen Funktionsweisen sowie deren Gehalte in ausgewählten Lebensmitteln dargestellt

3.2.1 Ballaststoffe

Ballaststoffe sind Nahrungsbestandteile, die vom Körper nicht oder nur geringförmig resorbiert werden können.
Chemisch können sie unterteilt werden in lösliche und nichtlösliche Kohlenhydrate. Enzymatisch nicht spaltbare Kohlenhydrate gelangen ins Colon; dort werden sie entweder bakteriell abgebaut und resorbiert oder unverstoffwechselt mit den Faeces ausgeschieden.

Lösliche Ballaststoffe
Lösliche Ballaststoffe haben die Eigenschaft, im Beisein von Wasser Gele auszubilden; hierbei können sie als Quellmittel beachtliche Mengen an Wasser binden. Zu den löslichen Ballaststoffen zählen:

- Pektin (Früchte)
- β-Glucane, 40 %iger Ballaststoffgehalt von Gerste und Hafer
- Quellmittel wie Alginate, Agar-Agar und Carageen
- Pflanzenexsudate wie Gummi arabicum und Traganth
- Samenschleime wie Leinsamen, Flohsamen, Guarkernmehl (Guarbohne), Johannisbrotkernmehl
- Cellulosederivate (Hydrokolloide) wie Methylcellulose, Carboxymethylcellulose, Ethylcellulose, mikrokristalline Cellulose

Einige dieser löslichen Ballaststoffe werden in Form von Zusatzstoffen zur Lebensmittelherstellung verwendet; siehe Kapitel 5.2 Wirkungen von Zusatzstoffen.
Im Dickdarm werden die löslichen Ballaststoffe mikrobiell abgebaut, hierbei geht sowohl das Wasserbindungsvermögen als auch die Gelstruktur verloren; eine Reabsorption des Wassers ist möglich.

Unlösliche Ballaststoffe
Bei dem Verdauungsprozess bleibt die ursprüngliche Struktur weitgehend erhalten, sie nehmen nur sehr gering Wasser in den äußeren Schichten auf. Zu den unlöslichen Ballaststoffen zählen beispielsweise Lignin, Cellulose und Hemicellulosen, wie das Endosperm von Getreidekörnern oder Membranbestandteile von Gemüse und Obst. Sie sind die Gerüst- und Stützmatrices von Pflanzenzellen. Enzymatisch nicht spaltbare Kohlenhydrate gelangen ins Colon; sie werden teils bakteriell abgebaut und verstoffwechselt, teils unverstoffwechselt mit den Faeces ausgeschieden.

Die Funktionen der Ballaststoffe:

- Stimulierung des Bakterienwachstums im Colon
- Stabilisierung der Darmflora
- Beschleunigung der intestinalen Transitzeit
- Erhöhung des Darminhalts (Obstipation, Entgiftungsfunktion, Tumorprävention)
- Verzögerung des Appetitempfindens
- Verminderung der Energiezufuhr

Für den Stoffwechselgesunden sind diese Komponenten ernährungsphysiologisch erwünscht, bei Magen-Darm-Erkrankungen können Einschränkungen erforderlich werden. Die physiologischen Wirkungen resultieren aus den nachfolgend aufgelisteten Eigenschaften wie: Löslichkeit, Wasserbindungskapazität, Viskosität, Adsorptionskapazität, Ladung. Ballaststoffe werden energetisch noch nicht berücksichtigt, da sie im Dünndarm bisher als nicht verwertbar eingestuft werden. Diskutiert wird, da sie im Colon geringfügig abbaubar sind, die Einbeziehung in die Energieberechnung mit einem mittleren Energiewert von 6,3 kJ bzw. 1,5 kcal/g (Großbritannien) oder 8 kJ bzw. 2 kcal/g (FAO/WHO).

Zu ausgewählten Ballaststoffen:

Algenpolysaccharide
Zellwandstrukturbestandteile von Algen; in der Lebensmittelherstellung werden sie verwendet als Stabilisatoren, Dickungsmittel, Gelbildner und Emulgatoren. Produkte sind: Agar-Agar, Alginsäuren/Alginate; Carrageen (aus Rot- bzw. Braunalgen gewonnen).

Pflanzenschleime
Gewonnen aus Samen bestimmter Pflanzen, verwendet u. a. als Dickungsmittel. Produkte sind: die Samen der Guarbohne (Cyamopsis tetragonolobus, Guar), des Johannisbrotbaums (Ceratonia siliqua; Carubin), des Leins (Linum usitatissimum) und unterschiedlicher Plantago-Arten (Psyllium spec.).

Chitin
Mit der Ernährung zugänglich über den Verzehr von Pilzen und Hefen. (Darüber hinaus im Panzer von Insekten und Krebstieren vorkommend.)

Cutin
Wachsüberzug der pflanzlichen Cuticula, z. B. auf Blattgemüse.

Suberin
Korkbestandteil höherer Pflanzen zum Schutz der unterirdischen Organe, z. B. Kartoffelknollen.

Fructane
In höheren Konzentrationen in Speicherorganen wie Zwiebeln, Knollen und Rüben vorkommend.

Inulin
Inulin sind wasserlösliche Fructane (Glucofructane) und gehören zu den Nicht-Stärke-Kohlenhydraten. Die Inulinmoleküle bestehen aus 2–70 Fructoseeinheiten, wobei stets Moleküle unterschiedlicher Kettenlänge nebeneinander vorliegen. In vielen Pflanzen ist Inulin das Speicherkohlenhydrat und kommt somit u. a. vor in: Weizen, Spargel, Knoblauch, Speisezwiebeln, Lauch, Schwarzwurzeln, Topinamburknollen, Jerusalem Artischocke (Helianthus tuberosus) und Wurzelzichorien. Der tägliche Verzehr in Europa wird auf 3-11 g geschätzt. In industriellem Maßstab kann Inulin aus Wurzelzichorien (Cichorium intybus) isoliert werden, selbige enthalten ca. 15-20 % dieser Verbindung.

Kleie
Kleie besteht aus der Fruchtwand, Samenschale, Aleuronschicht und dem Keimling von Getreidekörnern sowie variablen Teilen der Endospermrandschichten. Bei der Getreideverarbeitung fallen überwiegend Weizen-, Roggen- und Haferkleie an. Kleie, insbesondere Weizenkleie, zeichnet sich aus durch:

- 45 % Ballaststoffanteil
- 15 % Proteinanteil
- 2,7 mg/100 g Vit-E
- 2,5 mg/100 g Vit-B_5
- beachtliche Mineralstoffanteile (Kalium, Zink, Magnesium)

Zu den Ballaststoffen der Kleie zählen Hemicellulosen> Cellulose > Lignin.
Durch den Verzehr von Müslis oder gekochten Breien (Grieß-, Reis-, Haferbrei, Grütze) kann die Ballaststoffzufuhr erhöht werden. In einer gemischten Kost liefert 1 g Ballaststoffe 1–2 kcal/4–8 kJ in Form kurzkettiger Fettsäuren. Diese senken den pH-Wert und hemmen somit Enzyme, die an der Bildung toxischer und kanzerogener Verbindungen beteiligt sind.

Empfohlene Zufuhr: Die Deutsche Gesellschaft für Ernährung empfiehlt eine Ballaststoffaufnahme von mindestens 30 g/Tag. Sie sollte zur Hälfte über Getreide-, insbesondere Vollkorngetreideprodukte, und zur anderen Hälfte über Gemüse und Obst gedeckt werden.

3.2.2 Vitamine
Bedarf, Hyper- und Hypovitaminosen

Derzeitige Studien belegen, dass bei vielseitig ausgewogener Ernährung in Deutschland kein Vitaminmangel auftritt. Allerdings hat sich der Stellenwert der Vitamine in der Ernährung in den letzten Jahren stark gewandelt. Ursprünglich wurden Vitaminpräparate ausschließlich zur Behandlung eines entsprechenden Mangels supplementiert. Mittlerweile, unterstützt durch ein gesteigertes Ernährungsbewusstsein sowie der Etablierung des Fachgebietes Ernährungsmedizin, ist das Ziel, durch Verwendung richtiger Dosierrungen eventuell auftretenden chronischen Krankheiten prophylaktisch entgegenzuwirken. Von den bisher 20 bekannten Vitaminen gelten 13 für den Menschen als essentiell. Sie zählen wie die Mineralstoffe und Spurenelemente zu den nicht Energie liefernden Nährstoffen, die vom Körper zur Erhaltung und Entfaltung der Leistungsfähigkeit benötigt werden. Vitamine sind Co-Faktoren der Enzyme, d. h. die Enzymwirkung ist auf die Anwesenheit der Vitamine angewiesen.

Funktionen der Vitamine im Überblick

Vitamin	fett-löslich	wasser-löslich	Kohlehydrat-Stoffwechsel	Fett-Stoff-wechsel	Eiweiß-Stoff-wechsel	Funktion
A Retinol (ß-Carotin)	x					Sehprozess, Haut- u. Schleimhautaufbau, stabilisiert Immunsystem
D Calciferole	x					Calcium- u. Phosphatstoffwechsel, Knochenaufbau, Zähne
E Tocopherole	x					Antioxidanz, Radikalfänger, Zellschutz, Entgiftung, stabilisiert das Immunsystem
K Phyllo-, Menachinon	x					Blutgerinnung, Wundheilung
B_1-Thiamin		x	x			Nervenfunktion, Intermediärstoffwechsel der Zellen
B_2-Riboflavin		x	x	x	x	Wachstumsförderung, Haut- u. Schleimhautaufbau
B_3-Niacin			x	x	x	H-Übertragung vieler Stoffwechselreaktionen
B_5-Pantothensäure		x	x	x	x	Vorstufe des Co-Enzym-A, Steroidsynthese, Neurotransmitter
B_6-Pyridoxin		x		x	x	Co-Enzymfunktion, Steroidwirkung, stabilisiert das Immunsystem, Nervensystem
B_7-Biotin		x				Haut, Haar, Nägel, Co-Enzymfunktion, Carboxylasereaktionen
B_9-Folsäure		x				Vorstufe des Co-Enzym-A, Bildung roter und weißer Blutkörperchen, Zellregeneration, Zellbildung, Zellteilung, Methylgruppentransfer
B_{12}-Cobalamin		x				Bildung roter Blutkörperchen, Methylgruppentransfer
C Ascorbinsäure		x				Abwehrsystem, Antioxidanz, Radikalfänger, Elektronentransfer, hemmt Nitrosaminbildung

Biochemische Funktionen der Vitamine und deren Derivate

Fettlösliche Vitamine:

Vitamin A

Retinol entsteht durch oxidative Spaltung aus dem Provitamin ß-Carotin. Vitamin A und dessen Derivate werden laut IUPAC-Nomenklatur zu den Retinoiden zusammengefasst. Diese Definition wird der Unterscheidung zwischen natürlichen (Retinol, Retinylester) und synthetischen Vitamin-A-Derivaten und deren differenten biochemischen Wirkungsweisen nicht gerecht, da Retinoid-Derivate, wie z. B. die Retinsäure und ihre synthetischen Derivate, nicht wie Vit-A wirken.

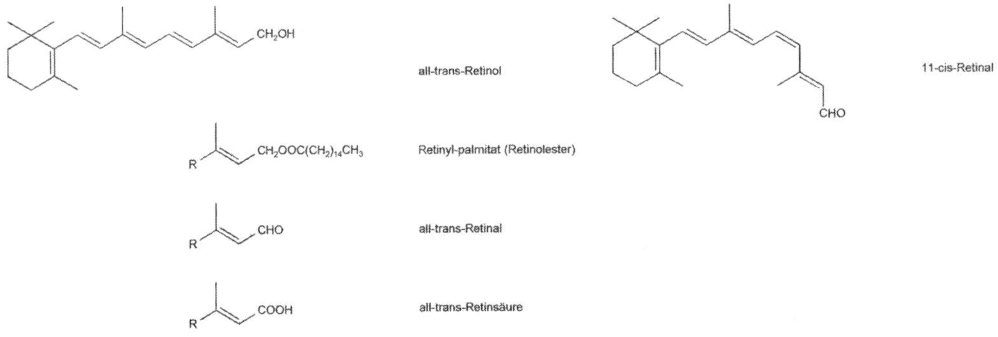

CH_2OH all-trans-Retinol

11-cis-Retinal CHO

R $CH_2OOC(CH_2)_{14}CH_3$ Retinyl-palmitat (Retinolester)

R CHO all-trans-Retinal

R COOH all-trans-Retinsäure

Vitamin A wirksame Verbindungen

Vitamin-A-Transportform und bedeutsam für die Fortpflanzung und das Wachstum der Epithelzellen und Schleimhäute (Cholesterin für Steroidhormone) ist:
Retinol → Retinylphosphat,
Retinylphosphat-Mannose + Oligosaccharid → Oligosaccharid- Mannose + Retinylphosphat

Retinylester
Speicherformen vor allem in der Leber, vorwiegend Retinylpalmitat, aber auch Retinylstearat und -oleat.

11-cis- und all-trans-Retinal
Wirkung im Rhodopsinzyklus des Auges in Verbindung mit dem Protein Opsin:
Rhodopsin (11-cis-Retinal + Opsin) → Opsin + all-trans-Retinal
In der Folge wird eine Reaktionskaskade eingeleitet, bei der zunächst über das G-Protein das Enzym Phosphodiesterase aktiviert wird; es senkt sich die cGMP-Konzentration, dadurch schließen sich die Na^+-Kanäle und führen zur Hyperpolarisation. Für den Zerfall von Rhodopsin wird Energie benötigt.

Retinsäure
Sie weist eine ausgeprägte Wirkung auf Proliferation und Differenzierung verschiedener Gewebe (Respirationsepithel, Darmschleimhaut, Haut, div. Tumorzellen), die durch Interaktionen mit zwei Subfamilien nucleärer Retinsäurerezeptoren, RAR (a, b, t) und RXR (a, b, t) erklärt werden (Familie der Steroid-Thyroid-Rezeptoren). Nach Bindung der Retinsäure wirkt der Retinoidrezeptor als Transcriptionsfaktor durch Bindung an spezifische DNA-Sequenzen (RARE, retinoic acid responsive element, TRE, thyroid responsive element); ausschlaggebender Faktor für Wachstum, Differenzierung von Zellen und Geweben. (Wachstumshormonrezeptoren, Oncogene, Interleukine, Cytokine, Zell-Zell-Interaktionsmechanismen).

glucuronidierte Verbindungen des Retinols
Ausscheidungsprodukte mit biologischer Wirkung auf Wachstum und Differenzierung in vitro.

Sehprozess:
Vitamin A wird durch das Enzym Retinol-Dehydrogenase in trans-Retinal umgewandelt und anschließend durch Retinal-Isomerase in cis-Retinal überführt. Das cis-Retinal verbindet sich mit einem Protein, Opsin zum Imin, dem Rhodopsin. Das Imin liegt in protonierter Form vor.
Rhodopsin, das Sehpigment, ist sehr lichtempfindlich, durch die Einwirkung von Licht

CH_2OH
Retinol-Hydrogenase
CHO
Retinalisomerase
H_2O
+ H_2N-Opsin; H^+
CHO
Opsin
Licht
Opsin

wird das gebundene cis-Retinal wieder in die trans-Form überführt und das Opsin in der Folge wieder abgespalten.
Diese stereochemische Änderung des Retinals bewirkt eine Konformationsänderung des Rhodopsins und führt zu einer hydrolytischen Abspaltung des trans-Retinals. Diese Prozesse verursachen ein Nervensignal, das zur Wahrnehmung von Licht führt. Das abgespaltene trans-Retinal kann durch das Enzym Retinalisomerase wieder in die cis-Form überführt werden und mit Opsin ein neues Molekül Rhodopsin bilden.
Neben dem Sehvorgang ist Vitamin A am Wachstum, an der Entwicklung und Differenzierung von Epithelgewebe, Testosteronproduktion und Reproduktion (Spermatogenese, Plazenta- und Fetalentwicklung) von Bedeutung.

Vitamin D
Vit-D_3, (Cholcalciferol) wird über 7-Dehydrocholesterin aus Cholesterin in der Haut unter Einwirkung von UV-Licht gebildet; analog wird aus der Vorstufe Ergosterin das Vit-D_2 (Ergocalciferol) gebildet.

Die Hauptaufgabe der D-Vitamine ist die Regulation des Calcium- und Phosphathaushaltes.

- Im Darm steigert 1,25-$(OH)_2$-Cholecalciferol die Synthese eines Calcium bindenden Proteins (Calbindin D) und erhöht somit die Calciumresorption und Phosphatresorption aus dem Lumen ins Blut.
- Im Knochen ist 1,25-$(OH)_2$-Cholecalciferol sowohl bei der Mineralisierung (Knochenbildung, Zahnschmelzaufbau) als auch bei der Mobilisierung von Mineralstoffen beteiligt.
- In der Niere hemmt 1,25-$(OH)_2$-Cholecalciferol die Hydroxylierung von 25-OH-Cholecalciferol in der 1a-Position und stimuliert gleichzeitig die Hydroxylierung in der C24-Position. Außerdem wirkt es auf die renale Rückresorption und Exkretion von Calcium und Phosphor.
- In der Nebenschilddrüse besteht eine wechselseitige Beziehung zwischen Parathormon und 1,25-$(OH)_2$-Cholecalciferol. Parathormon stimuliert die 1,25-$(OH)_2$-Cholecalciferol-Synthese in der Niere, dessen erhöhter Spiegel senkt die Ausschüttung von Parathyrin in der Nebenschilddrüse.

Weitere Wirkungsweisen, an denen 1,25-$(OH)_2$-Cholecalciferol beteiligt ist:
Insulinausschüttung, Cholinacetyltransferase, Calciumtransport, Zellwachstum, Zelldifferenzierung.

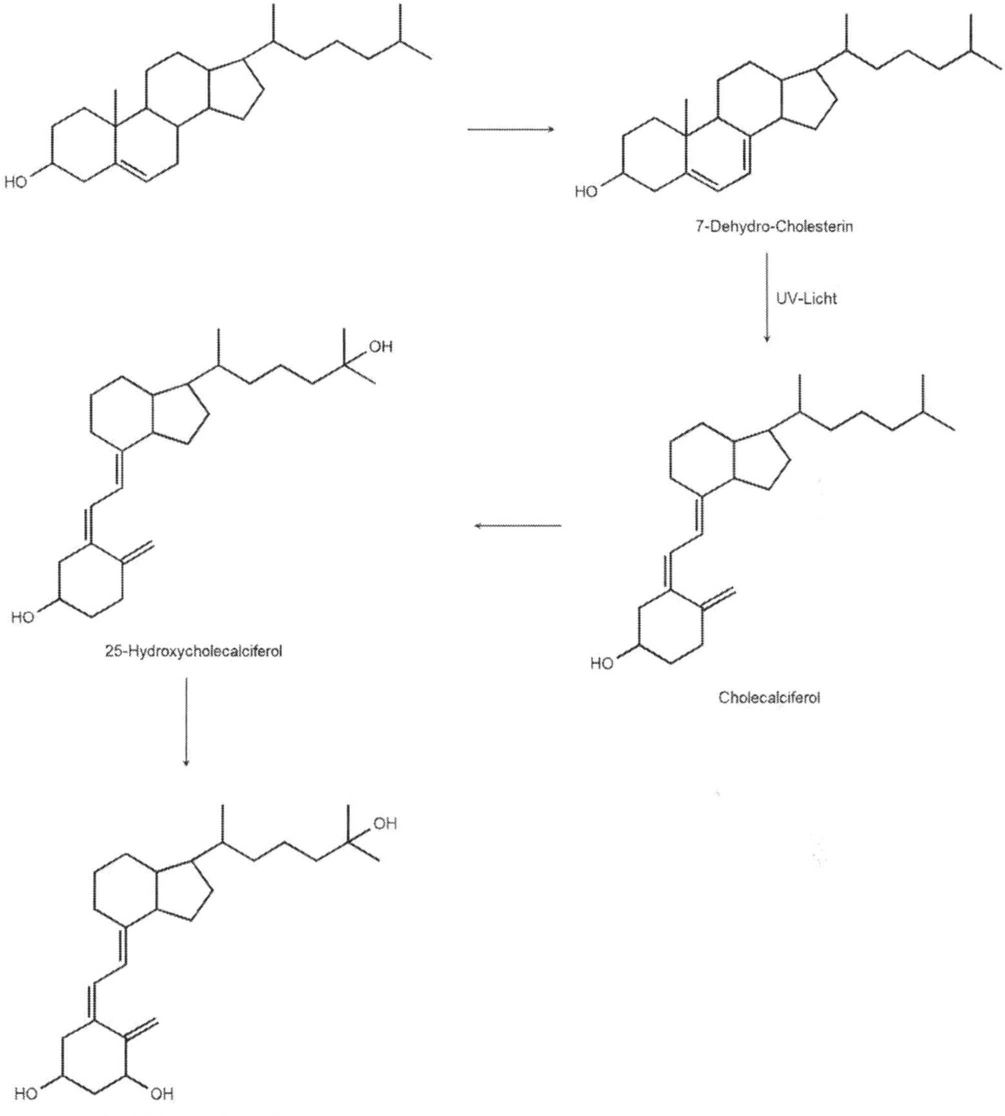

HO

HO

7-Dehydro-Cholesterin

UV-Licht

OH

HO

25-Hydroxycholecalciferol

HO

Cholecalciferol

OH

HO OH

1,25-Dihydroxycholecalciferol

Ca. 90 % des Vitamin D werden hierzulande über die UV-abhängige Synthese über die Haut gebildet und ca. 10-20 % über die Nahrung aufgenommen. Aufgrund der individuell sehr unterschiedlichen UV-Expositionen ist eine allgemein gültige Empfehlung nicht formulierbar. Des Weiteren wird angenommen, dass sich der Anteil, der für die UV-Umsetzung notwendigen Verbindung, 7-Dehydro-Cholesterin mit zunehmendem Alter verringert (siehe Vitaminempfehlungen).

Vitamin E

Vitamin E ist Bestandteil aller biologischen Membranen. Dieses Vitamin wirkt als natürliches Antioxidans den Lipidperoxidationen entgegen; die Reaktion in der Phospholipid-Doppelschicht wird von Biesalski (1) wie folgt beschrieben:

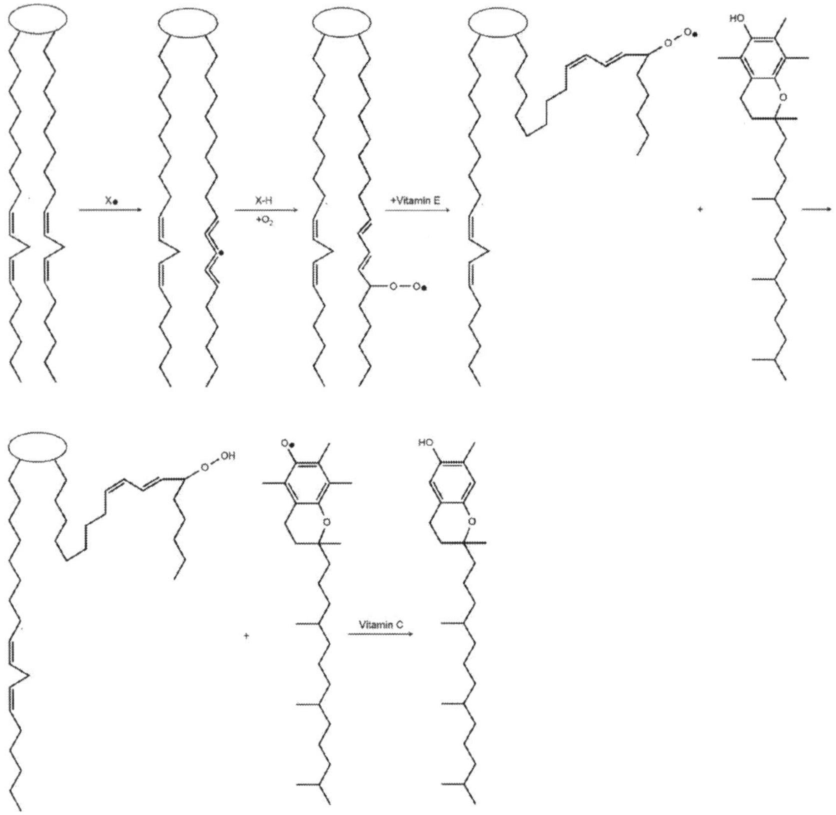

1. Schritt: Angriff freier Radikale an einer mehrfach ungesättigten Fettsäure; die FS wird selbst zum Radikal.
2. Schritt: Reaktion des Fettsäureradikals mit Sauerstoff zum aggressiven Peroxylradikal.
3. Schritt: Eine Kettenreaktion folgt, die räumliche Lipidstruktur ändert sich und mit ihr die Membraneigenschaften.
4. Schritt: Vit-E unterbricht diese Kettenreaktion, indem es selbst zum Radikal wird. Das Tocopherylradikal ist resonanzstabilisiert und daher relativ reaktionsträge.
5. Schritt: Regeneration des Vit-E-Moleküls durch Vit-C im Beisein des Enzyms Glutathion.

Folglich ist auf eine Korrelation zwischen Mehrfach unges. FS und dem Vorhandensein von Vit-E und Vit-C zu achten.

(1) Biesalski, H.-K.: Ernährungsmedizin; 1.Aufl.; Thieme Verlag

Nachfolgend eine Liste der Tocopherole:

	R1	R2	R3		R1	R2	R3
α-Tocopherol	CH_3	CH_3	CH_3	α-Tocotrineol	CH_3	CH_3	CH_3
β- Tocopherol	CH_3	H	CH_3	β- Tocotrineol	CH_3	H	CH_3
γ-Tocopherol	H	CH_3	CH_3	γ- Tocotrineol	H	CH_3	CH_3
δ- Tocopherol	H	H	CH_3	δ- Tocotrineol	H	H	CH_3
Tocol	H	H	H	Tocotrineol	H	H	H

Vitamin K

Vitamin K ist an der Überführung der Blutgerinnungsproteine beteiligt. Es wirkt als Co-Faktor der g-Glutamyl-carboxylase und wird in ein 2,3-Epoxid umgewandelt. Die Gerinnungsfaktoren können über ihre Carboxyglutamatreste in Gegenwart von Ca^{2+} an Phospholipidmembranen gebunden werden. In zwei Schritten wird das Vitamin-K-2,3-Epoxid zu Vit-K regeneriert unter Mitwirkung des Enzyms Epoxid-Reduktase. Außerdem ist Vit-K bei der Bildung von Osteocalcin beteiligt (g-Carboxylierungsreaktion, Synthese in Osteoblasten), das in allen schnell wachsenden Knochenabschnitten zu finden ist.

Auch bei Artherocalcin und dem renalen Gla-Protein (renaler Ca^{2+}-Stoffwechsel) handelt es sich um Vitamin-K-abhängige carboxylierte Proteine.

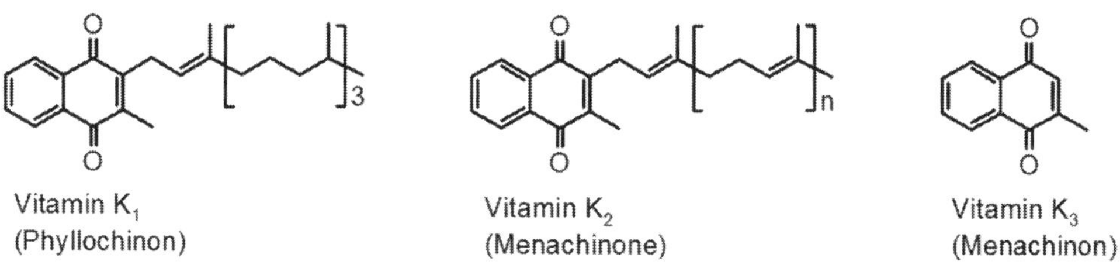

Vitamin K_1 (Phyllochinon) | Vitamin K_2 (Menachinone) | Vitamin K_3 (Menachinon)

Wasserlösliche Vitamine:

Vit-B_1 Thiamin
Die folgenden zentral wichtigen Enzyme des Intermediärstoffwechsels benötigen Thiaminpyrophosphat als essentiellen Co-Faktor: Pyruvatdehydrogenase, α-Ketoglutaratdehydrogenase, Transketolase, (Pentosephosphatzyklus) und Pyruvat-Decarboxylase.
Des Weiteren ist Vit-B_1 Co-Faktor bei oxidativen Decarboxylierungen von verzweigtkettigen α-Ketosäuren.

Pyrimidin Teil Thiazol Teil

Thiamin

Thiaminpyrophosphat

Vitamin B_2 Riboflavin
Riboflavin dient den Flavinenzymen als prosthetische Gruppe, und weist, neben der Fähigkeit, direkt mit Sauerstoff reagieren zu können, einen ausgeprägten Redoxcharakter auf. Die Flavoproteine nehmen eine zentrale Rolle im Stoffwechsel ein. Ihre Funktionen sind:

- Elektronentransport innerhalb der Atmungskette
- Metabolismus von Kohlenhydraten, Fettsäuren, Aminosäuren und Pyrinen
- Wasserstofftransfer von spezifischen Dehydrogenasen zur Endoxidation in der Atmungskette

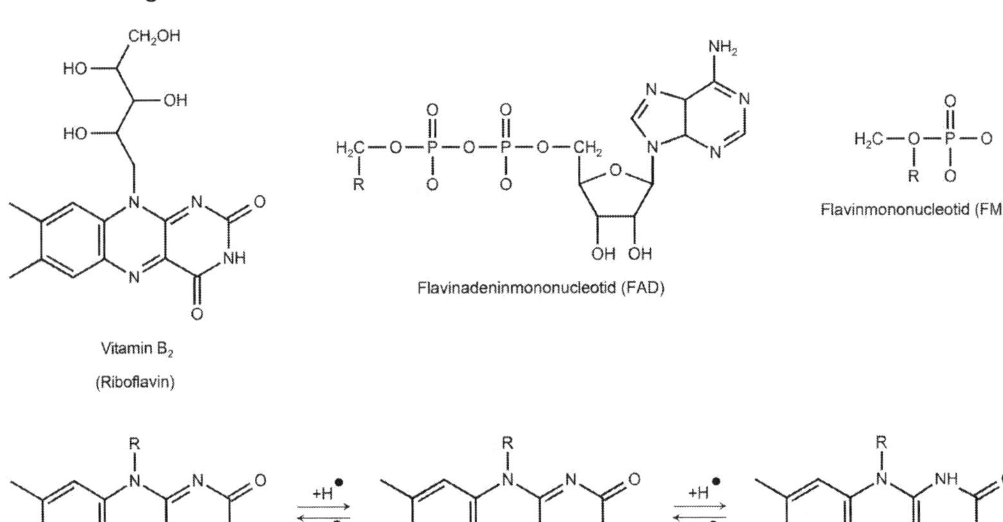

Vitamin B_2 (Riboflavin)

Flavinadeninmononucleotid (FAD)

Flavinmononucleotid (FMN)

Flavochinon

Semiflavochinon

Flavohydrochinon

Vitamin B_3 Nicotinsäure Niacin

Vit-B_3 ist im Körper in Form des Nicotinsäureamid-Adenin-Dinucleotids (NAD^+) und des Nicotinsäureamid-Adenin-Dinuleotid-Phosphats ($NADP^+$) als zentrales Co-Enzym wirksam. NADP entsteht aus NAD durch eine ATP - abhängige Phosphorylierungsreaktion unter Mitwirkung der NAD-Kinase. NAD^+ und $NADP^+$ wirken bei zahlreichen Dehydrogenasereaktionen als Wasserstoffüberträger.

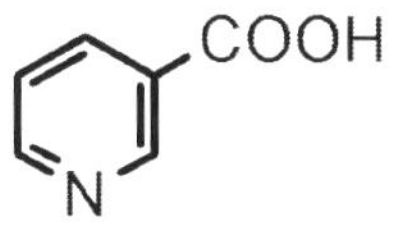

COOH N

Nicotinsäure

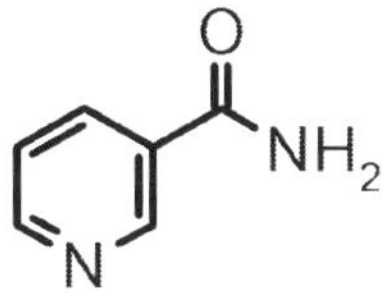

O NH$_2$ N

Nicotinsäureamid

Vitamin B_5 Pantothensäure

Pantothensäure, aufgebaut aus β-Alanin und Panthoinsäure, ist am Aufbau von Co-Enzym -A beteiligt, und hat somit im menschlichen Stoffwechsel eine annährend universelle Bedeutung.

Wirkungsweisen des Vitamin B_5/Co-Enzym A sind:

- Acylgruppentransfer
- Auf- und Abbaureaktionen im Kohlenhydrat-, Fett- und Aminosäurestoffwechsel
- Steroidsynthese
- Hämsynthese
- Neurotransmittersynthese (Acetylcholin, Taurin)

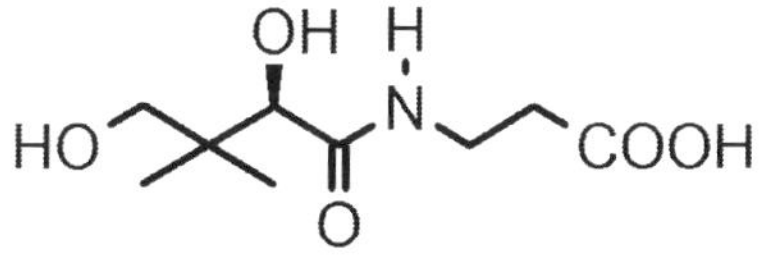

OH H HO N COOH O

Vitamin B_5
(Pantothensäure)

Vitamin B_6 Pyridoxal und Derivate

Die verschiedenen chemischen Formen des Vitamin B_6, (Aldehyd, Alkohol etc.) wirken in phosphorylierter Form als Co-Enzyme. Pyridoxalphosphat ist das Co-Enzym zahlreicher Enzyme und maßgeblich im Aminosäurestoffwechsel beteiligt. Es bildet in Gegenwart von Aminosäuren Schiffsche Basen aus, die in Wechselwirkung mit Apoenzymen u. a. Decarboxylierungs- oder Protonenabspaltungsreaktionen eingehen können. Pyridoxaminphosphat weist bei Transaminasereaktionen Co-Enzymfunktionen auf.

Vitamin B_6-abhängige Enzyme sind u. a.:

- Lysyloxidase (Kollagenbiosynthese)
- d-Aminolävulinsäuresynthetase (Porphyrinbiosynthese)
- Glycogenphosphorylase (Glycogenolyse)
- Aspartataminotransferase (Transaminierung)
- Kynureninase (Niacinbiosynthese aus Tryptophan)
- Glutamatdecarboxylase (GABA-Biosynthese).

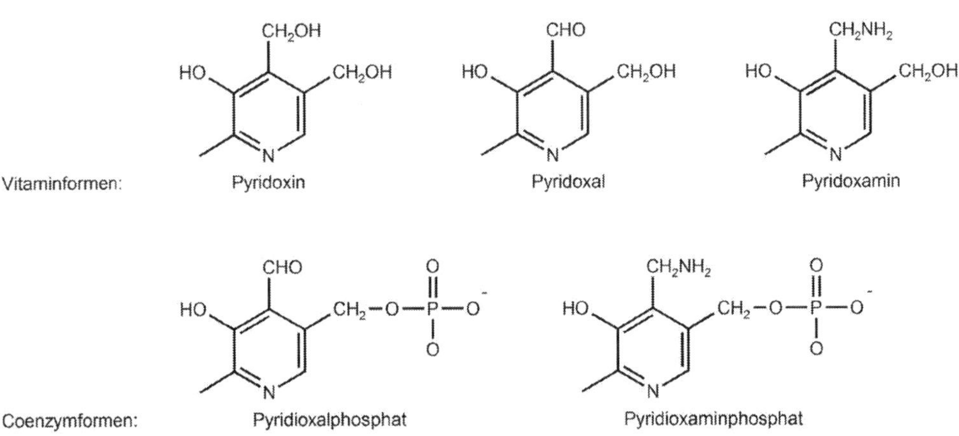

Vit-H, Biotin

Biotin ist das Co-Enzym einiger Carboxylasen und fungiert als Carboxyldonator. Ein Beispiel ist die Bildung von Oxalacetat aus Pyruvat. In Verbindung mit Chrom trägt das Vitamin zur Stabilisierung des Blutzuckerspiegels bei. Die ernährungsphysiologische Relevanz biotinproduzierender Mikroorganismen im Darm ist nicht abschließend belegt.
Der deutsche Biochemiker und Nobelpreisträger Feodor Felix Konrad Lynen (1911–1979) beschrieb erstmals die Funktionen und den Zusammenhang zum Fettsäurestoffwechsel. Zurzeit wird der Einfluss des Biotins bezüglich des Zellwachstums und der DNA-Synthese erforscht.

Biotin

Vitamin B_9 Folsäure

Die Folsäure entfaltet ihre Wirkung in Form der THF, d. h. 5,6,7,8-Tetrahydrofolsäure (Co-Enzym F) und ihrer Derivate, den sog. Folsäureäquivalenten im Protein- und Nucleotidstoffwechsel. Das Co-Enzym THF dient als Akzeptor und Überträger von Hydroxymethyl- und Formylgruppen innerhalb der Stoffwechselwege. Diese aktiven C1-Reste stammen aus verschiedenen Stoffwechselreaktionen und werden an THF gebunden und auf einen geeigneten Akzeptor übertragen.

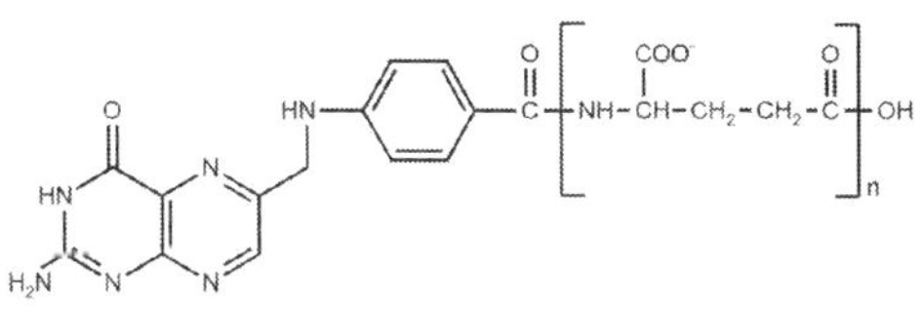

Vitamin B_9
(Folsäure)

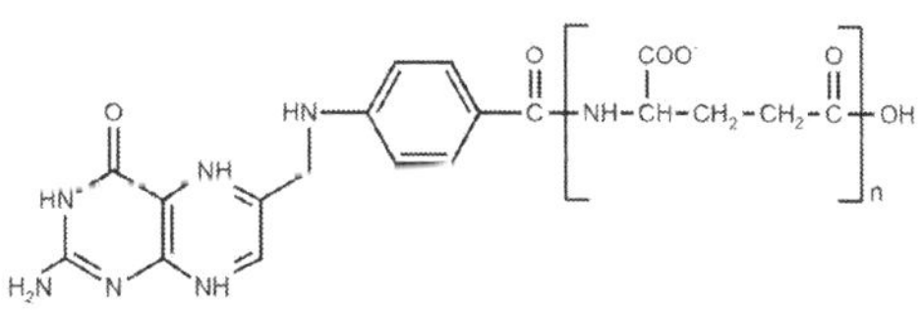

THF
(Coenzym F)

Vitamin B_{12} Cobalamin

Die beständigste Form des Cobalamin ist das Cyanocobalamin (R = CN). Zwei weitere aktive Formen des Vitamin B_{12} sind:

- Methyl-Cobalamin (R = Methylrest)
- 5'-Desoxyadenosylcobalamin. (R = 5'-Desoxyadenosylgruppe)

Sie dienen der Übertragung von aktiven Einkohlenstoffeinheiten.

Als Co-Enzyme sind sie an den drei nachfolgend aufgeführten cobalaminabhängigen Stoffwechselreaktionen des Menschen beteiligt:

- Umwandlung des Homocysteins in Methionin, katalysiert durch die Homocystein-Methyl-Transferase mit enzymgebundenem Methyl-Cobalamin als Co-Faktor und 5-Methyl-THF als Methylgruppendonator
- Bildung von Succinyl-CoA aus Methylmalonyl-CoA im Zuge des Propionsäureabbaus. Diese Reaktion wird katalysiert durch Methylmalonyl-CoA-Mutase mit 5'-Desoxyadenosylcobalamin
- Umwandlung von a-Leucin in 3-Aminocapronsäure (b-Leucin) katalysiert von Leucin-Mutase mit 5'-Desoxyadenosylcobalamin.

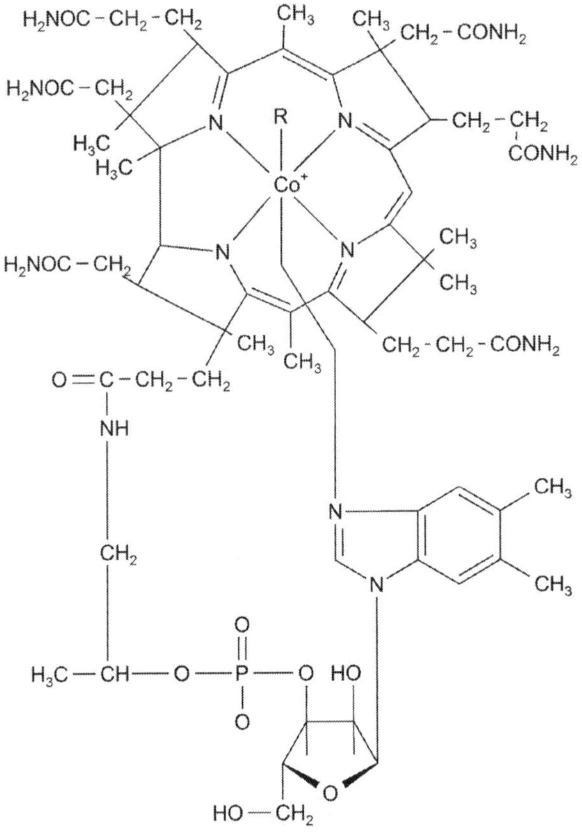

Cobalamin

Vitamin C Ascorbinsäure

Ascorbinsäure und Dehydroascorbinsäure bilden ein Redoxsystem. Die reaktionsfähige Zwischenstufe ist die Semidehydroascorbinsäure; sie ist am Elektronentransfer bei Hydroxylierungsreaktionen beteiligt. So wird u. a. das Vit-E- Molekül nach vorangegangener antioxidativer Reaktion regeneriert; siehe auch Vit-E. Ascorbinsäure und Dehydroascorbinsäure sind Co-Faktoren bei der Bildung von Hydroxyprolin aus Prolin.

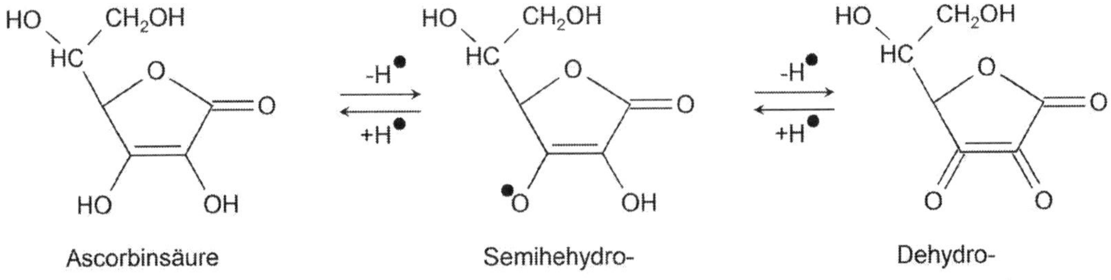

Ascorbinsäure

Semihehydro-
ascorbinsäure

Dehydro-
ascorbinsäure

Vitaminbedarf
Der Bedarf an Vitaminen ist unter anderem von den Faktoren Alter, Geschlecht, Schwangerschaft, Stillzeit, Ernährungsgewohnheiten, Krankheit, Rauchen, Alkoholkonsum, körperlicher Aktivität und Stress abhängig.

Vitamine im Überblick:

Vitamin	Tagesbedarf Erw. DGE Empfehlung	Wirkung	Vorkommen exemplarisch
A	0,8 mg	Sehkraft Zellwachstum Schleimhautaufbau	Milchprodukte, Eigelb, Leber, Fett-Fische
Provitamin ß-Carotin			Möhren, Aprikosen, Spinat, Paprika
D	5 µg	Calciumaufnahme	Hering, Makrele, Eigelb Fischleberöle, Leber
E	12-15 mg	Schutzfunktion der Zellmembranen, Radikalfänger	Weizenkeimöle, Öle, Nüsse, Blattgemüse, Vollkornprodukte
K	60-70 µg (Darmbakterien)	Prothrombinbildung	Kohl, Blattgemüse, Milch und Milchprodukte, Muskelfleisch, Eier
B_1 *Thiamin*	1,0-1,2 mg	Kohlehydratstoffwechsel Nervenfunktionen	Hefe, Weizenkeime Scholle, Leber, Kartoffeln, Schweinefleisch, Erbsen
B_2 *Riboflavin*	1,2-1,5 mg	Wachstumsförderung Co-Enzym des FAD Stoffwechselfaktor für Fette, Proteine und Kohlenhydrate	Milch, Hartkäse, Innereien, Vollkornprodukte, Eier, Fisch

Vitamin	Tagesbedarf Erw. DGE Empfehlung	Wirkung	Vorkommen exemplarisch
B_3 *Niacin*	13-16 mg Bildung aus Tryptophan möglich	H-Übertragung, Stoffwechselfaktor, Hirnstoffwechsel	Fleisch, Fisch, Milch Leber, Vollkornprodukte
B_5 *Pantothensäure*	6 mg	Vorstufe des Co-Enzym A, Wundheilung	Muskelfleisch, Leber, Weizenkeime, Milch, Hülsenfrüchte
B_6 *Pyridoxin*	1,2-1,5 mg	Aminosäurestoffwechsel, Nervenfunktionen	Hühner-, Schweinefleisch, Kohl, Bohnen, Kartoffeln Bananen, Getreide
B_7 *Biotin*	30-60 µg	Co-Enzym bei Carboxylierungen Haar-, Nägel-, Hautaufbau	Leber, Blumenkohl, Eigelb, Nüsse, Soja, Champignons, Spinat
B_9 *Folsäure*	400 µg	Blutbildung, Zellerneuerung	Orange, Weizenkeime Blattgemüse, Soja, Milch Leber, Fleisch, Tomaten
B_{12} *Cobalamin*	3,0 µg	Blutbildung, Nervenfunktion	Innereien, Fisch, Eier, Milchprodukte, Fleisch
C *Ascorbinsäure*	100 mg	Bindegewebe Infektionsschutz	Zitrusfrüchte, Johannisbeeren, Obst, Kartoffeln Gemüse, Sanddorn

Die unter Vorkommen aufgelisteten Lebensmittel stehen jeweils exemplarisch für die Gruppe der Hauptlieferanten.

Gravierend sind die erheblichen Schwankungen der täglichen Bedarfsempfehlungen in der Literatur; siehe hierzu nachfolgend exemplarisch gewähltes Beispiel:

Vergleichende Vitamin-E-Empfehlung (mg/Tag):
Vit-E: 10-30 mg (2)
12-15 mg (1)
12 mg (3)
400 mg (4)

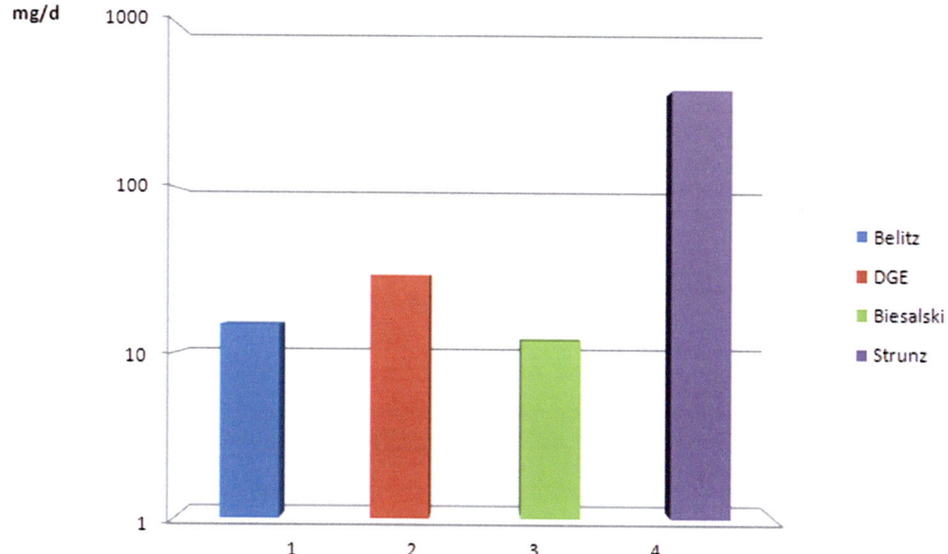

Abb. Vergleich der Vitamin-E-Empfehlungen unterschiedlicher Literaturquellen

Hierbei ist ersichtlich, dass die Empfehlung der täglichen Zufuhr um den Faktor 40 variieren kann. Insbesondere bei fettlöslichen Vitaminen ist auf eine Hypervitaminose zu achten; die derzeitigen Empfehlungen der DGE, die einen Sicherheitsfaktor enthalten, stellen den Leitfaden des täglichen Bedarfs gesunder Menschen dar.

Literatur

1. Belitz H.-D., Grosch, W.: Lehrbuch der Lebensmittelchemie; 2. Aufl., Springer Verlag
2. DGE Deutsche Gesellschaft für Ernährung, Referenzwerte für die Nährstoffzufuhr; 1. Aufl. Umschau Braus Verlag
3. Biesalski, H.-K.: Ernährungsmedizin; 1. Aufl., Thieme Verlag
4. Strunz, U.: forever young; Gräfe und Unzer Verlag

Die DGE formuliert die Vitaminempfehlungen für die deutsche Bevölkerung, differenziert nach Alter, Geschlecht, Schwangere und Stillende.

Altersgruppe	A mg	D µg	E mg	K µg	B_1 Thiamin mg	B_2 Riboflavin mg	B_3 Niacin mg	B_5 Pantothensäure	B_6 Pyridoxin µg	B_7 Biotin *	B_9 Folsäure µg	B_{12} Cobalamin µg	C mg
Säuglinge													
0-3 Monate	0,5	10	3	5	0,3	0,3	5		0,3		-	0,5	40
4-11 Monate	0,6	10	4	10	0,4	0,5	6		0,6		80	0,8	50
Kinder													
1-3 Jahre	0,6	5	6	15	0,7	0,8	9		0,9		120	1,0	55
4-6 Jahre	0,7	5	8	20	1,0	1,1	12		1,2		160	1,5	60
7-9 Jahre	0,8	5	9	30	1,1	1,2	13		1,4		200	1,8	65
10-12 Jahre													
Männlich	0,9	5	10	40	1,2	1,4	15		1,6		240	2,0	70
weiblich	0,9	5	10	40	1,2	1,3	14		1,5		240	2,0	70
13-14 Jahre													
Männlich	1,1	5	12	50	1,4	1,5	17		1,8		300	3,0	75
Weiblich	1,0	5	12	50	1,2	1,4	15		1,6		300	3,0	75
Jugendliche Erwachsene													
15-18 Jahre													
Männlich	1,1	5	12	70	1,6	1,8	20		2,1		300	3,0	75
Weiblich	0,9	5	12	60	1,3	1,7	16		1,8		300	3,0	75
19-24 Jahre													
Männlich	1,0	5	12	70	1,4	1,7	18		1,8		300	3,0	75
Weiblich	0,8	5	12	60	1,2	1,5	15		1,6		300	3,0	75
25-50 Jahre													
Männlich	1,0	5	12	80	1,3	1,7	18		1,8		300	3,0	75
Weiblich	0,8	5	12	65	1,1	1,5	15		1,6		300	3,0	75
51-64 Jahre													
Männlich	1,0	5	12	80	1,3	1,7	18		1,8		300	3,0	75
Weiblich	0,8	5	12	65	1,1	1,5	15		1,6		300	3,0	75
>64 Jahre													
Männlich	1,0	5	12	80	1,3	1,7	18		1,8		300	3,0	75
Weiblich	0,8	5	12	65	1,1	1,5	15		1,6		300	3,0	75
Schwangere	1,1	10	14	65	1,5	1,8	17		2,6		600	3,5	100
Stillende	1,8	10	17	65	1,7	2,3	20		2,2		450	4,0	125

* Für Biotin und Pantothensäure liegt der differenzierte Bedarf noch nicht vor

Seit 2012 haben sich die Vitaminempfehlungen für Vit-D verändert. Für Schwangere und Stillende um den Faktor 2; für Kinder, Jugendliche und Erwachsene um den Faktor 4! Es wird je nach individueller Sonnenexposition unterschieden, da Menschen, die nur geringfügig der Sonne ausgesetzt sind, einen erheblichen Mangel (Serumbestimmung) aufweisen können. Über die Ernährung werden im Durchschnitt von Kindern lediglich 2-4 µg/Tag, bei Jugendlichen und Erwachsenen 2-4 µg pro Tag aufgenommen.

Personengruppe/Alter	Vit-D µg/Tag	Anmerkung
	bei fehlender endogener Synthese	
Säuglinge 0-12 Monate	10	Schätzwert wird über die Vit-D-Tablette bei gestillten und ungestillten Säuglingen erreicht, unabhängig der Nahrung und Sonnenexposition. In den Wintermonaten des 2. Lebensjahres soll die Prophylaxe weiterhin durchgeführt werden.
Kinder 1-15 Jahre	20	Bedarf kann bei üblicher Ernährung nur gedeckt werden bei häufiger Sonnenbestrahlung!
Jugendliche und Erwachsene	20	
(15-65 Jahre)	20	
Erwachsene ab 65 Jahre	20	
Schwangere	20	
Stillende	20	

1 µg = 40 Internationale Einheiten (IE); 1IE = 0,025 µg

Vitaminzufuhr – das „richtige Maß“ ?

Eine Vitaminunterversorgung bzw. unzureichende Vitaminversorgung beschreibt eine mengenmäßige Unterschreitung der Referenzwerte für die tägliche Vitaminzufuhr, ohne dass bereits Vitaminmangelsymptome zwingend vorhanden sein müssen. Der Mensch verfügt teilweise über Vitaminspeicher sowie über ein gewisses Adaptionsvermögen. Das Nichterreichen der täglich empfohlenen Vitaminmenge ist nicht unmittelbar einhergehend mit einer Unterschreitung des Bedarfes und einer unzureichenden Vitaminversorgung. Zwischen Vitaminunterversorgung und dem rechnerischen Nichterreichen der Referenzwerte und einem Vitaminmangel liegt eine große Spanne. Dies liegt an folgenden Aspekten:

- der Vitaminbedarf ist individuell
- der Referenzwert hat einen Sicherheitszuschlag von ca. 20-30 % (laut DGE)
- Kapazität des Vitaminspeichers;
- Adaptionsvermögen
- Erfassungsmethode des Vitaminstatus (bei Tages-, Wochenprotokollen wird Objektivität vorausgesetzt, die Ermittlung der Konzentration im Blutplasma stellt eine Momentaufnahme dar)

Vitamingehalte – Einflussgrößen

Die Vitamingehalte in Lebensmitteln schwanken aufgrund ihres natürlichen Ursprungs erheblich; bei Obst und Gemüse sind sie abhängig von Faktoren wie Sorte, Reifegrad, Verarbeitungs- und Lagerungsbedingungen. Einfluss haben außerdem enzymatische und chemische Oxidationen, Wärme, Licht, Sauerstoff und Austrocknungsgrad. Vergleichende Studien zeigten, dass es keine allgemeingültigen optimalen Erntezeitpunkte und Lagerungsbedingungen gibt. So sind in einzelnen unreif geernteten Obstsorten höhere Vit-C-Gehalte festgestellt worden, als in reif ausgebildeten Früchten. Ob dieser Sachverhalt auf die Gehalte der weiteren Vitamine übertragbar ist, bedarf detaillierterer Untersuchungen. Der Test von Lagerungsbedingungen, über einen dreiwöchigen Zeitraum bei 2°C und einer Luftfeuchtigkeit von 95-100 % durchgeführt, ergab beispielsweise für Brokkoli und Rosenkohl geringe Vitaminverluste von < 5 % und erwiesen sich als optimal; hingegen sind diese Bedingungen für Spargel und Bohnen ungeeignet, ihr Vitaminverlust betrug mehr als 35 %. Tiefgefrieren ist ebenfalls nicht die Methode der Wahl und für alle pflanzlichen Lebensmittel geeignet; so wurden bei tiefgefrorenen Himbeeren, die über die Dauer von 12 Monaten bei -20°C gelagert wurden Vitamin-C-Verluste zwischen 32 %-57 % festgestellt.

Vitaminmangel
Hypovitaminose = Symptome bei Unterversorgung

Hierbei ist die Aufrechterhaltung des Gesundheitszustandes nicht mehr sichergestellt. Ein sich beim Menschen entwickelnder Vitaminmangel läuft in drei Phasen ab:

1. Rückgriff auf Körperdepots, reduzierte Ausscheidung; analysierbar über den Urin und die Blutkonzentration.
2. Reduzierung der Bildung stoffwechselaktiver Metabolite; Aktivitätsabnahme vitaminabhängiger Enzyme und Hormone; erste Anzeichen metabolischer funktioneller Veränderungen in Form von unspezifischen Krankheitsbildern.
3. Manifestation spezifischer pathologischer Veränderungen mit klinisch relevanten Krankheitsbildern, den sog. Vitaminmangelkrankheiten bzw. Avitaminosen. Wenn in diesem Stadium weiterhin keine Vitaminzufuhr erfolgt, treten irreversible Schädigungen auf.

Ursachen für Mangelzustände können sein:

- einseitige oder ungenügende Ernährung (Diäten, Ernährungsphilosophien, fast-food)
- gestörte Resorption, verursacht z. B. durch Darmerkrankungen (zerstörte Darmflora z. B. nach Antibiotikatherapie)
- Zufuhr von Vitamin-Antagonisten (Medikamente, Nahrungsbestandteile, die den Bedarf erhöhen und die Aufnahme verschlechtern)
- überhöhter Alkoholkonsum
- Lebererkrankungen
- Schwangerschaft (erhöhten Bedarf beachten)
- Stillzeit (erhöhten Bedarf beachten)
- Stress

Medikamenteneinfluss im Überblick

Medikament	Vitamin	unerwünschter Effekt
Acetylsalicylsäure	Vit-C	Resorption beeinträchtigt, renale Exkretion erhöht
Antibiotika	Vit-C	Zerstörung der intestinalen Flora, renale Exkretion erhöht
	Vit-B_{12}, K	Zerstörung der intestinalen Flora, renale Exkretion erhöht
Antiepileptika	Vit-B_9, D, K	Folsäureantagonisten, Störung der Folsäureresorption
Diuretika	Vit-B_1, B_9	renale Exkretion erhöht, auch von Zink, Magnesium, Kalium
Glucocorticoide	Vit-D	Anti-Vit-D-Effekt, Calcium-Resorption sinkt, renale Calcium-Exkretion steigt
Herzglykoside	B_1	Vit-B_1-Aufnahme in die Kardiozyten verringert
Sulfonamide	Vit-B_9	Folsäureantagonisten
Laxanzien	Vitamine u. Mineralien	Resorption vermindert
CSE-Hemmer	Co-Enzym Q_{10}	Mevalonsäuresynthese und somit körpereigene Q_{10}-Synthese-Hemmung

Vitaminmangelkrankheiten:

Vit-A	Retinol	Nachtblindheit, Erblindung, Keratomalazie, Xerophthalmie
Vit-D	Calciferole	Rachitis, Osteomalazie
Vit-E	Tocopherole	evtl. Fertilitätsstörungen, Muskeldystrophie
Vit-K	Phyllomenachinon	Blutungen
Vit-B_1	Thiamin	Beriberi, Polyneuritis, kardiovaskuläre Störungen
Vit-B_2	Riboflavin	Ariboflavinose, Schleimhautschäden, erhöhte Aminosäurenausscheidung
Vit-B_3	Niacin	Pellagra
Vit-B_5	Pantothensäure	Durchblutungsstörungen (unspezifisch, sog. burnig feet syndrome)
Vit-B_6	Pyridoxin	Hautveränderungen, Krämpfe
Vit-B_7	Biotin	Dermatitis, Haarausfall
Vit-B_9	Folsäure	Anämie, Störungen in der Zellteilung, wirkt sich vor allem auf die schnell teilenden Zellen im Knochenmark und Verdauungstrakt negativ aus. Erhöhtes Risiko für Frühgeburten, geringes Geburtsgewicht und fetale Wachstumsverzögerung. Erhöhtes Risiko für Neuralrohrdefekte (offener Rücken) und andere angeborene Fehlbildungen. Homocysteinämie als Risikofaktor für die Entstehung von Herz-, Kreislauferkrankungen.
Vit-B_{12};	Cobalamin	Anämie
Vit-C;	Ascorbinsäure	Skorbut

Vitaminüberdosierung
Hypervitaminose = Symptome bei Überdosierung

Die meisten Vitamine, vor allem die wasserlöslichen, weisen eine sehr geringe Toxizität auf. Ernährungsbedingt werden zum derzeitigen wissenschaftlichen Kenntnisstand in Deutschland keine Hypervitaminosen ausgelöst. Symptome können allerdings durch hohe Dosierungen in Form von Supplementierungen oder Aufnahme von Nahrungsergänzungsmitteln bzw. Mehrfachexpositionen auftreten.

Krankheiten bei Überdosierung

Vit-A: Chronische Toxizität wird meist durch Supplementierung verursacht. Symptome sind: Appetitverlust, Austrocknen der Haut, Mundwinkelrhagaden, Knochenschmerzen, Hirndrucksymptomatik, Wachstumsverzögerung bei Kindern. Verminderte Knochenmineraldichte, erhöhtes Risiko für Knochenbrüchigkeit und Spontanfrakturen ab 1500 µg/Tag. Während der Schwangerschaft im 1. Trimenon haben hohe Dosierungen, ab 3000 µg/Tag, eine teratogene Wirkung. Akute Intoxikationen, ausgelöst durch Lebensmittelverzehr, konnten lediglich durch den Verzehr von Fischleber (Lebertran) und im Extremfall bei Verzehr von Seehund- und Eisbärleber beobachtet werden. Symptome sind: Kopfschmerzen, Schwindel, Benommenheit und Erbrechen.

ß-Carotin: 50 der etwa 400 Carotinoidverbindungen besitzen eine Provitamin-A-Aktivität. Eine tägliche Aufnahme von bis zu 10 mg ß-Carotin über die Nahrung ist als unbedenklich einzustufen. Bei langjährigen starken Rauchern, die während einer fünfjährigen Supplementierung mit ß-Carotingaben von 20 bzw. 30 mg/Tag weiterhin rauchten, stieg die Lungenkarzinomrate um 18 %. Die Interpretation dieses Ergebnisses ist umstritten und bedarf der Überarbeitung.

Vit-D: Durch Aufnahme exzessiver pharmakologischer Dosierungen kommt es zu Hypercalcämie, Hypercalcurie, Erbrechen, Schwindel und Muskelschwäche. Säuglinge und Kinder mit idiopathischer Hypocalcämie waren durch die früher übliche Vit-D-Stoßprophylaxe mit 15 mg gefährdet. Präparate zur Rachitisprophylaxe (D-Fluoretten, Vigantoletten u. a.) enthalten 500-1000 IE pro Tablette.

Vit-E: Bisher nichts beschrieben.

Vit-K: Bei Neugeborenen können Überdosierungen eine Hämolyse hervorrufen und die physiologische Bilirubinämie verstärken.

Vit-B_1 (Thiamin): Besitzt eine relativ geringe Toxizität. Nach längerer oraler Einnahme mit Dosierungen über 50 mg/kg KG treten in Einzelfällen Nebenwirkungen wie Kopfschmerzen, Benommenheit, Tachykardie, Schweißausbrüche, Hautreaktionen auf.

Vit-B_3 (Niacin): Vasodilatation, Kopfschmerzen, Leberschäden, Gelbsucht.

Vit-B_5 (Pantothensäure): Diarrhö.

Vit-B_6 (Pyridoxin): Polyneuropathien.

Vit-B_7 (Biotin): Im Hinblick auf die Toxizität sind keine Daten vorhanden.

Vit-B_9 (Folsäure): Ein ursächlicher Vit-B_{12}-Mangel wird verdeckt; die Diagnose verzögert, die neurologischen Symptome verstärken sich.

Vit-B_{12} (Cobalamin): Allergische Reaktionen.

Vit-C: (Ascorbinsäure) Gastrointestinale Beschwerden, Diarrhö und Oxalatsteinbildung.

Risikobewertung
Eine umfassende Risikobewertung für den Verzehr von angereicherten Lebens- und Nahrungsergänzungsmitteln liegt zurzeit in Deutschland noch nicht vor. Bei den anvisierten Höchstmengenvorgaben für Einzelprodukte, sowohl der Lebensmittel als auch der Nahrungsergänzungsmittel müssen neben den nationalen Verzehrsgewohnheiten die Möglichkeit der Mehrfachexposition angereicherter Lebensmittel mit berücksichtigt werden. Für die Zufuhrempfehlungen und Festlegung der Höchstmengen wird seitens des BfR ein neues Konzept erarbeitet (5).

Basis dieser Berechnungsgrundlage ist:

UL „Tolerable Upper Intake Level“
= die höchste tägliche Aufnahmemenge eines Vitamins (aus allen Quellen), bei der nicht mit negativen Einflüssen auf die Bevölkerung zu rechnen ist.

NOAEL „No Obsered Adverse Effect Level“
= die höchste Aufnahmemenge eines Vitamins, bei der keine Nebenwirkungen beobachtet worden sind. Zur noch vorzunehmenden Kategorisierung der Nutzen-Risiko-Abschätzung einzelner Vitamine wird das Verhältnis der empfohlenen bzw. gemessenen Zufuhr zum tolerable upper intake level herangezogen.

Lt. aktuellem Ernährungsbericht der DGE (2012), wurde seitens der EFSA festgestellt, dass von einem „höheren Anteil der Supplementnehmer der UL-Wert“, die tolerierbare tägliche Gesamtmenge, „für Vit-A überschritten wird.“

Notwendigkeit einer Supplementierung
In besonderen Lebenssituationen (z. B. höheres Alter, Schwangerschaft etc.) ist der Bedarf an einzelnen Nährstoffen beträchtlich erhöht. Dies kann dazu führen, dass bei diesen Vitaminen der Bedarf allein durch eine ausgewogene vollwertige Ernährung nicht gedeckt wird. In solchen Fällen ist eine Nahrungsergänzung bzw. Supplementierung angezeigt. Dies betrifft nach dem gegenwärtigen Kenntnisstand:

Vit-D	In jedem Alter, in Abhängigkeit der individuellen Sonnenexpositon.
Vit-B_{12}	Da bei über 30 % der über 60-Jährigen, meist in Folge einer atrophischen Gastritis, die Absorption herabgesetzt ist. (Beeinträchtigung des Homocystein-Stoffwechsels).
Vit-B_9	Bei Schwangeren, ca. 25 % der Frauen im gebärfähigen Alter haben eine unzureichende Aufnahme; nur 13 % der Frauen haben Folatwerte in den Erythrocyten über dem kritischen Wert von 400 µg/Tag (5).

Bei anhaltender unausgewogener Ernährung ist ungeachtet des Lebensalters eine Supplementierung erforderlich.

Differenzierung nach Personengruppen
Es ist unbedingt notwendig, die Personengruppen gezielt zu erfassen, um Hypovitaminosen begegnen zu können und Hypervitaminosen nicht durch Supplementierungen zu verstärken.

Personengruppe: Gesunde, reif geborene Säuglinge

erste 4 Lebensmonate	Entweder erfolgt die Ernährung ausschließlich mittels Muttermilch oder nährstoffadaptierter Säuglingsmilchnahrungen Problematisch ist die Versorgung mit den Vitaminen D und K!
Vit-D	Rachitisprophylaxe im ersten Lebensjahr, empfohlen wird eine Vitamin-D-Supplementation mit 10 µg bzw. 400 IE Vit-D/Tag.
Vit-K:	Um Vit-K-Mangel bedingte Blutungen beim Neugeborenen zu vermeiden, wird folgende prophylaktische orale Applikation empfohlen: 1. u. 5. Lebenstag: 3 x 2 mg Vitamin K 4.-6. Lebenswoche: 3 x 2 mg Vitamin K Ein Vitamin-K-Mangel kann bei voll gestillten Neugeborenen ohne Vitamin-K-Prophylaxe auftreten. Ursachen hierfür sind der geringe Vitamin-K-Gehalt der Muttermilch und insbesondere ein zu geringes Milchangebot bei verzögertem Lactationsbeginn.

Vit-C und Eisen: Ab dem 4. Lebensmonat kann allein durch Muttermilch der Eisen- und Vit-C-Bedarf nicht ausreichend gedeckt werden. Es sollte schrittweise Beikost eingeführt werden. Die Moeller-Barlowsche Krankheit, ein klassischer klinischer Vitamin-C-Mangelzustand des Säuglings, kommt heute in Mitteleuropa auf Grund dieser Beikostzufuhr praktisch nicht mehr vor.

Personengruppe: Kinder

Wenn besondere Ernährungsprobleme vorhanden sind oder rasch aufeinander folgende, multiple Infektionskrankheiten mit meist einhergehenden Körpergewichtsverlusten vorliegen, ist eine Supplementierung sinnvoll.
Ernährungsprobleme liegen stets bei einseitiger oder zu geringer Nahrungsaufnahme vor:

- kein/wenig Obst und Gemüse
- kein/geringer Fleischverzehr
- keine/wenig Milch und Milchprodukte
- geringe Nahrungsaufnahme („schlechte Esser")

Symptome: Beeinträchtigung der körperlichen und geistigen Leistungsfähigkeit.

Vit-A: Bei systemischen Infektionen (z. B. Pneumonien, Bronchitis) ist eine signifikante Abnahme des zirkulierenden Vitamin-A-Pools zu beobachten.

Vit-C: Bei Erkältungskrankheiten kommt es zu einem signifikanten Abfall der Vitamin-C-Konzentrationen in den Leukozyten und im Plasma.

Vit-D: Bei längerem fehlenden Aufenthalt im Freien (sog. „Stubenhocker") wird die körpereigene Vit-D-Synthese stark reduziert; das über die Nahrung aufgenommene Vitamin D reicht in der Regel nicht zur Bedarfsdeckung aus.

Vit-B_{12}: Bei streng alternativer Kostform bzw. Außenseiterdiäten kann ein Mangel beobachtet werden.

Insgesamt ist auf Familien mit alternativer Kost oder Außenseiterdiäten zu achten, da hier wiederholt Fälle von schwerem Vitaminmangel festgestellt werden. Vegane Ernährungsformen ohne ausreichende Zufuhr an Milch und Milchprodukten (z. B. Makrobiotik), fehlende Sonnenexposition und Vernachlässigung der Vitamin-D-Prophylaxe im Säuglingsalter sind heute Ursachen für ein erneutes Auftreten von Rachitis.

Personengruppe: Jugendliche

Hier gilt dasselbe wie bei den Kindern. Aufgrund des starken Wachstums der 15-18-Jährigen ist der Nährstoffbedarf während dieser Lebensphase besonders hoch. Versorgungsprobleme treten bei anhaltender unausgewogener Ernährung auf. Ebenso wenn aufgrund realer oder vermeintlicher Gewichtsprobleme über einen längeren Zeitraum hinweg stark energiereduzierte Diäten durchgeführt werden. Eine ausreichende Bedarfsdeckung mit nahezu allen essentiellen Nährstoffen ist bei 1000-1500 kcal-Diäten nur mit speziellen Lebensmittelkenntnissen möglich. Das über die Nahrung aufgenommene Vitamin D reicht in der Regel nicht zur Bedarfsdeckung aus. Die Gefahr einer allgemeinen Unterversorgung gilt in besonderem Maße für Patienten mit Anorexia nervosa. Bei sich manifestierenden Krankheitssymptomen ist neben einem Mangel auf eine eventuelle Resorptionsstörung des jeweiligen Vitamins zu testen.
Bis dato liegen keine wissenschaftlichen Belege vor, dass in dieser Altersgruppe eine erhöhte Vitaminversorgung, die deutlich über den empfohlenen Referenzwerten liegt, zu messbaren Verbesserungen körperlicher oder geistiger Leistungen führt.

Personengruppe: Erwachsene im Erwerbsleben

Klinisch manifestierte Vitaminmangelerkrankungen werden in Deutschland bei gesunden Erwachsenen selten festgestellt Risikogruppen sind Personen mit:

a) Geringer Nahrungsaufnahme, z. B. bei häufiger Durchführung von Reduktionsdiäten.

b) Anorexia nervosa; die Bedarfsdeckung aller essentiellen Nährstoffe ist gefährdet.

c) Hohem Genussmittelkonsum wie Zigarettenkonsum; Vit-C und Carotinoide. Defizite treten bei regelmäßigem Zigarettenkonsum auf. Eine erhöhte Vit-C-Zufuhr kann den durch Rauchen verursachten gesundheitlichen Schaden, entgegen der Verbrauchererwartung, nicht kompensieren.

d) Erhöhtem Alkoholkonsum; Defizit der Vit-B-Reihe bei regelmäßig hohem Alkoholkonsum, da die Absorption reduziert und die Retention in der Leber verschlechtert wird bei gleichzeitig sich erhöhender Vitaminausscheidung durch die Nieren. „Vit-B-Verarmung". Vit-B_1 (Thiamin) Im fortgeschrittenen Stadium kann sich ein Wernicke-Korsakow-Syndrom entwickeln, dies führt zu irreversiblen Schädigungen im Bereich des Bewegungsapparates und der geistigen Leistungsfähigkeit. Vit-D und Calcium-Defizit aufgrund unzureichender Nahrungsaufnahme und Resorption. Die Gefahr der Knochenbrüchigkeit ist erhöht. Vit-K-Defizit aufgrund schwerer Leberschädigungen. Die Vit-K-Absorption und Utilisation ist beeinträchtigt, es kommt zu Blutgerinnungsstörungen.

e) Einseitigen Ernährungsgewohnheiten; bei alleinstehenden Personen, besonders bei Männern, sind Vit-C, Carotinoide, Vit-B_9-Folsäure und Vit-E-Defizite zu beobachten.

f) Das über die Nahrung aufgenommene Vitamin D reicht in der Regel nicht zur Bedarfsdeckung aus.

Bei Personen, die sich überwiegend von belegten Broten ernähren sowie frisches Obst und Gemüse meiden, wird regelmäßig eine niedrige Versorgung mit Vitamin C, Folat und Carotinoiden festgestellt.

Personengruppe: Schwangere und Stillende

Nachfolgend ein Vergleich der empfohlenen zu erhöhenden Zufuhr von schwangeren gegenüber nichtschwangeren Frauen (DGE):

Vitamin		Erwachsene w. Menge/Tag	Schwangere Menge/Tag
A	Retinol	0,8 mg-Äquivalent	1,1 mg Äquivalent
B_1	Thiamin	1,0 mg	1,2 mg
B_2	Riboflavin	1,2 mg	1,5 mg
B_3	Niacin	13 mg-Äquivalent	15 mg-Äquivalent
B_6	Pyridoxin	1,2 mg	1,9 mg
B_9	Folsäure	400 µg	600 µg
B_{12}	Cobalamin	3,0 µg	3,5 µg
C	Ascorbinsäure	100 mg	110 mg

Der Vitaminbedarf ist in der Schwangerschaft und Stillzeit generell erhöht. Durch einen aktiven Transport in die Plazenta wird die Nährstoffversorgung des Fetus begünstigt, so dass dieser seinen Bedarf, gegebenenfalls auch bis zu einem gewissen Grad, auch auf Kosten der Versorgungssituation der Mutter, decken kann. Insbesondere in der zweiten Hälfte der Schwangerschaft werden erhebliche Nährstoffmengen auf den Fetus übertragen. Auf Grund der insgesamt höheren Nahrungsaufnahme und bestehender Adaptationsmechanismen (z. B. erhöhte Absorption, verminderte Elimination) kann der erhöhte Bedarf bei den meisten essentiellen Nährstoffen durch eine abwechslungsreiche Mischkost sicher gedeckt werden. Besondere Probleme bestehen allerdings bei der Versorgung mit Folsäure, Vitamin D, Calcium, Eisen und Jod. Das über die Nahrung aufgenommene Vitamin D reicht in der Regel nicht zur Bedarfsdeckung aus. Eine Folsäure-Supplementation reduziert signifikant Neuralrohrdefekte und andere Schwangerschaftskomplikationen. Insbesondere, wenn während einer früheren Schwangerschaft bereits Neuralrohrdefekte auftraten oder wenn bei Blutsverwandten Schwangerschaftsprobleme bekannt sind, ist eine Folsäuresupplementation angezeigt. Diese sollte mindestens 4 Wochen vor der Konzeption beginnen und während des ersten Drittels der Schwangerschaft beibehalten werden. Bei Mehrlingsschwangerschaften bzw. bei kurz aufeinanderfolgenden Schwangerschaften ist eine völlige Erschöpfung der Vitaminreserven häufig nur durch gezielte Vitaminsubstitutionen aller Vitamine zu vermeiden.

Personengruppe: Seniorenalter

Die Ernährung und Vitaminversorgung jüngerer Senioren unterscheidet sich nicht wesentlich von den noch im Erwerbsleben stehenden jüngeren Erwachsenen. Bei chronisch kranken, älteren Menschen wird mit zunehmendem Alter, aufgrund unterschiedlicher Faktoren, insgesamt eine geringere Lebensmittel- und Nährstoffaufnahme beobachtet. Diese Faktoren sind:

- Reduzierter Energiebedarf
- Kau- und Schluckbeschwerden
- Appetitverlust
- Störungen des Gastrointestinaltraktes
- Absorptionsprobleme
- Chronische und multiple Medikamenteneinnahme

Vit-D und Calcium können das Auftreten einer Osteoporose verzögern und deren Progression verlangsamen. (gravierendes Problem bei Frauen nach der Menopause). Außerdem nimmt mit zunehmendem Alter die Fähigkeit zur Vitamin-D-Synthese in der Haut nach UV-Exposition ab. Viele ältere Menschen sind zumindest zeitweise ans Haus gebunden, so dass die ausreichende Vit-D-Synthese ebenfalls gefährdet ist. Selbst im hohen Alter werden durch erhöhte Calcium- und Vitamin-D-Supplementierungen positive Effekte erzielt; die Progression einer Osteoporose wird verlangsamt.

Vit-B_{12}: Etwa ein Drittel der über 70-Jährigen verfügt nicht mehr über eine ausreichende Magensäureproduktion; somit ist der Aufschluss der Nahrung und die Freisetzung der Nährstoffe beeinträchtigt. Bei Magenschleimhautentzündungen wird ein für die Vitamin-B_{12}-Resorption dringend benötigter Intrinsic factor nicht in ausreichenden Mengen gebildet. Infolgedessen kann, auch bei bedarfsgerechter Vitamin-B_{12}-Zufuhr, das Risiko eines entsprechenden Mangels stark ansteigen. Ein Vitamin-B_{12}-Mangel ist daher in Deutschland der am häufigsten zu therapierende Vitaminmangel und oft mit einem Krankenhausaufenthalt verbunden.

Fazit

Bei der Wahl der vitaminreichen Lebensmittel ist auf die gesamte ernährungsphysiologische Qualität des einzelnen Lebensmittels zu achten, z.B bei den zwar vitaminreichen aber zum Teil schadstoffbelasteten Innereien und Früchten. Bei der Einschätzung der Vitaminzufuhr sind weitere Kriterien zu berücksichtigen:

- Qualität der eingesetzten Lebensmittel (Reifegrad der Früchte)
- Vitaminverluste durch äußere Einflüsse wie: Erntezeitpunkt, Transport, Lagerungsbedingungen Hitze, Licht, Chemikalien
- Art der Verarbeitung (Lagerung, Erhitzungsmethoden, etc.)

Vitaminpräparate und Herstellungsverfahren

Für die Herstellung der Vitaminkonzentrate stehen drei Verfahren zur Auswahl:

- Naturstoffisolierung
- chemisch-, biochemische Synthese
- Fermentation, weiße Gentechnik

Gegebenenfalls wird eine Kombination dieser Methoden verwendet; so wird beispielsweise für die Herstellung der Vitamine A, E, und K deren Synthese-Zwischenprodukt, die Verbindung Citral, zuvor aus Pflanzen isoliert. Hieraus wird das jeweilige Endprodukt labortechnisch synthetisiert. Vit-C kann analog zu den drei aufgeführten Methoden gewonnen werden. Zur technischen Synthese werden chemische und fermentative Reaktionsschritte gekoppelt; siehe nachfolgendes Schema:

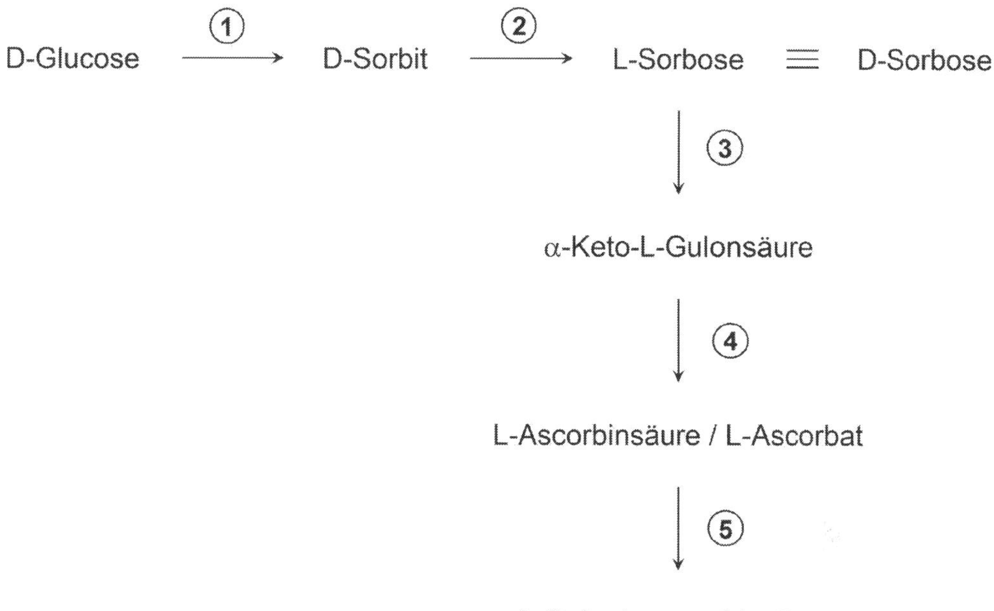

Vit-C-Herstellung, Kombination Fermentation und chemische Synthese

Reaktionsschritt:	1	Hydrierung mittels Natriumborhydrid
	2	Fermentation mittels Gluconobacteroxidans
	3	Oxidation, Katalysator Platin
	4	Wasserabspaltung
	5	Wasserstoffabspaltung, Katalysator Eisen

Vit-B_1 Kann über eine Totalsynthese, ausgehend von einer Pyrimidinverbindung und einem Thiazol-Baustein über ein mehrstufiges Verfahren labortechnisch rein dargestellt werden.

Vit-B_2 Kann sowohl fermentativ als auch über diverse chemische Methoden präparativ hergestellt werden.

Das rein dargestellte oder isolierte Vitamin ist bei allen drei verwendeten Methoden identisch. Eventuelle pflanzliche-, fermentative oder chemische Rückstände müssen auf dem entsprechenden Zertifikat angegeben werden. Bei der Herstellung von Nahrungsergänzungspräparaten, die aus unterschiedlichen Anteilen von Vitaminen, Mineralien bzw. Spurenelementen bestehen, ist auf die Reinheit der einzelnen Verbindung zu achten und auf die gesetzlich festgelegte Verzehrsmenge.

Ausblick

Die in einschlägigen Nachschlagewerken angenommenen Vitamingehalte ausgewählter Lebensmittel stellen einen durchschnittlichen Wert dar, der erheblichen Schwankungen unterliegt. Vergleichende Studien zu Vitamingehalten unterschiedlicher Obst- und Gemüsespezies sind ansatzweise vorhanden und müssten entsprechend der Vielfalt, unter Berücksichtigung auch derzeit nicht im Verzehrstrend liegender alter Sorten, ausgeweitet werden. Zur Qualitätseinstufung von Obst und Gemüse in ihre Handelsklassen bleiben, entgegen der Verbraucherauffassung, die Vitamingehalte als direkter Parameter bisher unberücksichtigt. Der gesundheitsbewusste Verbraucher, der Nahrungsergänzungsmittel, vitaminisierte Lebensmittel und zusätzliche hoch dosierte Supplemente vorbeugend zu sich nimmt, begibt sich in Gefahr der Hypervitaminisierung. Zur Gewährleistung des auf dem Etikett zugesicherten Vitamingehaltes in Abhängigkeit zum Mindesthaltbarkeitsdatum, ist es seitens der Hersteller üblich, einen zum Teil beachtlichen Vitaminüberschuss, der bis zu 30 % zum Zeitpunkt der Herstellung betragen kann, zuzugeben. Ebenso wird in diesem Bezug auf Personen, die weniger als 70 kg wiegen und dementsprechend unterhalb der ADI-Wert-Empfehlungen einzuordnen sind, zu achten sein; insbesondere bei Kindern, die möglicherweise zur normalen Kost große Mengen an angereicherten Lebensmitteln (Säften, Süßwaren etc.) verzehren . Eine ausreichende Zufuhr an Vitaminen ist laut DGE durch den fünfmaligen Verzehr von Obst und Gemüse pro Tag gewährleistet. Die Verzehrsstudien zeigen allerdings eine Tendenz zur unausgewogenen Ernährung, die Faustformel „5 am Tag“ bleibt häufig unerreicht und legt daher in Einzelfällen eine Ergänzung/Supplementierung nahe.
Darüber hinaus besteht noch ein erheblicher Forschungsbedarf hinsichtlich eventuell synergetischer Wirkungen zwischen Vitaminen und sekundären Pflanzeninhaltsstoffen.

Literatur:

1) DGE Deutsche Gesellschaft für Ernährung, Referenzwerte für die Nährstoffzufuhr; 1. Aufl. Umschau-Braus Verlag
2) Belitz, H.-D.: Gorsch, W.: Lehrbuch der Lebensmittelchemie. 5. Aufl. Springer Verlag, Berlin (2001)
3) Biesalski, H.-K.: Ernährungsmedizin; 1. Aufl.; Thieme Verlag
4) Strunz, U.: forever young; Gräfe und Unzer Verlag
5) BfR Bundesinstitut für Risikobewertung BfR
6) Niestroj, I.: Praxis der orthomolekularen Medizin; 2. Aufl.; Hippokrates Verlag
7) Felgenhauer N., Zilker T:; 2. Aufl.; Cyanidintoxikation; Orphan Europe
8) Lexikon der Ernährung; Spektrum Verlag
9) Souci Fachmann Kraut
10) Baltes, W.; Matissek, R.: Lebensmittelchemie, 7. Aufl. Springer Verlag, Berlin 2011
11) Vollhardt, K.P.C.: Organische Chemie; 5. Aufl.; Wiley VCH-Verlag; 2011
12) Dose, K.: Biochemie – Eine Einführung. 5. Aufl. Springer Verlag, Berlin (1992) Vitamin-Funktionen im Überblick, Tabelle

3.2.3 Mineralien und Spurenelemente

Die Unterscheidung zwischen den Begriffen Mineralien und Spurenelemente erfolgt anhand ihrer im Körper notwendigen Menge. Mineralstoffe sind sog. Mengenelemente, hierzu gehören Natrium, Kalium, Calcium, Magnesium, Chlor, Phosphor und Schwefel. Zu den Spurenelementen zählen Eisen, Kupfer, Zink, Fluor, Jod, Mangan, Selen, Chrom, Molybdän u. a.

Die Funktionsweisen von Mineralien lassen sich unter verschiedenen Aspekten einteilen:

a) stoffwechselphysiologisch:

elektrochemisch	Membranpotenzial, Stofftransport, Osmose
regulatorisch	blutdrucksteigernde Wirkung
strukturell	z. B. Calcium für Knochen- und Zahnaufbau

b) als Metalloproteide:

Transferrin, Spurenelement Eisen
Ferroxidase; Spurenelement Eisen
Metallothionein, Spurenelemente Kupfer, Zink
Caeruloplasmin, Spurenenelement Kupfer

c) als Co-Faktoren:

Superoxiddismutase, Co-Faktoren sind Kupfer, Zink, Mangan
Glutathionperoxidase; Co-Faktor ist Selen
Xantindehydrogenase, Co-Faktor ist Molybdän

d) zur Regulierung des Elektrolythaushalts:

Mineralien/Spurenelemente sind in Verbindung mit Wasser für den Elektrolythaushalt verantwortlich

Nachfolgend eine detaillierte Auflistung der biochemischen Elektrolytfunktionen im Körper:

Funktion	Wirkprinzip/Beispiele beteiligte Elektrolyte
Osmoregulation	Verhältnis der Konzentrationen gelöster Teilchen in verschiedenen Kompartimenten, die durch semipermeable Membranen voneinander getrennt sind. Dies betrifft alle Elektrolyte des Körpers
pH-Wert	Beteiligung an der Einstellung bzw. Pufferung eines bestimmten pH-Werts; Cl^--Ionen der Alkali- und Erdalkalimetalle, Proteinate und organischer Säuren
elektrochemische Wirkung Kompartimente	Verhältnis der Summe aller Ladungen in unterschiedlichen Kompartimenten; Gegenion beim Membrantransport geladener organischer Moleküle vor allem Na^+, K^+, Cl^-, Proteinat
elektrochemische Wirkung Membranen	im membrannahen Bereich; Depolarisierung/Polarisierung von Membranabschnitten während der Erregungsleitung von Nervenzellen; vor allem Na^+, K^+, und Cl^-
regulatorischer Faktor	bei Signalübertragungsprozessen; die Bindung bewirkt chemisch eine Konformations- (und damit eine Funktions-) änderung des Effektormoleküls; Ca^{2+}-Calmodulin-System, Ca^{2+} und Muskelkontraktion
Zentralatom	koordinativ (komplex) gebundenes Zentralatom in Porphyrinderivaten oder Eisen-Schwefel-Proteinen: reversibler Ladungswechsel bzw. koordinative Stabilisierung des Gesamtmoleküls Eisen in Häm-Proteinen, Cobalt in Cobalamin, Eisen in Ferredoxin
Hormonbestandteil	Jod in Schilddrüsenhormonen

Bei den nachfolgend beschriebenen ernährungsphysiologisch relevanten Mineralien/Spurenelementen besteht zwischen Mangelversorgung und toxischer Wirkung als anorganische Gifte, aufgrund einer Überversorgung, eine differenzierte „Dosis-Wirkungsbeziehung“.

Calcium

Calcium ist an folgenden wichtigen Faktoren beteiligt:
- Mineralisation von Knochen und Zähnen
- Regulation des Stoffwechsels, intrazellulärer Botenstoff, „second messenger“
- wichtiges Element bei der neuromuskulären Erregungsübertragung
- wichtige Rolle bei Muskelkontraktionen, Herztätigkeit
- Blutgerinnung

99 % des Gesamtcalciumgehalts sind in den Knochen und Zähnen gespeichert, 1 % verteilt sich in der intra- und extrazellulären Flüssigkeit in Form von freien Ionen, gebunden an Proteinen, und als Komplexe mit Säuren.

Empfehlung:	Männer 1000 mg/Tag	Frauen 1000 mg/Tag
tatsächliche Zufuhr:	Männer 855 mg/Tag	Frauen 799 mg/Tag

Ca-Gehalte ausgewählter Lebensmittel:

Lebensmittel	ca. mg/100 g
Parmesan	1180
Appenzeller 20 % Fett i.Tr.	1090
Vollmilchpulver	1050
Molkenpulver	890
Gouda 45 % Fett i.Tr.	820
Sesam	785
Camembert 50 % Fett i.Tr.	510
Mandel	250
Milchschokolade	245
Haselnuss	225
Grünkohl	210
Leinsamen	200
Petersilie	180
Joghurt mager	145
Milch	120
Bleichsellerie	80

Darüber hinaus ist im Trinkwasser und in Mineralwässern Calcium enthalten.

Folgende Lebensmittel bzw. deren Bestandteile nehmen Einfluss auf den Ca-Stoffwechsel:

- Gerbstoffe in Lebensmitteln steigern die Calcium-Ausscheidung, sie sind vorwiegend in Tee und Kaffee enthalten.
- Aluminium verzögert die Knochenbildung; enthalten in E 520-523 und als Kochsalzbestandteil.
- Lectin, ein Hämagglutinin, verzögert die Ca-Resorption; Lectin ist u. a. enthalten in Weizen und Bohnen.
- Phosphate und Phosphorsäuren hemmen in höheren Dosierungen die Ca-Resorption E 338; 339-341c; 343 a, b; 450, 451, 452ff, 541, 1410, 1412-1414, 1442.

Magnesium

Magnesium ist Bestandteil zahlreicher Enzyme und bei der Erregungsüberleitung der Muskeln mit beteiligt. Ein anfänglicher Mangel äußert sich in Form von Wadenkrämpfen. Gerbstoffe in Lebensmitteln steigern die Magnesium-Ausscheidung, sie sind vorwiegend in Tee und Kaffe enthalten.

Empfehlung:	Männer 350 mg/Tag	Frauen 300 mg/Tag
tatsächliche Zufuhr:	Männer 396 mg/Tag	Frauen 350 mg/Tag

Magnesium-Gehalte ausgewählter Lebensmittel:

Lebensmittel	mg/100 g	Lebensmittel	mg/100 g
Sorghum	685	Thunfisch	50
Weizenkleie	490	Aprikosen	50
Sesam	345	Petersilie	45
Mohn	335	Kohlrabi	45
Molkenpulver	180	Parmesan	40
Erdnuss	180	Salzhering	40
Mandel	170	Emmentaler 45 % Fett i.Tr.	35
Haferflocken	135	Grünkohl	30
Linse	130	Bückling	30
Naturreis	120	Rindfleisch	25
Trockenvollmilchpulver	90	Kartoffel	20
Garnele	65	Milch	12
Spinat	60	Gerolsteiner Mineralwasser	11

Darüber hinaus ist in Trinkwasser und Mineralwässern Magnesium enthalten.
Lt. aktuellem Ernährungsbericht der DGE (2012), wurde seitens der EFSA festgestellt, dass von einem höheren Anteil der Supplementnehmer die tolerierbare Gesamtzufuhrmenge (UL) für Magnesium überschritten wird.

Kalium

Kalium ist innerhalb der Zellen, d. h. im Intrazellulärraum das Hauptelement des menschlichen Körpers und zentral wichtig für die Erregbarkeit der Zellen. Es ist das entscheidende Mineral bei der Entstehung des Aktionspotenzials und der Erregungsübertragung im Nervensystem und am Herzen und somit für die Herz-Kreislauf-Funktion lebensnotwendig.

Empfehlung:	Männer 3300 mg/Tag	Frauen 3000 mg/Tag
tatsächliche Zufuhr:	Männer ca. 2000 mg/Tag	Frauen ca. 2000 mg/Tag

Kalium-Gehalte ausgewählter Lebensmittel:

Lebensmittel	mg/100 g	Lebensmittel	mg/100 g
Molkenpulver	1860	Kartoffel	420
Sojabohne	1800	Buchweizen	390
Weizenkleie	1350	Champignon	390
Pistazie	1020	Haferflocken	375
Erbsen	925	Banane	370
Linsen	835	Thunfisch	365
Mandel	835	Rindfleisch	355
Pflaume getrocknet	825	Möhre	320
Rosinen	780	Seezunge	310
Leinsamen	725	Zuckermais	300
Sonnenblumenkerne	725	Aprikose	280
Sorghum	590	Porree	265
Pastinake	525	Schnittbohne	240
Roggen	510	Tomate	240
Milchschokokade	465	Garnele	235
Grünkohl	450	Grapefruitsaft	150
Sellerie	415	Parmesan	130
Milch fettarm	155		

Es ist zu beachten, dass durchschnittlich nur ca. 2/3 des täglichen Bedarfs zugeführt werden.

Natrium

Natrium ist das entscheidende Kation für den osmotischen Druck im Extrazellulärraum. Als Bestandteil des Kochsalzes kann es bei Natrium kaum zu einer Unterversorgung kommen, es sei denn bei Durchführung extrem natriumarmer Diäten. Eher kommt es durch Verzehr von kochsalzreichen Lebensmitteln und Zusalzen zu einem zu hohen Verzehr an Natrium, der bei vielen Menschen für die Entstehung eines Bluthochdrucks verantwortlich gemacht wird. Deshalb ist es sinnvoll, die Kochsalzzufuhr einzuschränken, insbesondere, wenn auf Kochsalz mit Blutdrucksteigerungen reagiert wird. Am einfachsten ist dies durch den Verzicht auf das Zusalzen zu erreichen sowie die Reduktion des Verzehrs an stark kochsalzreichen Lebensmitteln wie Wurstwaren, Hartkäse, Dosengemüse, Suppenextrakten und Fertigsaucen. Nur bei extremen Schwitzen kann es erforderlich sein, auf eine genügende Kochsalzzufuhr zu achten.
Den bundesweit durchgeführten Verzehrsstudien VELS und EsKiMo ist zu entnehmen, dass die Natriumzufuhr exorbitant über den empfohlenen D.A.CH-Referenzwerten liegt. (Ernährungsbericht 2000 und 2008).

Empfehlung:	Männer	550 mg/Tag	Frauen	550 mg/Tag
tatsächliche Zufuhr ohne Kochsalzwürzung:	Männer	3300 mg/Tag	Frauen	2900 mg/Tag

Natrium-Gehalte ausgewählter Lebensmittel:

Lebensmittel	Na mg/100 g	Lebensmittel	Na mg/100 g
Salzhering	5930	Butterkäse 50 % Fett i.Tr.	865
Salami	2080	Weizenmischbrot	555
Kaviar	1940	Roggenmischbrot	535
Schweinespeck	1770	Halbfettmargarine	390
Fetakäse 45 % i.Tr.	1300	Miesmuscheln	295
Cervelatwurst	1260	Oliven grün mariniert	210
Schmelzkäse 45 % i.Tr.	1260	Vollmilch, mind. 3,5 % Fett	45
Knackwurst	1190	Gerolsteiner Mineralwasser	12

Die tägliche Kochsalzzufuhr ist um den Faktor 5-6 überhöht, exklusive der individuellen Verwendung in Form von Nachsalzen und Zubereitung der Speisen.

Zink

Zink ist wichtiger Bestandteil vieler Enzyme und des Insulins, ebenso ist es als Co-Faktor der Superoxid-Dismutase für deren antioxidative Funktion mit verantwortlich. Außerdem ist das Mineral für die essentielle Funktion der Nukleotid-Exzisionsreparatur (NER) notwendig, in Form der Komplexierung des Xeroderma-Pigmentosum-A-XPA-Proteins. Hierdurch gelingt es dem Körper, Schäden, die durch exogene Stoffe verursacht wurden, aus dem Genom zu entfernen.

Empfehlung:	Männer 10 mg /Tag	Frauen 7,0 mg/Tag
tatsächliche Zufuhr:	Männer 11 mg/Tag	Frauen 9,8 mg/Tag

Zink-Gehalte ausgewählter Lebensmittel:

Lebensmittel	µg /100 g	Lebensmittel	µg /100 g
Weizenkeime	17.000	Milchschokolade	1.700
Kalbsleber	8.400	Sardelle	1.400
Sonnenblumenkerne	5.600	Suppenhuhn	1.300
Leinsamen	5.500	Eierteigwaren	1.300
Rindfleisch	4.100	Ostseehering	985
Emmentaler 45 % i.Tr.	4.600	Pastinake	850
Haferflocken	4.400	Petersilie	735
Paranuss	4.000	Avocado	625
Erbse	3.300	Knoblauch	575
Parmesan	3.000	Rosenkohl	540
Trockenvollmilchpulver	3.100	Broccoli	495
Roggen	2.900	Joghurt	450
Camembert 50 % i.Tr.	2.700	Magermilch	400
Garnele	2.200	Rote Rübe	365
Hühnerei	1.800	Honig	350

Die Verdickungsmittel der Alginate vermögen Zink zu binden und vermindern somit dessen Resorption. Hierunter fallen: E 400-405. Ebenso vermindern Hämagglutinine, wie das in Weizen und Bohnen vorkommende Lectin, die Zink-Aufnahmen.

Eisen

Eisen gehört zu den Spurenelementen, obwohl seine Konzentration oft über 50 mg/kg Körpermasse liegt. Im Körper ist Eisen Bestandteil von Hämoglobin, Myoglobin und einigen Enzymen (Cytochrome, Peroxidasen und Katalasen).

An folgenden Reaktionen ist Eisen beteiligt:

- Elektronentransfer
- Energiestoffwechsel
- Zellproliferation
- Sauerstofftransport im Blut
- Entstehung und Verhinderung von Sauerstoffradikalen bzw. Peroxiden.
- Enzymbestandteil der Superoxid-Dismutase

Bei einem ausgeprägten Eisenmangel kann es zu Blutarmut (Anämie) kommen.

Die Resorption vollzieht sich hauptsächlich im Duodenum. Es werden mit der Nahrung ca. 10-15 mg Eisen pro Tag aufgenommen. Bei Mischkost beträgt die Eisenresorption 5-10 %, bei ausschließlich vegetarischer Kost 5 %; infolgedessen ist bei vegetarischer Ernährungsweise auf die ausreichende Eisenzufuhr zu achten.

Empfehlung:	Männer 10 mg/Tag	Frauen 15 mg/Tag
tatsächliche Zufuhr:	Männer 14,4 mg/Tag	Frauen 13 mg/Tag

Eisen-Gehalte ausgewählter Lebensmittel:

Lebensmittel	µg/100 g	Lebensmittel	µg/100 g	Lebensmittel	µg/100 g
Weizenkleie	16.000	Spinat	3.800	Rindfleisch	2.000
Sesam	10.000	Buchweizen	3.500	Schweinefleisch	1.800
Leinsamen	8.200	Schwarzwurzel	3.300	Oliven	1.800
Linse	8.000	Naturreis	3.200	Johannisbeere	1.300
Schweineniere	7.300	Eierteigwaren	3.000	Champignon	1.200
Sorghum	5.700	Fenchel	2.700	Makrele	1.200
Haferflocken	5.400	Ölsardine	2.700	Hering	1.100
Leberwurst	5.300	Roggenbrot	2.400	Himbeere	1.000
Erbsen	5.000	Schweineschinken	2.300	Rote Rübe	910
Rinderherz	4.300	Rosinen	2.300	Aprikose	650
Miesmuscheln	4.200	Feldsalat	2.000	Fetakäse	650
Dinkel	4.200	Cornflakes	2.000	Limburger 40 % Fett i.Tr.	600
Mandel	4.100	Hühnerei	2.000	Sauerkirschen	600

Die Verdickungsmittel der Alginate vermögen Eisen zu binden und somit dessen Aufnahme zu vermindern; hierzu zählen E 400-405. Die in Getreiden und Leguminosen vorkommenden hohen Gehalte an Phytinsäure sowie diverse Polyphenole, Soja- und Milchproteine, Calciumsalze, Oxalate, Salicylate und Gerbstoffe in den entsprechenden Lebensmitteln, Hämagglutinine (Lectin in Weizen und Bohnen), behindern die Eisenresorption. Aluminium vermindert ebenfalls die Aufnahme. Hingegen wird die Eisenresoption erhöht durch Verbindungen wie Ascorbinsäure, Citronensäure, Cystein und Muskeleiweiß. Aus Fleisch wird Eisen mit ca. 20 %iger Ausbeute am besten resorbiert.

Fluor

Fluor, ein essentielles Spurenelement. Der Körperbestand an F- (als Fluorid-Anion) beträgt beim Erwachsenen 4–10 g. Davon befinden sich ca. 95 % in den Knochen und Zähnen. In Verbindung mit Calcium als Fluorapatit übernimmt Fluor eine wichtige Rolle bei der Calcifizierung der Knochen. Eine ausreichende Fluorversorgung ist entscheidend für die Aushärtung des Zahnschmelzes und der damit verbundenen Kariesprophylaxe sowie für die Dichte der Knochenmineralmatrix.
Aus der Nahrung beträgt die Resorptionsrate für Fluorid > 80 %. Empfehlungen entsprechend werden Säuglinge prophylaktisch mit Fluorid/Vitamin-D-Kombinationspräparaten versorgt.

Die als unbedenklich geltende Fluoridzufuhr liegt bei:

Erwachsenen	bis zu 4 mg/Tag
im ersten Lebensjahr	bis zu 1 mg/Tag
im zweiten Lebensjahr	bis zu 1,5 mg/Tag
bei älteren Kindern	bis zu 2,5 mg/Tag

Als maximal tolerierbar gilt für Erwachsene eine Zufuhr von 10 mg/Tag.

Empfehlung:	Männer 3,8 mg/Tag	Frauen 3,1 mg/Tag
tatsächliche Zufuhr:	Männer 0,64 mg/Tag	Frauen 0,56 mg/Tag

Fluor-Gehalte ausgewählter Lebensmittel:

Lebensmittel	µg/100 g	Lebensmittel	µg/100 g	Lebensmittel	µg/100 g
Walnuss	680	Bückling	360	Mozzarella, Kuh	60
Ölsardine	530	Schweineleber	290	Rosinen	60
Miesmuschel	480	Weizenkleie	155	Spargel	50
Erdnuss	130	Cashewnuss	140	Aprikose	50
Rinderleber	130	Mandel	90	Vollbier	50
Hühnerei	110	Spinat	75	Speisequark 20 % Fett i.Tr.	25
Petersilie	90	Steinpilz	65	Vollmilch 3,5 % Fett	17

Die tatsächliche Fluoridzufuhr liegt im Durchschnitt bei nur 17 % der empfohlenen Menge. Verringert wird die Fluorid-Resorption durch Calcium-, Magnesium-, Aluminium- oder Eisenionen. Die Aufnahme kann durch individuelle Verwendung fluorierten Kochsalzes erhöht werden. Eine Hyperfluoridierung führt, aufgrund von Schichtungen unterschiedlicher Dichte, zur Schädigung der Knochen- und Zahntextur. Eine Fluorierung des Trinkwassers ist in Deutschland, da dies eine Zwangsmedikation darstellen würde, verboten.

Jod

Jod, ein essentielles Spurenelement, das als Jodid Bestandteil der Schilddrüsenhormone (T3/Trijodthyronin, T4/Thyroxin) ist. Der Jodbestand des ausreichend versorgten Erwachsenen beträgt 10–20 mg, davon befinden sich ca. 8–15 mg in der Schilddrüse. Der Bedarf ist abhängig vom Lebensalter und der individuellen Situation, wie beispielsweise Schwangerschaft; er leitet sich aus der täglichen Syntheserate der Schilddrüsenhormone (ca. 50 mg T3, 80 mg T4), aus der Wiederverwertungsrate vom beim Abbau von T3 und T4 anfallenden Jods, vom Erhalt der Joddepots in der Schilddrüse sowie aus der Jodaufnahme ab.

Jodmangelsymptome:
Ein Mangel an Jod führt zu einer Stimulation der Schilddrüse mit anschließender Volumenzunahme. Falls ein Ausgleich ausbleibt, führt dies zur Schilddrüsenunterfunktion. Infolgedessen ist der Gesamtstoffwechsel beeinträchtigt, was zu Erkrankungen führt, die unter dem Begriff „Iodine Deficienca Disorders" zusammengefasst werden. Anstieg der Rate von Aborten und Totgeburten sowie von Missbildungen, Kretinismus, Störungen der Gehirnreifung mit Lern- und Merkschwierigkeiten, des Wachstums, mangelhafte Reifung des Skelettsystems (Ossifikation), gesteigertes Arteriosklerose-Risiko, Strukturveränderungen der Schilddrüse, Kropfbildung, gestörte Fruchtbarkeit bei Mann und Frau.

In Deutschland und Österreich wird erwachsenen Personen eine Aufnahme von 180–200 mg/Tag empfohlen. Diese Werte liegen aufgrund der lokalen Jodmangelsituation höher als die WHO-Empfehlungen. Als oberen tolerablen Zufuhrwert gibt die WHO 1 mg Jod/Tag an. Für den Ausgleich eines lange bestehenden Jodmangels ist eine höhere Zufuhr notwendig, bis sich der Jodgehalt der Schilddrüse normalisiert hat. Im Vergleich zur DONALD-Studie aus dem Jahre 1985 hat sich die Situation in Deutschland verbessert. Hierzu beigetragen hat die Verwendung von jodiertem Salz in Haushalten, Gaststätten, Bäcker- und Fleischereibetrieben. In der Lebensmittelindustrie ist derzeit allerdings ein Rückgang zu verzeichnen, der auf ein Exportverbot jodangereicherter Lebensmittel auf dem internationalen Markt zurückzuführen ist. Des Weiteren müssen die bisher gültigen Nährwerttabellen aktualisiert werden, da sich die Jodgehalte für Lebensmittel tierischen Ursprungs vergrößert haben aufgrund Verfütterung jodhaltiger Mineralstoffgemische. Milch weist einen hohen Gehalt mit

117 µg/l und Joghurt mit 126,0 µg/l im Median auf. Als Ursache werden der Mineralstoffzusatz in Futtermitteln sowie die Verwendung von Jodophoren zur Euterdesinfektion und Reinigung von Melk-, Produktionsanlagen und Tanklastzügen aufgeführt.

Empfehlung:	Männer 200 µg/Tag	Frauen 200 µg/Tag
tatsächliche Zufuhr:	Männer 95 µg/Tag*	Frauen 85 µg/Tag*

* Tendenz steigend

Jod-Gehalte ausgewählter Lebensmittel:

Lebensmittel	µg/100 g	Lebensmittel	µg/100 g
Schellfisch	245	Champignon	18
Seelachs	200	Broccoli	15
Kabeljau	170	Mozzarella, Kuhmilch	15
Garnele	130	Schweineleber	14
Brathering	95	Erdnuss	13
Bückling	70	Spinat	12
Thunfisch	50	Hühnerei	10
Weizenkleie	30		

Im Durchschnitt wird weniger als die Hälfte der empfohlenen Tagesmenge aufgenommen. Nitrate und Nitrite behindern zusätzlich die Jodaufnahme.

Literatur:

Hampel R., Kairies J., Below H; Jodgehalt von Getränken in Deutschland; Ernährungs-Umschau 2; 2010; 73-77

Jodversorgung aktuell (Ausgabe 2009); Arbeitskreis Jodmangel www.jodmangel.de

Jahreis G., Leiterer M., Fechner A. Jodmangelprophylaxe durch richtige Ernährung. Prävention und Gesundheitsförderung 3; 2007; 179-183

Thamm M.; Ellert U., Thierfelder W. et al, Jodversorgung in Deutschland. Ergebnisse des Jodmonotorings im Kinder und Jugendgesundheitssurvey (KiGGS); Bundesgesundheitsblatt – Gesundheitsforschung – Gesundheitsschutz 50; 2007; 744-749

Remer Th., Fonteyn N.; Untersuchungen zum Jodgehalt in Fruchtsäften und Milch; Ernährungs-Umschau 52; 2004; 459-460

Chrom

Die wichtigste derzeit bekannte Funktion von Chrom ist die als Bestandteil eines „Glucose-Toleranz-Faktors" zur verbesserten Verwertung der Kohlenhydrate.

Empfehlung:	30-100 µg/Tag
tatsächliche Zufuhr	keine Daten

Chrom-Gehalte ausgewählter Lebensmittel:

Lebensmittel	µg/100 g	Lebensmittel	µg/100 g
Kakaopulver	160	Aal	10
Miesmuschel	130	Buchweizen	9
Paranuss	100	Porree	9
Trockenvollmilchpulver	30	Spinat	9
Dattel getrocknet	30	Roggenbrot	8
Garnele	25	Petersilie	7
Birne	25	Austernpilz	7
Champignon	17	Weißbrot	6
Rosenkohl	14	Butter	6
Zwiebel	14	Emmentaler 45 % Fett	5
Haselnuss	12	Rinderleber	5
Gerste	13	Suppenhuhn	5
Blütenhonig	13	Sellerie	4
Apfelsinensaft	13	Hühnerei	3
Schweinefleisch	10		

Aufgrund des Beschlusses der Kommission Nr. 2011/320/EU vom 27.05.2011 wurde als neue Lebensmittelzutat die Verbindung Chrompicolinat als Chromquelle zugelassen. Die Gesamtmenge von ≤ 250 µg/Tag wird laut EFSA als unbedenklich eingestuft.

Selen

Selen ist ein essentielles Spurenelement. Es wirkt als Co-Faktor von Enzymen, insbesondere bei der Glutathion-Peroxidase, in dessen aktiven Zentrum sich Selenocystein befindet. Als Katalysemechanismus wird angenommen, dass die Selenolatform (R-Se-) des Selenocysteinrests Peroxide zu Alkoholen reduziert und dabei zur Selenylsäure (R-SeOH) oxidiert wird. Im Folgeschritt greift Glutathion in die Reaktion ein und bildet ein Selensulfid-Addukt (R-Se-S-G). Ein zweites Molekül Glutathion

regeneriert die Selenolat-Form des Enzyms und bildet dabei oxidiertes Glutathion (GSSG). Das Enzym schützt in dieser Funktionsweise die Zellen vor Radikalen, Wasserstoffperoxid und anderen Hydroperoxiden.
In Form von Selenocystein ist Selen Bestandteil von über 20 Proteinen und an zellulären Redoxreaktionen, am Schilddrüsenhormon-Stoffwechsel und an der Regulation der Proteinbiosynthese (Transcription) beteiligt. Die Bedeutung des Selen-Stoffwechsels sowie die Funktion selenhaltiger Verbindungen sind aufgrund der Forschungsstadien noch nicht abschließend interpretierbar. Anorganisches Selen sowie deren anorganische Verbindungen sind stark toxisch und können zu Neuropathien führen. Es ist auf die Dosierung zu achten, insbesondere bei Mehrfachexpositionen, zugeführt in Form von natürlichem Lebensmittelbestandteil, erhöhter Selenzufuhr tierischer Lebensmittel, aufgrund der Verwendung selenhaltiger Futtermittel, und durch Nahrungsergänzungsmittel. Entsprechend der Nahrungsergänzungsmittel-Verordnung dürfen als selenhaltiger Mineralstoff die Verbindungen: Natriumselenat, Natriumhydrogenselenit, Natriumselenit in begrenzten Dosierungen verwendet werden.

Die überwiegend positiv dargestellte Funktion als Antioxidans muss bilanziert werden. Die vom Körper zur Immunabwehr produzierte Menge an oxygenen Radikalen muss mit der Selenaufnahme korrelieren und darf den Stoffwechsel nicht negativ gewichten; siehe 3.1.2 Fette, Radikale Omega Fettsäuren.

Derzeit wird als untere Grenze einer sicheren Se-Aufnahme, zur Deckung des normativen Bedarfs der Mehrheit der Bevölkerung, seitens der WHO 30 ug Se für Frauen und 40 ug für Männer vorgeschlagen.

Empfehlung:	Männer 40 µg/Tag	Frauen 30 µg/Tag
tatsächliche Zufuhr	keine Daten	

Selen-Gehalte ausgewählter Lebensmittel:

Lebensmittel	µg/100 g	Lebensmittel	µg/100 g	Lebensmittel	µg/100 g
Schweineniere	205	Garnele	50	Eierteigwaren	20
Steinpilz	185	Hering	45	Sojabohne	19
Paranuss	105	Rotbarsch	45	Cheddar 50 % Fett i. Tr.	11
Languste	100	Makrele	40	Emmentaler 45 % Fett i. Tr.	11
Thunfisch	80	Flunder	35	Suppenhuhn	11
Tintenfisch	65	Scholle	35	Haferflocken	10
Sardine	60	Aal	30	Linse	10
Schweineleber	55	Lachs	30	Trockenvollmilchpulver	7
Miesmuschel	55	Rinderleber	20	Salami	7

Kupfer

Zentralatom vieler Enzyme, am Aufbau des Hämoglobins beteiligt. Als Co-Faktor der Superoxid-Dismutase ist Kupfer mit verantwortlich für deren antioxidative Wirkung.

Empfehlung:	Männer 1,0-1,5 mg/Tag* *geschätzter Bedarf	Frauen 1,0-1,5 mg/Tag*
tatsächliche Zufuhr:	Männer 2,6 mg/Tag	Frauen 2,3 mg/Tag

Kupfer-Gehalte ausgewählter Lebensmittel:

Lebensmittel	µg/100 g	Lebensmittel	µg/100 g
Kalbsleber	5.500	Erbse	245
Rinderleber	3.200	Avocado	230
Cashewnuss	3.700	Cornflakes	200
Sonnenblumenkerne	1.700	Miesmuschel	180
Emmentaler 45 % Fett i.Tr.	1.500	Trockenvollmilchpulver	165
Appenzeller Käse 50 % Fett i.Tr.	1.300	Bachforelle	150
Weizenkleie	1.300	Aal	125
Haselnuss	1.300	Mirabelle	100
Leinsamen	1.200	Rindfleisch	80
Garnele	1.100	Rotwein	80
Walnuss	880	Hühnerei	65
Linse	740	Tomate	60
Buchweizen	585	Suppenhuhn	55
Haferflocken	530	Kabeljau	55
Milchschokolade	455	Broccoli	55
Pflaume getrocknet	400	Apfel	50
Molkenpulver	300	Zuckermais	45
Roggen	390	Scholle	40
Champignon	365	Rotkohl	40
Parmesan	360	Vollbier	40
Schweinefleisch	300	Ostseehering	12
Schwarzwurzel	300		

Eine abschließende Interpretation der durchschnittlich erhöhten Kupferaufnahme steht noch aus.

Mangan

Das Element ist mitverantwortlich für die Bindegewebs- und Skelettentwicklung; es ist Bestandteil von Enzymen wie beispielsweise der Superoxid-Dismutase. Außerdem ist Mangan beteiligt an der Entwicklung des Zentralen Nervensystems.

Empfehlung:	Männer 2-5 mg/Tag	Frauen 2-5 mg/Tag
tatsächliche Zufuhr:	Männer 4,7 mg/Tag	Frauen 4,4 mg/Tag

Mangan-Gehalte ausgewählter Lebensmittel:

Lebensmittel	µg/100 g	Lebensmittel	µg/100 g	Lebensmittel	µg/100 g
Haselnuss	5.700	Rosinen	465	Austernpilz	160
Haferflocken	4.500	Schwarzwurzel	410	Kartoffel	145
Heidelbeere	4.200	Erdbeere	390	Weißwein	140
Roggen	2.900	Ananas	320	Apfelsaft	120
Sonnenblumenkerne	2.800	Rosenkohl	305	Hühnerei	70
Leinsamen	2.600	Chicoree	300	Speisequark 20 % Fett i.Tr.	60
Miesmuschel	2.300	Rinderleber	330	Birne	60
Walnuss	2.000	Banane	285	Karpfen	55
Erdnuss	1.600	Kalbsleber	280	Butterkäse 50 % Fett i. Tr.	50
Buchweizen	1.500	Rote Rübe	245	Schweinefleisch	40
Linse	1.500	Milchschokolade	240	Thunfisch	30
Brombeere	895	Edelpilzkäse 50 % Fett i.Tr.	190	Suppenhuhn	20
Petersilie	755	Kopfsalat	185	Hering	20
Marone	750	Blumenkohl	180	Schellfisch	20
Eierteigwaren	645	Möhre	175	Rindfleisch Oberschale	11
Spinat	645	Aprikose	170	Milch fettarm	3
Weißbrot	600				

Die durchschnittliche Mangan-Aufnahme liegt im Bereich der empfohlenen täglichen Zufuhrmenge. Die Verdickungsmittel der Alginate vermögen Mangan zu binden und vermindern somit dessen Aufnahme, hierzu zählen E 400-405.
Stark überhöhte Manganexpositionen führen zu Erkrankungen mit neurotoxischen Effekten wie Tremor und Bewegungsstörungen, analog den Parkinsonsymptomen. Des Weiteren wird die Lunge geschädigt. Es konnte an der Westfälischen Wilhelms-Universität Münster in vitro festgestellt werden, dass Mangan in menschlichen Hirn- und Lungenzellkulturen in etwa äquimolar aufgenommen wird. Aufgrund einer Manganüberexposition sollte im Bereich der Nahrungsergänzungsmittel auf eine Anreicherung verzichtet werden.

Die durchschnittliche Mineralversorgung im Überblick:

Mineral	Faktor; durchschnittliche tatsächliche Zufuhr abweichend von der Empfehlung	
	Frauen	Männer
Ca	↓ 1,25	↓ 1,17
Mg	↑ 1,13	↑ 1,16
K	↓ 1,5	↓ 1,65
Zn	↑ 1,13	↑ 1,1
Fe	↓ 1,15	↑ 1,44
F	↓ 5,54	↓ 5,34
J	↓ 2,35	↓ 2,1
Cr	*	*
Se	*	*
Cu	↑ 1,84	↑ 2,1
Mn	**	**
NaCl	↑ 15,3	↑ 6,0

* Daten liegen nicht vor

** Spannweite der Empfehlungen ist beträchtlich; durchschnittliche Aufnahme entspricht den Empfehlungen

Fazit

Zukünftig ist auf die verdeckte Zufuhr von mit Mineralien angereicherten Lebensmitteln und Lebensmitteln tierischen Ursprungs, bei denen die Tiere zuvor mit Mineralstoff angereicherten Futtermitteln versorgt wurden, zu achten. Bei einem Verzehr von nur vier angereicherten Lebensmittelgruppen kann der upper level, die gesundheitlich definierte Obergrenze einzelner Mineralstoffe, bereits überschritten werden.

Literatur:

Meyer S., Austrup I., Bornhorst J., Karst U., Schwerdtle T.; Westfälische Wilhelms-Universität Münster; Das essentielle Spurenelement Mangan; Lebensmittelchemie; Wiley-VCH; Vol.65, No. 4-2011

Bornhorst J., Lohren H., Hüwel S., Galla H.-J., Karst U., Schwerdtle T.: Westfälische Wilhelms-Universität Münster; Mangan: „dosis facit venenum“; Lebensmittelchemie; Wiley-VCH; Vol.65, No. 4-2011

3.2.4 Wasser

Der Wasserbedarf steht in engem Zusammenhang mit der Aufrechterhaltung der Körperfunktionen. Wasser wird sowohl durch Trinken als auch mit der Nahrung aufgenommen. Der Wasserbedarf ist individuell und wird durch die Faktoren Alter, Gewicht, Geschlecht, körperliche Aktivität, Stoffwechselleistungen und exogene Einflüsse bestimmt. Beim gesunden Menschen ist der Wasserhaushalt geregelt, es besteht ein Gleichgewicht zwischen Wasseraufnahme und Wasserverlust. Ein erhöhter Wasserbedarf besteht bei hohem Energieumsatz, Hitze, trockener oder kalter Luft, erhöhter Kochsalz- und Proteinzufuhr, erhöhtem Atemvolumen sowie bei größeren Verlusten (Fieber, Sport etc).
Durch die Regulation von Zufuhr, Ausscheidung und Verteilung des Wassers gewährleistet der Körper die Aufrechterhaltung der Volumina verschiedener Flüssigkeitskompartimente, Einstellung des osmotischen Drucks der Körperflüssigkeiten und Anpassung der Elektrolytkonzentrationen.

Gegenüberstellung von Wasseraufnahme und Wasserabgabe:

Wasseraufnahme:		Wasserabgabe:	
↑ Getränke	ca. 1300 ml	↓ Urin	ca. 1300 ml
↑ Nahrung	ca. 800 ml	↓ Faeces	ca. 150 ml
↑ Oxidationswasser	ca. 300 ml	↓ Haut	ca. 500 ml
		↓ Ausatmung	ca. 450 ml

Das durch Stoffwechselprozesse anfallende Oxidationswasser entsteht überwiegend bei der Atmungskette; siehe Kapitel 2.1. Bei einer Kost von 2200 kcal/Tag, entsprechend den Energieanteilen von 10 % Proteine, 30 % Fette und 60 % Kohlenhydrate werden bei der oxidativen Phosphorylierung die oben aufgeführten 300 ml Oxidationswasser unter Energiegewinn gebildet.
Im Körper werden beachtliche Flüssigkeitsmengen transportiert, laut Karlson „ergießt sich allein in den Verdauungstrakt, mit Speichel, Magensaft und Pankreassaft täglich ein Flüssigkeitsstrom von über 8 Liter!“ Die Hauptmenge dieses Wassers wird im Darm wieder rückresorbiert und in das Blut aufgenommen. Ein entscheidendes, wasserabhängiges Regulationssystem, übernehmen die Nieren. Ca. 180 Liter Primärharn werden täglich von der Niere als Primärharn gebildet und davon werden 178-179 Liter wieder rückresorbiert. Diese Aufkonzentrierung ist begrenzt; um beispielsweise die Salze aus 100 ml salzhaltigem Wasser wieder ausscheiden zu können, bedarf die Niere 160 ml Trinkwasser. Hingegen zerstört die Zufuhr von entmineralisiertem Wasser grundlegend sämtliche Stoffwechselleistungen des Körpers. Einen unmittelbaren Einfluss auf die Flüssigkeitsbilanzierung hat das Durstgefühl, da die Speichelproduktion vom Wassergehalt des Körpers abhängig ist.

Funktionsweisen der Nieren im Überblick:

Ultrafiltration des Plasmas	→	hochmolekulare Stoffe, wie Proteine, werden zurückgehalten
Rückresorption von Wasser und gelösten Stoffen in die Blutbahn	→	niedermolekulare Stoffe aus dem Primärharn werden in großem Maße rückresorbiert Sekretion bestimmter Stoffe
in den Harn	→	Substanzen aus dem Gewebe werden mit dem Harn ausgeschieden

Bei verminderter Nahrungsaufnahme sollte die Wasseraufnahme erhöht werden, da sowohl das Wasser aus den Lebensmitteln als auch das anfallende Oxidationswasser dem Körper fehlt. Das Durstempfinden tritt ab einem Wasserverlust von ca. 0,5 % des Körpergewichts auf, d. h. beim Erwachsenen ab einem Mangel von ca. 350 ml. Abweichend hiervon ist das gesteigerte Durstempfinden Diabetes mellitus erkrankter Personen, siehe Kapitel 6.2.2. Bedingt durch die zugrunde liegenden Mechanismen des Transports von Wasser und der Konzentrationseinstellung der Körperflüssigkeiten ist der Wasserhaushalt eng mit dem Elektrolythaushalt verknüpft, siehe auch Kapitel 3.2.3. Die Elektrolytkonzentrationen als Resultat von Wasseraufnahme und -abgabe, Verteilung des Körperwassers auf die Kompartimente, Bildung von Hydrathüllen, intra- und extrazelluläres Wasser (vor allem das Volumen des Blutes), Nieren- und Darmfunktion sowie die gesamte Stoffwechselaktivität und die Wärmeregulation, unterliegen einer komplexen hormonellen und neuronalen Steuerung. Eine zu hohe (positive) Wasserbilanz (Wasserintoxikation) tritt, außer bei Säuglingen und Kleinkindern aufgrund der hohen Ausscheidekapazität der Niere, mit ca. 1 l/h beim gesunden Menschen praktisch kaum auf, eine negative Wasserbilanz kann dagegen rasch zur problematischen Situation der Dehydratation führen.

Symptome des Wasserverlusts im prozentualen Bezug auf das Körpergewicht:

- ab 2 % starke Leistungseinschränkungen
- ab 3 % Speichel- und Harnproduktion eingeschränkt
- ab 5 % beschleunigter Puls und erhöhte Körpertemperatur
- ab 10 % Verwirrungszustände
- ca. 20 % tödlich

Literatur:

DGE et al; Referenzwerte für die Nährstoffzufuhr; 1 Aufl., 3. korr. Nachdruck; Umschau 2008

Frede W., Handbuch für Lebensmittelchemiker; 3. Aufl., Springer, Heidelberg 2010

Trinkwasserverordnung vom 21. Mai 2001; zuletzt geändert durch Artikel 363 der Verordnung vom 31. Oktober 2006; BGBl. I S.2407

Stahl A.; Heseker H.; Wasser; Ernährungs-Umschau 53; 2006; 353-357

Elmfada , Leitzmann C: Ernährung des Menschen; 4. Aufl., Stuttgart 2004

Ernährungs-Umschau, Special Mai; 2010; 72-75

Suter M., Ernährung, Thieme Verlag, 2002

4 Lebensmittelbestandteile mit positiven Effekten

Die positiven Effekte der Grundnahrungsbestandteile sind den vorangegangnen Kapiteln zu entnehmen. Im Folgenden werden Inhaltsstoffe ausgewählter Lebensmittel in Bezug auf mögliche nutritive ernährungsphysiologische Aspekte dargelegt. Sie werden in der Literatur auch als Vitalstoffe bzw. bioaktive Stoffe bezeichnet.

4.1 Sekundäre Pflanzeninhaltsstoffe

Bei Pflanzen wird zwischen Primär- und Sekundärstoffwechsel unterschieden. Produkte des primären Stoffwechsels sind die unterschiedlichsten Kohlenhydrate, Proteine, Fette und Vitamine, die unmittelbar für den Aufbau und Erhalt der Pflanze benötigt werden. Produkte des sekundären Stoffwechsels kommen nur in geringen Mengen vor und erzielen meist eine pharmakologische Wirkung. Die Vielfalt der sekundären Pflanzenstoffe sowie deren Entstehung sind bislang nur ansatzweise erforscht. Für die Pflanzen selbst haben diese Verbindungen unterschiedliche Funktionen, z. B. als Abwehrstoffe gegen Krankheiten und Schädlinge (Schärfe), Farb- und Duftstoffe (etherische Öle, Gewürze) oder als Wachstumsregulatoren. Somit sind diese Verbindungen für das Überleben der Pflanze, der ökologischen Anpassung sowie zur Infekt- und Fraßfeindabwehr notwendig. Die Verwendung dieser Verbindungen ist seit langem, basierend vor allem in Form der Pharmakologie und der Volksheilkunde, bekannt. Es werden ethnologische Studien durchgeführt, um Sekundärmetabolite von Pflanzen zu erforschen, denen eine heilende Wirkung zugewiesen wird. Hierbei muss zwischen erwünscht und unerwünscht wirkenden Verbindungen unterschieden werden. Neben den gesundheitlich toxischen Effekten in Form von Pflanzengiften weisen eine Vielzahl von Sekundärmetaboliten gesundheitsfördernde Wirkungen auf. Hierbei wird der Begriff „gesundheitsfördernd" mit folgenden Eigenschaften belegt: antikanzerogen, antioxidativ, antimikrobiell, verdauungsfördernd, entzündungshemmend, cholesterinspiegelsenkend, immunmodulierend. Mit einer Mischkost werden nach heutigem Forschungsstand täglich ca. 1,5 g sekundäre Pflanzenstoffe aufgenommen.

Einteilung der sekundären Pflanzenstoffe:

Stoffgruppe	Untergruppe	Beispiele
Apocarotinoide		α-Crocetin
Carotinoide	Carotine	α-Carotin, β-Carotin; Lykopin
	Xantophylle	Astaxanthin, Canthaxanthin, β-Crypotoxanthin, Lutein, Zeaxanthin
Glucosinolate		Allylsenföl
Phytoöstrogene	Isoflavonide	Genistein, Daidzein
	Lignane	Secoisolariciresinol; 7-Hxdroxymatairesinol
Polyphenole	Flavonoide	Anthocyane: Nasunin, Cyanidin, Proanthocyanidine
		Catechine: Tannine, Quercitin, Hesperidin; Naringin
		Apigenin
		Luteolin
	Hydroxyzimtsäuren	Kaffeesäure, Ferulasäure
	Phenolsäuren	Ellagsäure, Gerbsäure
Porphyrine		Chlorophylle
Isoprenoide	Terpene	Anethol, Campher, Fenchon, (Saponine*)
	Phytosterine	Brassicasterin, Campesterin, Stigmasterin, Sitosterin
		Avenasterin
Sulfide		Allicin

* Saponine: Bislang sind in der Literatur die Saponine der Lebensmittel (grüne Stellen von Kartoffeln und Tomaten sowie gekeimte Kartoffeln) als toxische Substanz beschrieben worden. (s.a. Kapitel 5.1 Bestandteile natürlicher Herkunft; Pflanzentoxine). In der neueren Literatur werden für diese Verbindungen „mögliche antikanzerogene und antibiotische Gesundheitseffekte" in Aussicht gestellt.

Einige dieser Verbindungen können bereits sensorisch wahrgenommen werden:

Carotinoide	in allen rot-gelben Gemüsearten
Chlorophyll	in grünem Blattgemüse, Erbsen etc.
Anthocyane	in Rotkohl oder blauen Weintrauben
Allylsenföle/Sulfide	stechender Geruch von Zwiebeln, Schalotten, Schnittlauch, Porree, Kresse, Rettich, Kohlgewächse, Papaya
Terpene	Duftstoffe von Zitrusfrüchten, Kräutern, typischer Geschmack des Kümmels
Polyphenole	Schärfe des Chilis und Paprikas (Capsaicin)
Glucosinolate	typischer aromatischer Geschmack von Kresse, Senf, Rettich, Kohlarten

Zu beachten ist, dass die Bioverfügbarkeit der sekundären Pflanzenstoffe von der Matrix abhängig ist. So konnte eine annähernd 100 %ige Bioverfügbarkeit von Isothiocyanat für Würzmittel und Senf nachgewiesen werden; 5 g Senf erzielten die gleiche Isothiocyanatkonzentration im Urin wie 150 g roher Weißkohl bzw. 450 g gekochter Weißkohl.

Sekundäre Pflanzenstoffe und relative Bioverfügbarkeit für den Menschen, Grundlage DGE 2004:

Verbindungs-	Lebensmittel			Bioverfügbarkeit		
klasse	nativ	erhitzt	unerhitzt	hoch (>15 %)	mittel (3-15 %)	niedrig (<3 %)
Carotinoide		x		x		
Carotinoide			x			x
Glucosinolate	x			x		
Phytosterine	x				x	
Phenolsäuren	x				x	
Flavonoide	x			x		
Anthocyane	x					x
Flavone	x					x
Phytoöstrogene	x			x		
Monoterpene	x			x		
Saponine	x					x
Sulfide	x			x		

Carotinoide

Die möglichen positiven Gesundheitseffekte werden für die Carotinoide laut DGE, Ernährungsbericht 2004 und 2008 wie folgt beschrieben:

- senken das Risiko für bestimmte Krebserkrankungen
- senken das Risiko für Herz-Kreislauf-Krankheiten
- antioxidativ wirksam
- beeinflussen das Immunsystem
- senken das Risiko für altersbedingte Augenerkrankungen
- entzündungshemmende Wirkung

Eine Risikominimierung der altersbedingten Makuladegeneration (AMD) durch eine hohe Zufuhr von Zeaxanthin und Lutein konnte nicht übereinstimmend festgestellt werden. Weitere Studien sind laut Ernährungsbericht 2008 notwendig.

Apocarotinoid

Crocetin
Crocetin, Carotinoiddicarboxylsäure, wird teilweise zu den Carotinoiden gezählt Es ist eine Polycarbonsäure mit 7 konjugierten trans-Doppelbindungen und gehört als oxidatives Abbauprodukt zu den Apocarotinoiden. Hauptcarotinoid des Safrans, kommt dort mit der Gentiobiose verestert als Crocin (Crocus-Arten) vor.

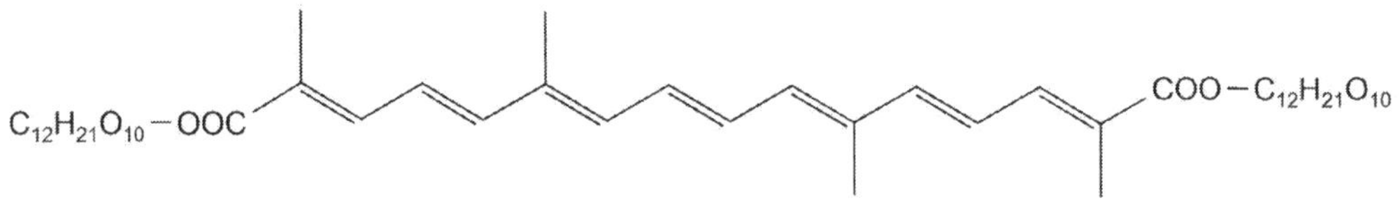

$C_{12}H_{21}O_{10}-OOC$ … $COO-C_{12}H_{21}O_{10}$

α-Crocetin

Carotinoide

Carotinoide sind pflanzliche Farbstoffe; einige von ihnen besitzen eine Vit-A-Aktivität, indem sie im Körper zu Retinol umgewandelt werden. Sie sind fettlöslich, folglich richtet sich die Aufnahme nach dem Fettgehalt der Nahrung und deren Zubereitungsart.
Im Gegensatz zu den ausschließlich Kohlenwasserstoff enthaltenen Carotinen wie α-Carotin, β-Carotin, Lycopin, sind die zur Gruppe der Xantophylle gehörenden Carotinoide sauerstoffhaltig.

Untergruppe – Carotine

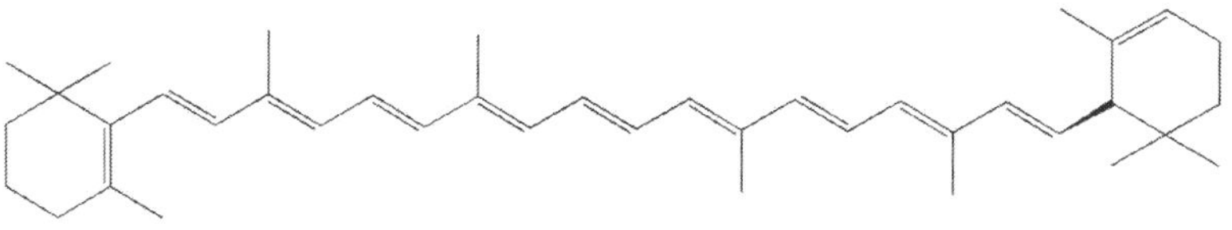

α-Carotin

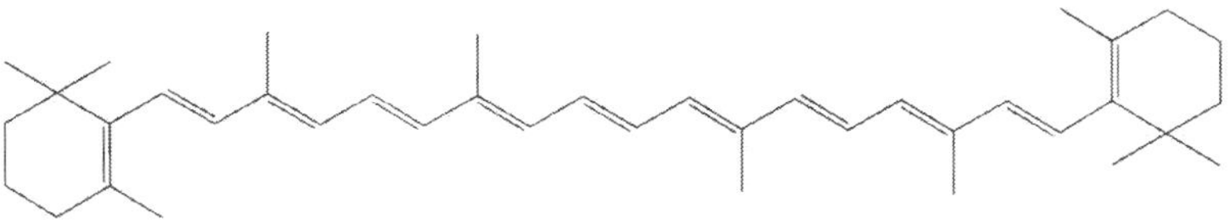

β-Carotin

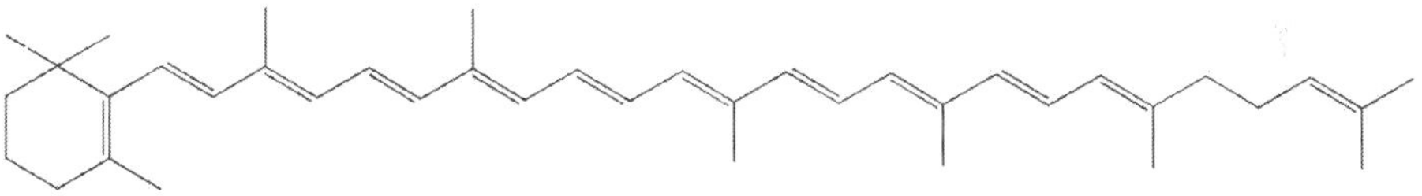

γ-Carotin

Die höchste Vit-A-Aktivität weist β-Carotin auf, darüber hinaus hat diese Verbindung eine antioxidative Wirkung. In Form von hochdosierten Supplementen wird seitens des Ernährungsberichtes 2008 für β-Carotin auf ein erhöhtes Krebsrisiko bei Rauchern und Asbestarbeitern hingewiesen.

Lycopin

Lycopin gehört zu den Carotinoiden, besitzt aber an den Molekülenden keine geschlossenen Ringe. Es ist hitzestabil und kommt in Lebensmitteln überwiegend in Tomaten, mit ca. 3mg/100 g, des Weiteren in Grapefruits, Guaven und Wassermelonen vor. Lycopin besitzt keine pro-Vitamin-A-Aktivität, es ist als Farbstoff E160d laut Zusatzstoffzulassungs-VO zugelassen.

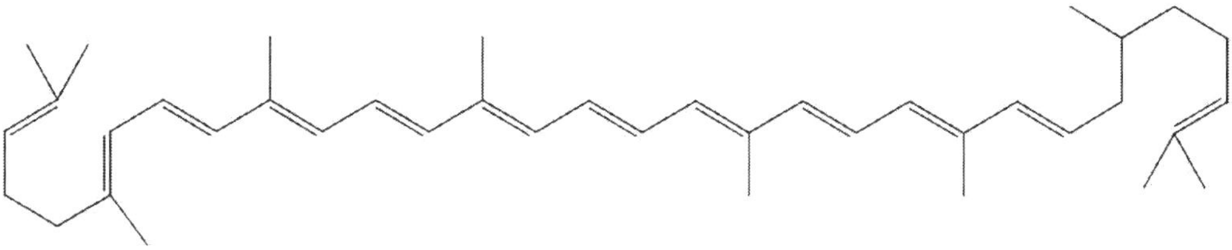

Lycopin

Die derzeitige Datenlage grenzt die bislang ausschließlich als positiv beurteilte physiologische Wirkung dieses Sekundärmetabolits ein. Bisher schien es erwiesen, dass Lycopin als Antioxidans wirksam sei und aufgrund von Tierversuchen antikanzerogene Eigenschaften habe. Die Arbeitsgruppe De Spirt, Lutter, Wagener und Stahl der Heinrich-Heine-Universität Düsseldorf hat in einer Gegenüberstellung von in-vivo und in-vitro- Untersuchungen differente Wirkungsmechanismen gefunden. So wurde bei in-vitro-Untersuchungen festgestellt, dass die Bildung von reaktiven Sauerstoffspezies, nach einer UV-Exposition isolierter Hautfibroblasten, sich durch die Behandlung mit Lycopin erhöhte. Des Weiteren wurde eine vermehrte zelltoxische Wirkung festgestellt.

Eine abschließende Beurteilung dieser Substanz bedarf der weiterführenden vergleichenden Studien.

Bezüglich der Primärprävention des Lycopins gegenüber Prostatakrebs können zum derzeitigen Forschungsstand keine schlüssigen eindeutigen Aussagen getroffen werden. Studien zeigen, dass Lycopin als Einzelsubstanz nicht für die protektive Wirkung von Gemüse und Obst verantwortlich ist, sondern lt. DGE Ernährungsbericht von 2012, „ die mit der Matrix assoziierten Tomateninhaltsstoffe eine wichtige regulatorische Rolle“ einnehmen, die sogar „vor negativen Wirkungen des isolierten Lycopins schützen.“

Untergruppe – Xanthophylle

In Pflanzen überwiegend vorkommend in Grünkohl (20 mg /100 g), Spinat (10 mg /100 g), Brokkoli und Salat; Obst weist wesentlich geringere Mengen auf. Die Verbindungen sind in tierischen Fettgeweben von Fischen und Geflügel enthalten, sowie im Eigelb. Astaxanthin ist der farbgebende Bestandteil von Schalen- und Krustentieren. Futtermittel insbesondere für Hühner und Lachse enthalten Pigmente verschiedener Xanthophylle, und erzielen neben dem farbverstärkenden Effekt eine Anreichung mit diesen Verbindungen für die aus ihnen herzustellenden Produkte. In der Lebensmittelindustrie sind einige Xantophylle als Farbstoffe zugelassen (E 16 a-g). Xantophylle sind hitzeempfindlich. Zu ihnen zählen: Astaxanthin, Canthaxanthin, β-Cryptoxanthin, Lutein und Zeaxanthin.

Astaxanthin

Astaxanthin, 3,3´-Dihydroxy-4,4´-diketo-b-carotin wird aufgrund des Vorkommens in einigen höheren Pflanzen und Algen zu den pflanzlichen Sekundärstoffen gezählt, obwohl es ein typisch tierisches Carotinoid ist und überwiegend in Fischen, Krebs- und Weichtieren vorkommt. Die Verbindung weist keine Pro-Vitamin-Wirkung auf; es werden jedoch antioxidative und immunmodulierende Eigenschaften beschrieben.

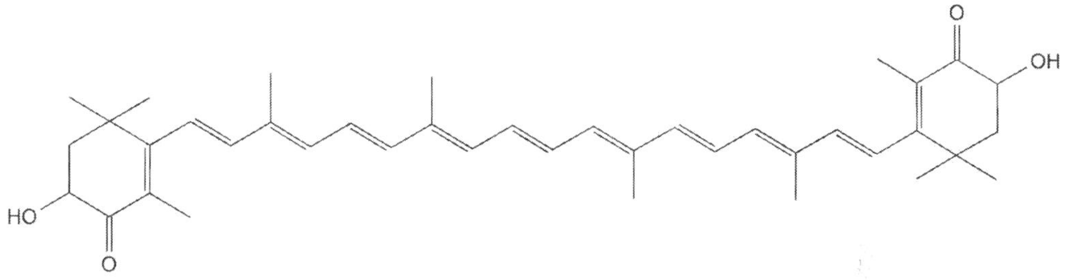

Astaxanthin

Canthaxanthin

Canthaxanthin (E 161 g, ADI: 0,05 mg), 4,4´-dioxo-b-carotin, ist ein orangeroter bis roter, fettlöslicher Farbstoff, der lediglich für „Saucisses de Strasbourg", eine französische Wurstspezialität, eingesetzt werden darf. Die Verbindung wird als Pigmentzusatz bei Futtermitteln für die Lachszucht und Hühnereiproduktion verwendet und führt zu einer Farbintensivierung des Eidotters bzw. des Lachsfleisches. Hohe Gehalte sind folglich in Lachs- und Lachsforellen (50–200 mg/100 g) enthalten; als sekundärer Pflanzenstoff kommt die Verbindung überwiegend in Pfifferlingen vor.
Die Verbindung hemmt die Lipidperoxidation, besitzt jedoch keine Provitamin-A-Aktivität.

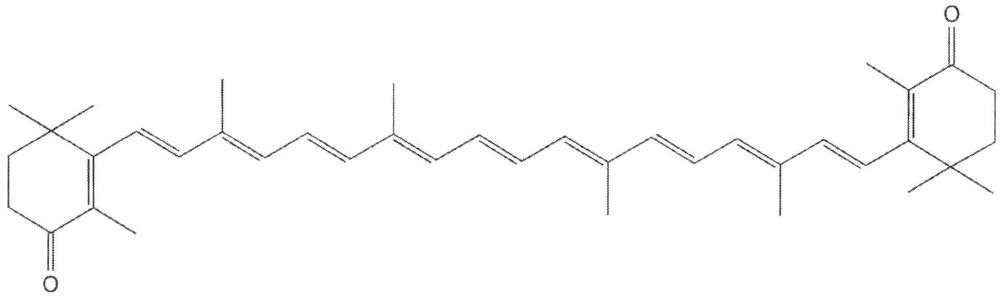

Canthaxanthin

β-Cryptoxanthol

β-Cryptoxanthol ist ein gelb-orangefarbenes Carotinoid mit Provitamin-A-Aktivität. Diese Verbindung kommt in grünen Blättern, in Weizenkeimöl, Paprika und orangefarbenem Obst (Mandarinen, Orangen, Papaya, Nektarinen, Pfirsichen, Sanddornbeeren) vor.

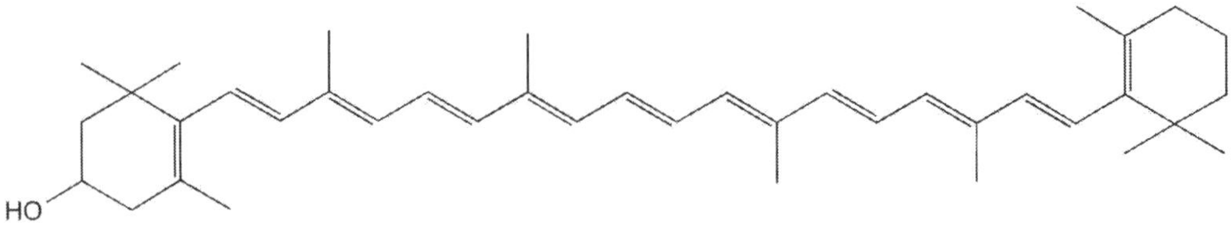

β-Cryptoyanthol

Lutein, (E 161 b)

Lutein ist eine gelb-orangefarbene Verbindung, die häufig zusammen mit Zeaxanthin vorgefunden wird. Sie weist keine Provitamin-A-Aktivität auf. In der Natur ist die Verbindung enthalten in grünen Blättern, gelben Blüten und Algen. Sie ist Hauptfarbstoff des Eidotters. Die Verbindung wird als Farbstoff E 161 b (aus Eigelb) vor allem in der Back- und Süßwarenindustrie verwendet. Ernährungsphysiologisch hemmt Lutein als Antioxidans die Lipidperoxidation.

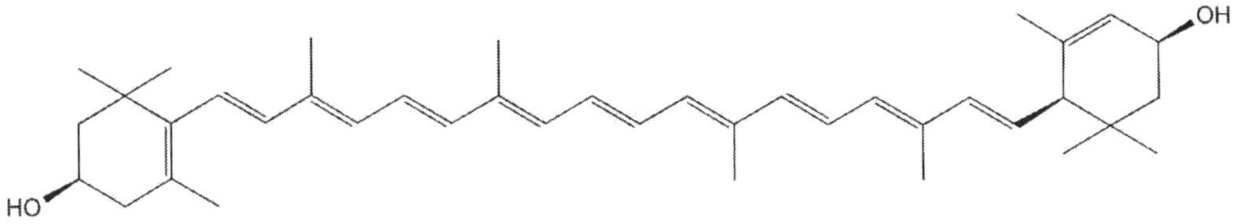

Lutein

Zeaxanthin

Zeaxanthin, all-trans-b-carotin-3,3´-diol, gelb-orangefarbenes Carotinoid, besitzt keine Provitamin-A-Aktivität und wurde erstmals als Farbstoff des Mais (Zea mays) isoliert. Außerdem enthalten in Gerste, Safran, Pilzen, grünem Gemüse und im Eidotter.

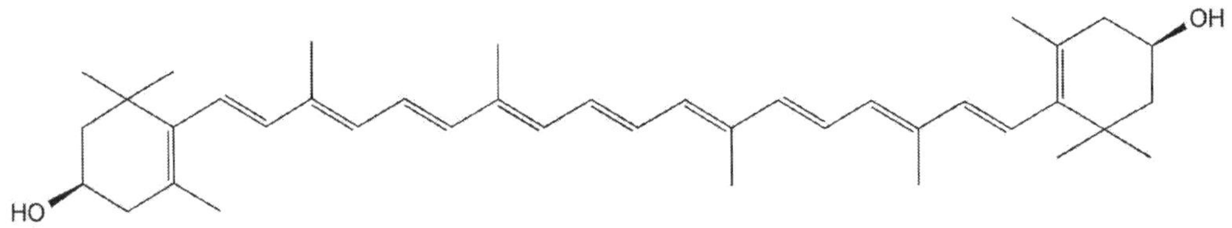

Zeaxanthin

Glucosinolate

Die möglichen positiven Gesundheitseffekte werden für die Glucosinolate laut DGE, Ernährungsbericht 2004 und 2008 wie folgt beschrieben:

- senken das Risiko für bestimmte Krebserkrankungen
- beeinflussen das Immunsystem
- antibiotisch wirksam
- antioxidativ wirksam

Allylsenföl
Allylisothiocyanate entstehen durch enzymatischen Abbau von Glucosinolaten mit einer Allylseitenkette. Die Thioglycoside sind charakteristisch für das Aroma verschiedener Cruciferen. Sie haben einen stechenden Geruch und scharfen Geschmack, wie beispielsweise das beim Abbau des Senfölglycosids Sinigrin, mittels des Enzym Myrosinase, entstehende Allylsenföl. Dieses pflanzliche Fett ist typisch für die Brassicaarten schwarzer und weißer Senf (Brassica nigra und Sinapis alba) sowie für Meerrettich, Kohl, und Kresse.

$H_2C{=}CH{-}CH_2{-}N{=}C{=}S$ Allylsenföl

Studien weisen darauf hin, dass für die gesundheitsfördernden Effekte dieser sekundären Pflanzenstoffe möglicherweise eine Wechselwirkung der Glukosinolate mit dem menschlichen Hormonstoffwechsel verantwortlich ist; dies scheint in einer vergleichend durchgeführten Studie an gesunden und brustkrebserkrankten Frauen belegbar zu sein. Es wird laut Ernährungsbericht allerdings darauf hingewiesen, dass zukünftig für repräsentative Verzehrserhebungen Biomarker verwendet werden sollen. In Bezug auf Lungenkrebs konnte eine vom Genotyp abhängige Risikosenkung bei hohem Gemüseverzehr festgestellt werden. Lt. Ernährungsbericht 2012 existiert „eine inverse Assoziation zwischen Glucosinolatzufuhr und dem Risiko für Prostata-, Lungen-, und Dickdarmkrebs“ in Abhängigkeit genetischer Faktoren.

Phytoöstrogene

Die möglichen positiven Gesundheitseffekte werden für Phytoöstrogene laut DGE, Ernährungsbericht 2004 und 2008 wie folgt beschrieben:

- senken das Risiko für bestimmte Krebserkrankungen
- antioxidativ wirksam
- beeinflussen das Immunsystem
- protektive Wirkung auf den Knochenstoffwechsel

Phytoöstrogene sind pflanzliche Verbindungen, die im menschlichen Körper ähnliche Wirkungen entfalten wie die körpereigenen Östrogene. Sie interagieren mit den

menschlichen Östrogenrezeptoren und können infolgedessen die körpereigenen Hormone nachahmen oder blockieren.
Eine mögliche positive Wirkung auf den Knochenstoffwechsel und damit auf eine Zunahme der Knochendichte konnte abschließend nicht eindeutig festgestellt werden. Weitere Studien sind notwendig.

Untergruppe – Isoflavonoide

Die isoflavonoiden Verbindungen wie Genistein und Diadzein kommen überwiegend in Sojabohnen und folglich in deren Produkten vor, siehe ergänzend nachfolgende Tabelle. Sie sind i.d.R. glykosidisch gebunden und werden bei Verzehr durch die Darmbakterienflora aufgespalten. Die jeweiligen Aglykone werden analog der Biotransformation I metabolisiert, anschließend absorbiert und in der Leber, entsprechend der Biotransformation II mit Glucoronsäure konjugiert. Ein kleiner Anteil wird – in Form von Sulfaten bzw. Sulfoglucoronide – an Schwefel gebunden und ausgeschieden; eine Zirkulation im enterohepatischen Kreislauf konnte nachgewiesen werden. Die Studienergebnisse sind lt. Ernährungsbericht 2008 und 2012 different. Bzgl. Prostatakrebsrisiko ist, bei moderater Zufuhr von Sojaflavonen (82mg/d), die Aussage invers. Das Brustkrebsrisiko verringert sich durch hohe Isoflavonzufuhr bei asiatischen, nicht aber europäischen und amerikanischen Frauen; eine Aufnahme von 16,3mg/d Isoflavon verringert das Sterblichkeitsrisiko auch amerikanischer Frauen. Präventive Wirkungen von Phytoöstrogen-Kombinationen werden derzeit erwartet.

Lebensmittel	mg/kg Frischgewicht	
Verbindung	Genistein	Daidzein
Sojabohnen	729	546
Tofu	166	76
Sojamilch	26	18
Mung-Bohnenkeime	1.902	745
Miso	376	266
Erdnüsse	0,077	0,158
Haselnüsse	0,055	0,185

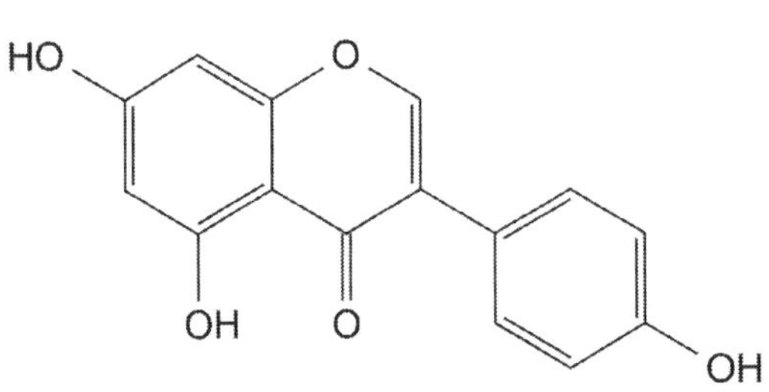

HO O OH O OH

Genistein

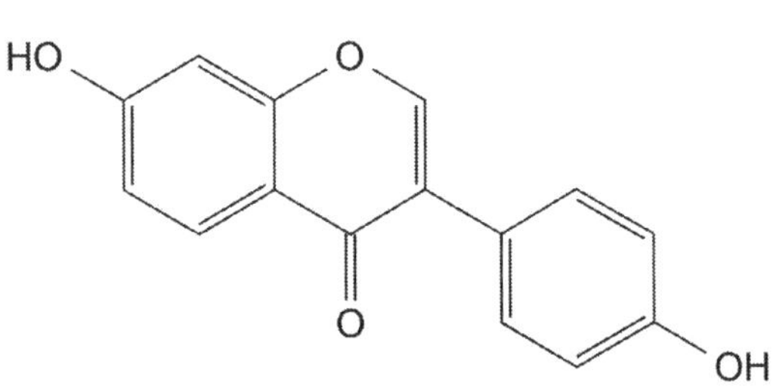

HO O O OH

Daidzein

Untergruppe – Lignane

Sie sind Ausgangsverbindungen für die Bildung des Zellwandbestandteils Lignin. In pflanzlichen Nahrungsmitteln weisen Leinsamen die höchste Lignankonzentration auf. Des Weiteren befinden sie sich vermehrt in der Aleuronschicht (Randschicht) des Getreides. Laut dem Ernährungsbericht 2008 der DGE wird ihnen eine antikanzerogene Wirkung zugesprochen. Es konnte ein verringertes Krebserkrankungsrisiko für Dickdarmkrebs und Brustkrebs festgestellt werden. Darüber hinaus konnte für Lungen-, Prostata- und Gebärmutterschleimhautkrebs durch hohe Lignan- und Isoflavonzufuhr ein signifikant verringertes Erkrankungsrisiko ermittelt werden.
Lt. aktuellem Ernährungsbericht 2012 belegen drei Studien eine signifikante Verringerung der Brustkrebssterblichkeitsrate bei einer Lignanzufuhr von > 257 µg/Tag. Weitere Studien, insbesondere in Bezug auf die Flavonquelle, müssen vertieft werden.

Lignane	Secoisolariciresinol 7-Hxdroxymatairesinol	Leinsamen, Kürbiskerne Vollkornbrot

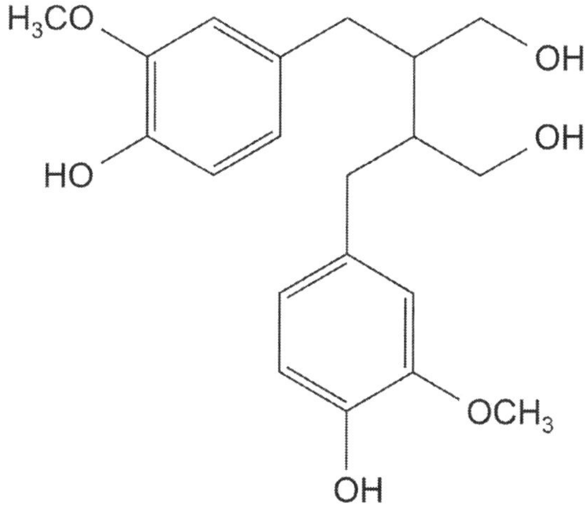

Secoisolariciresinol

Lignine	Lignin	Vollkorn, Weizenkleie

Lignine kommen überwiegend als Holzstoffe in der Natur vor. Im Lebensmittelbereich kommen geringe Anteile ligninifizierten Gewebes in den Randschichten von Getreidekörnen vor. Lignin gehört zu den Nicht-Kohlenhydrat-Ballaststoffen und zu den unlöslichen Ballaststoffen, da sie von den menschlichen Dickdarmbakterien kaum angegriffen werden. Es sei darauf hingewiesen, dass neben den positiv beschriebenen gesundheitsfördernden Effekten im Tierversuch Fertilitätsstörungen beobachtet wurden; von daher ist bei dem derzeitigen Forschungsstand auf die Dosierung zu achten.

Polyphenole

Nachfolgend eine Einteilung dieser Verbindungen und deren Vorkommen :

Substanzklasse	Beispiel	Vorkommen
Phenole	Catechol	Zwiebeln
Phenolsäure	Ellagsäure	Walnüsse, Brombeeren,
	Gerbsäuren	Trauben, grüner und schwarzer Tee
Hydroxyzimtsäure	Kaffeesäure	Kaffee, Kopfsalat
	Ferulasäure	
Flavonoide		
Flavonole	Quercitin	gelbe Zwiebeln, Grünkohl, Äpfel
Anthocyane	Nasunin	Auberginen
Isoflavonoide	Genistein	Sojabohnen

Im Ernährungsbericht 2008 zeigen Ergebnisse aus Fall-Kontroll-Studien ein verringertes Brustkrebsrisiko bei erhöhter Zufuhr von Flavonoiden. Eine signifikante Risikosenkung trat bereits bei einer Flavonoidmenge, die mit einem Apfel oder grünem Tee aufgenommen wurde, ein. Ebenso konnte ein verringertes Dickdarmkrebsrisiko ermittelt werden. Die blutdruck- und thromboserisikosenkende Wirksamkeit insbesondere des Quercitins ist im Folgenden näher erläutert. In-vitro-Studien weisen außerdem auf entzündungshemmende Eigenschaften hin; in Tierversuchen konnte eine Steigerung kognitiver Fähigkeiten beobachtet werden.

Untergruppe- Flavonoide

Die möglichen positiven Gesundheitseffekte werden für Flavonoide laut DGE, Ernährungsbericht 2004 und 2008, wie folgt beschrieben:

- senken das Risiko für bestimmte Krebserkrankungen
- senken das Risiko für Herz-Kreislauf-Krankheiten
- antioxidativ wirksam
- blutdrucksenkende Wirkung
- entzündungshemmende Wirkung
- beeinflussen das Immunsystem
- antibiotisch wirksam
- neurologische Wirkungen (pos. Einfluss auf kognitive Fähigkeiten)

Flavone (flavus = gelb)
Flavone, Gruppe der Flavonoide; sie kommen hauptsächlich in Doldengewächsen vor wie beispielsweise in Sellerie, Pastinaken, ebenso in verschiedenen Kräutern wie Rosmarin und Thymian.

Die chemischen Strukturen dieser Verbindungen leiten sich alle vom Flavonoidgrundgerüst ab.

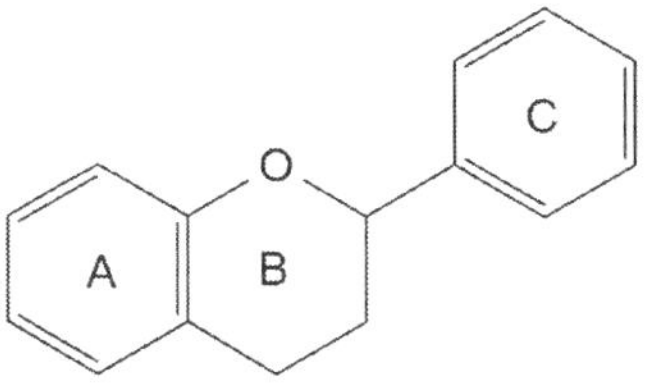

Flavonoidengrundgerüst

Die flavonoiden Verbindungen lassen sich in folgende Klassen einteilen:

Klasse	Beispiele
Flavane	Catechine, Tannine
Flavanone	Hesperidin, Neohesperidin, Naringin
Flavone	Apigenin, Luteolin
Flavonole	Quercitin, Kämpferol

Flavonoide können aus ihren phenolischen OH-Gruppen Wasserstoffatome abspalten und sind dadurch befähigt, reaktive Sauerstoffspezies abzufangen; ebenso wirken sie antioxidativ, indem sie Chelate mit Übergangsmetallen wie beispielsweise Fe[II]-Ionen bilden können. Weiterhin hemmen sie prooxidative Enzyme wie Lipoxygenase und Xanthin-Oxidase und wirken stabilisierend auf Vit-C. Im Tierversuch vermögen einige dieser Verbindungen das Wachstum von Krebszellen zu verringern; in Humanstudien konnten antimikrobielle und antivirale Wirkungen beobachtet werden. Einige Flavonoide weisen eine antithrombotische und blutdrucksenkende Wirkung auf und könnten somit das Risiko für Herz-Kreislauf-Erkrankungen senken. Die exakten biochemischen Stoffwechselwege sind derzeit noch nicht endgültig nachvollzogen worden. So ist noch ungeklärt, ob die flavonoiden Verbindungen selbst für die genannten Stoffwechseleinflüsse verantwortlich sind, oder deren, durch die intestinale Mikroflora des Verdauungstraktes, gebildeten Abbauprodukte.
Lt. aktuellem Ernährungsbericht 2012 lässt sich ein präventives Potential von Flavonoiden vermuten; eine eindeutige Bewertung ist aber aufgrund der bisherigen Datenlage noch nicht möglich.

Anthocyane

Diese Gruppe von Verbindungen, von denen zurzeit ca. 250 bekannt sind, zeichnen sich durch ihre wasserlöslichen blauen, roten oder violetten Farbstoffe aus. Meist liegen sie in glykosidisch gebundener Form vor. Durch Säuren oder glykosidspaltende Enzyme werden die Verbindungen in die betreffenden Zucker und die eigentliche Farbstoffkomponente gespalten. Sie werden als antioxidativ und antimutagen beschrieben. Aufgrund der Anzahl der im Molekül gebundenen OH-Gruppen am 2-ständigen Phenylkern des 2-Phenylbenzopyrans erfolgt die Unterscheidung in die drei Substanzklassen: Pelargonidin, Cyanidin, Delphinidin; siehe Strukturformel.

$R_1 = R_2 = H$	Pelargonidin
$R_1 = OH; R_2 = H$	Cyanidin
$R_1 = R_2 = OH$	Delphinidin

$R_1 = R_3 = H, R_2 = OH$: Pelargonidin

$R_1 = R_2 = OH, R_3 = H$: Cyanidin

$R_1 = R_2 = R_3 = OH$: Delphinidin

Anthocyane

Sie kommen in Früchten, Blüten und Blättern vor und dienen zum Teil als natürliche Farbstoffe bei der Lebensmittelherstellung. Überwiegend verwendet wird Oenocyanin analog E 163, gewonnen aus dem Pressrückstand roter Weintrauben.

Lebensmittel	Gehalt mg/100 g Frischgewicht
Brombeeren	83-326
Heidelbeeren	25-495
Kirschen	350-450
blaue Weintrauben	30-750
Auberginen	750
Rotkohl	25
Holunderbeere	200-1000

Cyanidin, Proanthocyanidine
Diese Sekundärmetaboliten gehören zur Gruppe der Anthocyanidine und kommen in der Natur ausschließlich in glykosidisch gebundener oder mit Phenolsäure veresterter Form vor, wie beispielsweise Nasunin in Auberginen.

Catechine
Diese Verbindungen befinden sich bevorzugt in den Blättern des grünen Tees; sie machen 30-40 % des Trockengewichts aus, und bestehen überwiegend aus Epigallocatechingallaten.
Schwarzer Tee hingegen enthält 3-10 % des Trockengewichts an diesen Verbindungen, da bei dem in der Teeherstellung zwischengeschalteten Fermentierungsprozess die Catechine in Theaflavine und Thearubigene überführt werden, die ihrerseits charakteristisch für Aroma und Farbgebung des Produkts sind. In schwarzem Tee kommen hauptsächlich die Verbindungen Epigallocatechingallate und Epicatechingallate vor. Des Weiteren sind sie in Früchten enthalten, beispielsweise in Äpfeln und Birnen; dort bevorzugt in der Schale. Schokolade, insbesondere Sorten mit hohem Kakaoanteil, enthält ebenfalls bedeutende Mengen dieser Verbindungsklasse; Epicatechin ist hierin mengenmäßig am stärksten vertreten. Kondensationsprodukte der Catechine bilden eine Gruppe der Gerbstoffe, die Proanthocyanidine (kondensierte Tannine).

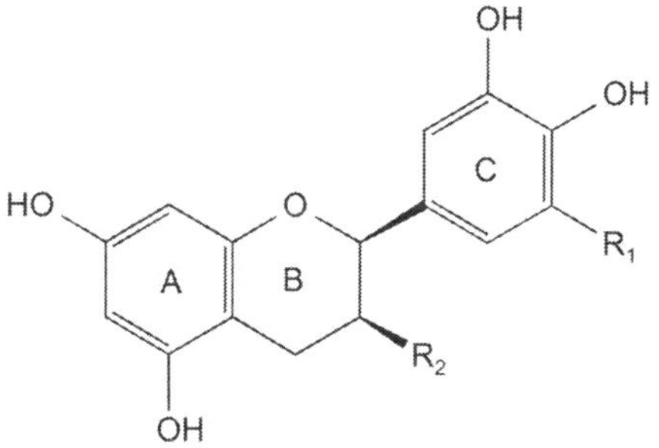

Catechingrundgerüst

	R_1	R_2
Epicatechin	H	OH
Epigallocatechin	OH	OH
Epicatechin-Gallat	H	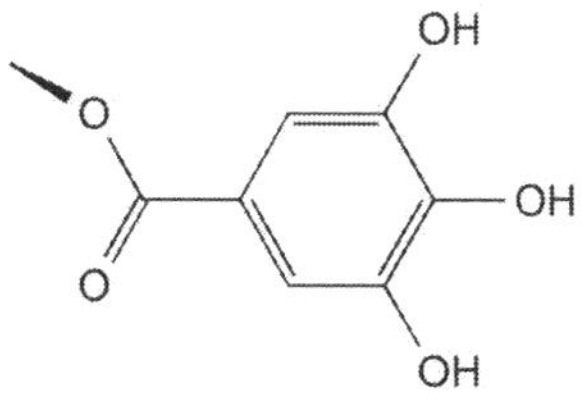
Epigallocatechin-Gallat	OH	

Nachfolgend eine Übersicht von Catechingehalten ausgewählter Lebensmittel:

Lebensmittel	Gesamtcatechin mg/kgFrischgewicht Gesamtcatechin mg/l Getränk
Äpfel (mit Schale)	71-115 (sortenabhängig)
Äpfel (ohne Schale)	51- 96 (sortenabhängig)
Aprikosen	110
Dicke Bohnen (Saubohnen, Ackerbohnen), gekocht	493
Blaue Trauben	204
Weiße Trauben	39
Süßkirschen	117
Dunkle Schokolade (54 % Kakaoanteil)	460-610
Milchschokolade (34 % Kakaoanteil)	84-153
Schwarzer Tee (Aufguss aus 2,3 g Teeblättern/150 ml Wasser)	ca. 500
Grüner Tee (Aufguss aus 2,3 g Teeblättern/150 ml Wasser)	ca. 1.800

Zahlreiche Studien belegen, dass Catechine aus grünem Tee die Tumorentstehung in allen Stadien hemmen können und demnach zu den antikanzerogenen Verbindungen gezählt werden.
Lt. aktuellem Ernährungsbericht kann mit „steigender Catechinzufuhr ein verringertes Hypertonierisiko festgestellt werden."

Tannine
Tannine sind Gerbstoffe, Gerbsäuren aus der Gruppe der Polyphenole (Polyhydroxyphenole). Die Verbindungsklasse lässt sich einteilen in hydrolysierbare (bestehend aus mehreren kondensierten Phenolsäuren, darunter sehr oft die Gallussäure und die Ellagsäure) und nicht hydrolysierbare Tannine, bestehend aus kondensierten Catechinen. Letztere werden auch als Proanthocyanidine bezeichnet. Aufgrund ihrer phenolischen Hydroxylgruppen wirken sie sauer und werden diesbezüglich als Gerbsäuren bezeichnet. Sie wirken adstringierend und weisen einen herben Geschmack auf. Sie kommen u. a. vor in Getreide, Hülsenfrüchten, Äpfeln, Bananen, Brombeeren, Preiselbeeren, Trauben, Pfirsichen, Birnen, Pflaumen, Himbeeren und Erdbeeren, in schwarzem Tee und Rotwein.

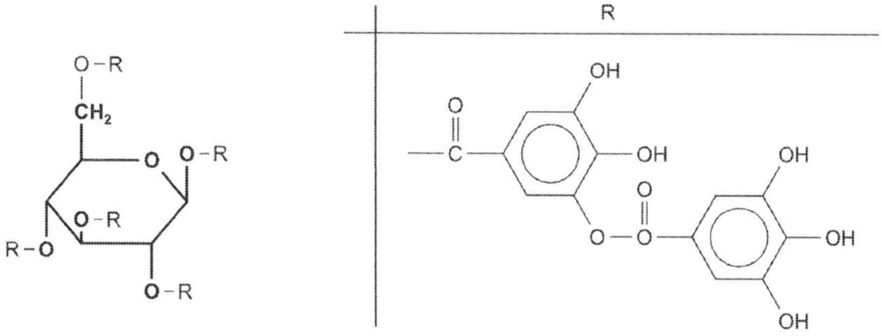

Hydrolysierbares Tannin

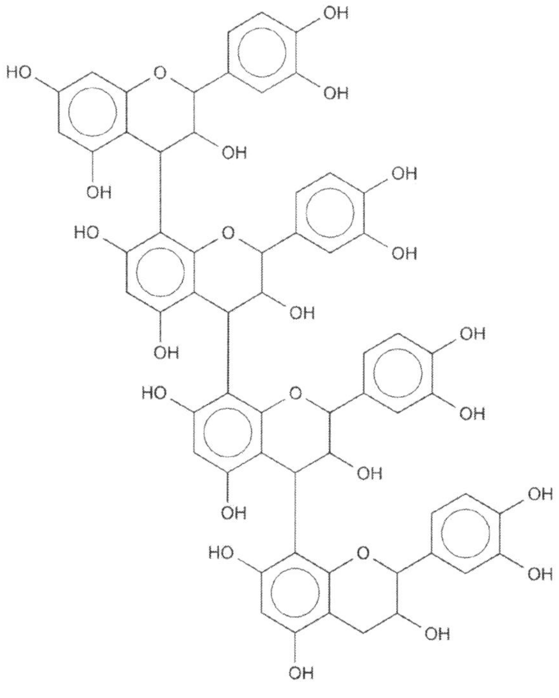

Kondensiertes Tannin

Ihre Wirkungsweise im menschlichen Organismus ist different; so wird durch Studien sowohl eine gesundheitsfördernde Wirkung als auch eine antinutritive Eigenschaft beschrieben. Zu den positiv zu bewertenden Eigenschaften zählen antimutagene, antikanzerogene und antimikrobielle Wirkungen. Andererseits beeinträchtigen sie, da sie im Körper komplexe Verbindungen mit Proteinen und Verdauungsenzymen bilden, die Bioverfügbarkeit von Vitaminen und Mineralstoffen. Eine Verringerung der Eisenresorption kann einen Mangel dieses Minerals nach sich ziehen. Lebensmitteltechnologisch werden Tannine als Flockungsmittel für Fruchtsäfte und Wein verwendet. Hierbei bewirken sie die grobflockige Ausfällung von kolloidalen Trübungen und werden abschließend abfiltriert.

Quercitin

Quercitin, 3,3',4',5,7-Pentahydroxyflavon, ist der Hauptvertreter der flavonoiden Verbindungen in der Nahrung, und kommt in Rinden, Schalen vieler Obst- und Gemüsearten, in Blättern und Blüten vor. Bei der Lebensmittelverarbeitung gehen sowohl durch den Kochvorgang als auch durch Entfernung der Schalen, wie beispielsweise bei Äpfeln beachtliche Gehalte dieser Verbindung verloren. Das Anbraten in Fett führt hingegen nur zu geringeren Verlusten.

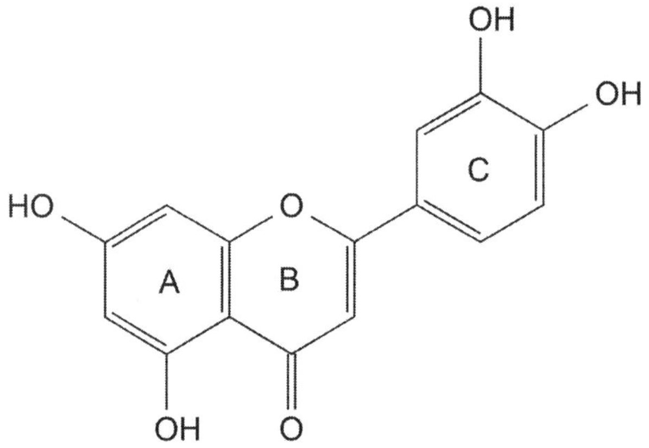

Quercitin

Nachfolgend eine Übersicht des Quercitingehalts ausgewählter Lebensmittel.

Lebensmittel	Quercitingehalt in mg/kg Frischgewicht Quercitingehalt in mg/l Flüssigkeit
Zwiebeln	185-330
Grünkohl	110
Grüne Blattsalate	95
Grüne Bohnen	40
Broccoli	30
Äpfel (mit Schalen)	36
Birnen (mit Schalen)	6,4
Erdbeeren	8,6
Weintrauben (grün, blau)	12-15
Aprikosen	25
Süßkirschen	15
Rote Johannisbeeren	13
Pflaumen	9
Schwarzer Tee	17
Traubensaft	4,4
Rotwein	8

Für Quercitin scheint eine antioxidative und antimikrobielle Wirkung erwiesen. In vitro hemmt die Verbindung selektiv die Aktivität der prooxidativen Lipoxygenasen. Des Weiteren wird davon ausgegangen, dass es die Insulinausschüttung erhöht und infolgedessen den Blutglucosespiegel senkt. Im Tierversuch inhibiert Quercitin die Tumorpromotion in der Haut.
Die biochemische Wirkungsweise von Quercitin wird wie folgt beschrieben:

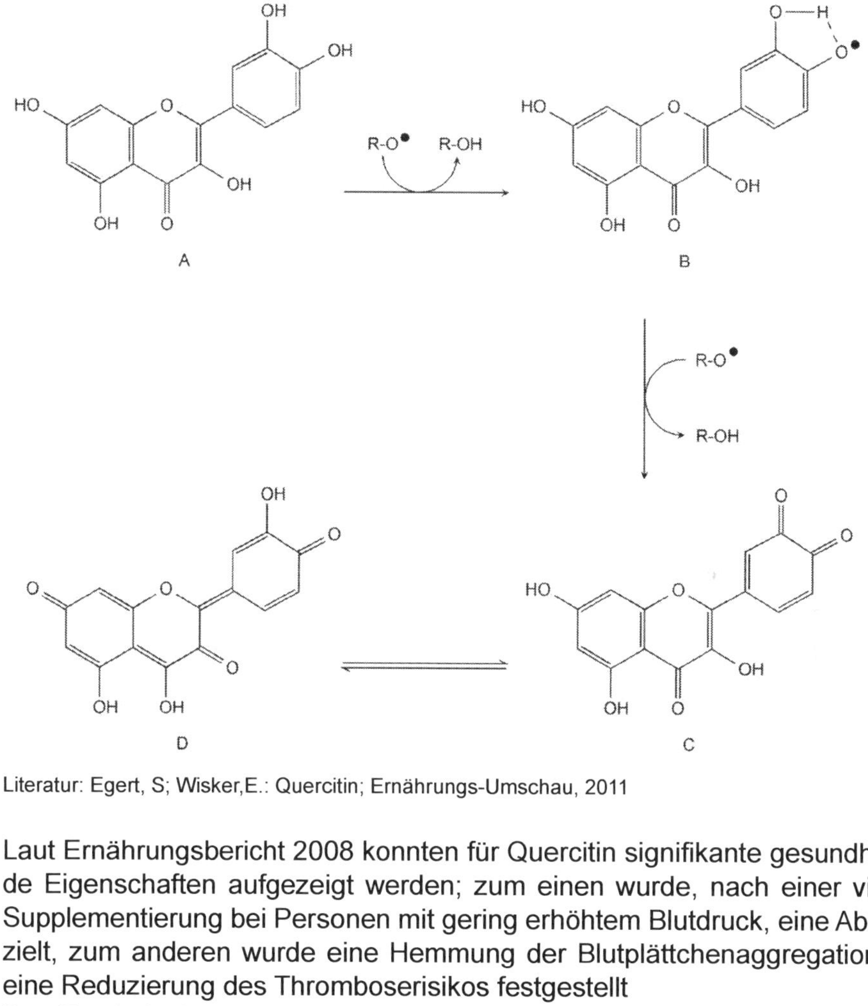

Literatur: Egert, S; Wisker,E.: Quercitin; Ernährungs-Umschau, 2011

Laut Ernährungsbericht 2008 konnten für Quercitin signifikante gesundheitsfördernde Eigenschaften aufgezeigt werden; zum einen wurde, nach einer vierwöchigen Supplementierung bei Personen mit gering erhöhtem Blutdruck, eine Absenkung erzielt, zum anderen wurde eine Hemmung der Blutplättchenaggregation und somit eine Reduzierung des Thromboserisikos festgestellt
Das Ergebnis des Ernährungsberichts 2012 weist für Personen mit leichter Hypertonie bzw. Metabolischem Syndrom, bei vierwöchiger Quercetinsupplementation, eine signifikante Absenkung des Blutdrucks auf:
730 mg/Tag systolischer Blutdruck: -4,0 mm Hg
150 mg/Tag systolischer Blutdruck: -2,9 mm Hg
Bei jungen, gesunden, normalgewichtigen Personen hatte eine Quercetinsupplementierung von 150 mg/Tag keinen Einfluss auf das Lipidprofil des Blutes sowie Antioxidantien – und Entzündungsstatus.

Kämpferol

Kämpferol, 3,4',5,7-Tetrahydroxyflavon, unter anderem vorkommend in Endivien, Porree, Grünkohl, Broccoli, Erdbeeren. In vitro wird eine antioxidative Wirksamkeit nachgewiesen.

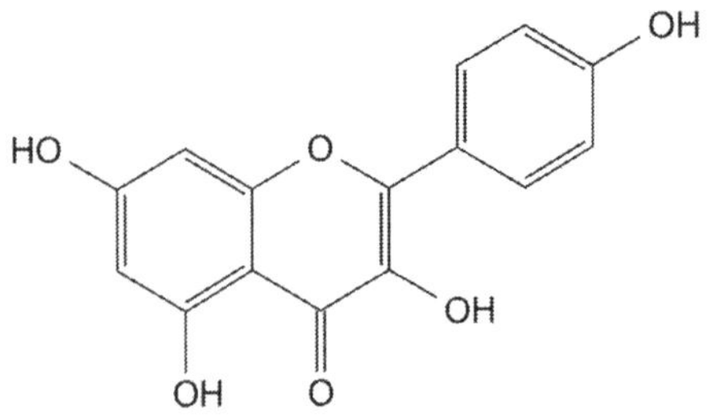

Kämpferol

Hesperidin

Die Verbindung kommt hauptsächlich in Citrusfrüchten vor. In der Medizin wird diese Verbindung aufgrund seiner kapillarabdichtenden Wirkung, da es u. a. das Enzym Hyaluronidase hemmt, bei chronisch-venöser Insuffizenz eingesetzt.

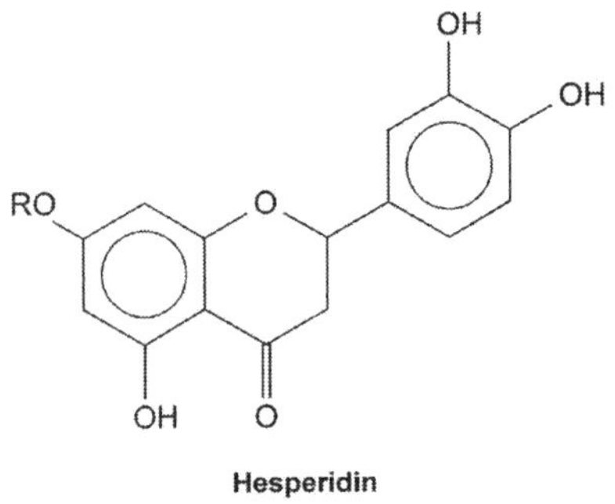

R: Glycosidische Bindung

Hesperidin

Naringin

Naringin, Naringenin-5-rhamnosidoglucosid ist ein bitter schmeckendes Flavanon in Citrusfrüchten vorkommend.

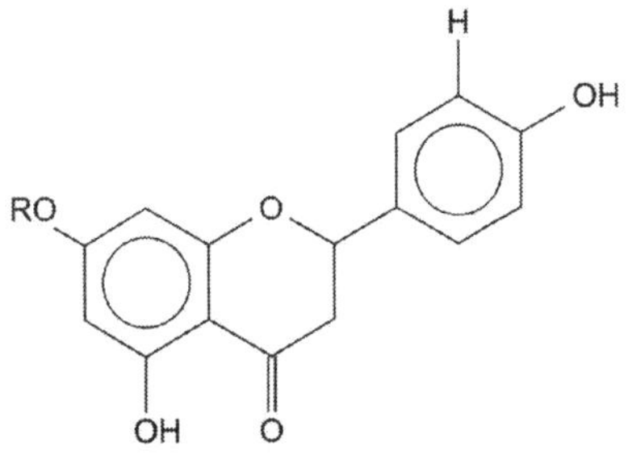

R: Glycosidische Bindung

Naringin

Als bioaktiver Stoff ist die Verbindung, aufgrund einer im Tierversuch aufgezeigten antikanzerogen Wirkung, in der Diskussion. Vermutlich ist eine blutdruckregulierende Eigenschaft auch auf diese Verbindung zurückzuführen. Allerdings wird hinsichtlich unerwünschter Medikamenten-Interaktionen, die eine eingeschränkte Arzneimittelwirksamkeit zur Folge haben, bei vielen Applikationen auf eine Meidung von Grapefruits und deren Säfte hingewiesen.

Apigenin

Apigenin, 4',5,7-Trihydroxyflavon kommt meistens als Glycosid, überwiegend in Sellerie, Orangen, Petersilie und Kamille vor.

Die Verbindung besitzt in vitro antioxidative Eigenschaften. Im Tierversuch mit Mäusen konnte durch lokal aufgetragenes Apigenin die UV-induzierte Hauttumor-Entstehung verhindert werden.

Lt. aktuellem Ernährungsbericht 2012 kann bei steigender Apigeninzufuhr eine verringertes Hypertonierisiko und somit ein verringertes Schlaganfallrisiko festgestellt werden.

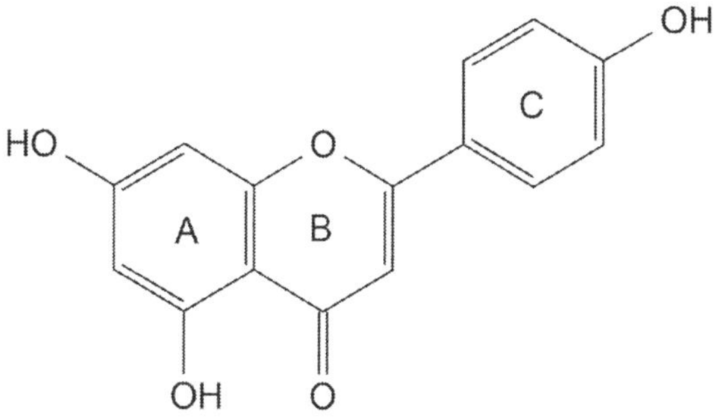

Apigenin

Luteolin

Die Verbindung kommt in der Natur als glykosidisch gebundene flavonoide Verbindung in diversen Früchten und Gemüsen vor.

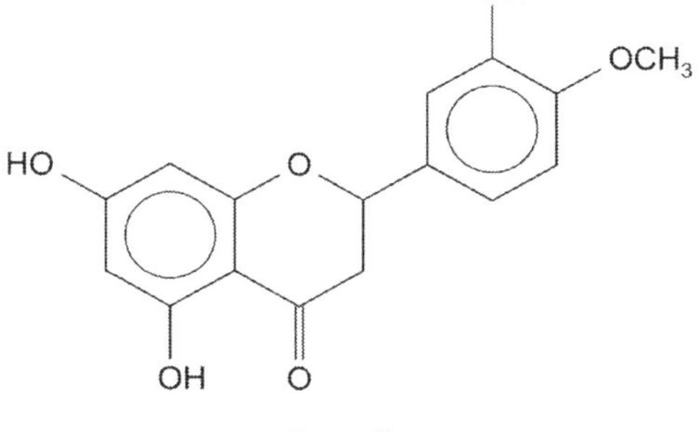

Luteolin

Untergruppe – Hydroxyzimtsäuren

Kaffeesäure

Kaffeesäure, 3,4-Dihydroxyzimtsäure und deren Esterbindungen gehören zu den in der Nahrung häufig vorkommenden Sekundärmetaboliten und entstammen gerösteten Kaffeebohnen, Äpfeln, Birnen, Heidelbeeren, Aprikosen, Pflaumen, Möhren, Sellerie, Tomaten, Gurken, Kopfsalat, Kartoffeln u. a.
Die Verbindung weist antioxidative Eigenschaften auf, da sie hemmend auf die Lipid(per)oxidation wirkt und somit eine Hydroxyradikalbildung minimiert.

Ferulasäure

Ferulasäure, 3-Methoxy-4-hydroxyzimtsäure, kommt vorwiegend in den Randschichten von Getreidekörnern vor, aber auch in geröstetem Kaffee, Grünkohl, Rote Beete, Rotkohl, Tomaten, Spinat und Spargel. Reich an Ferulasäure ist Weizenkleie, sie enthält 5 mg/g. Je nach Ausmahlungsgrad des Mehls erniedrigt sich der Ferulasäuregehalt; Vollkornmehl 500 mg/kg, Weizenmehl mit niedriger Typezahl enthält nur noch 50 mg/kg. In Japan ist diese Substanz als antioxidativer Lebensmittelzusatzstoff zugelassen.

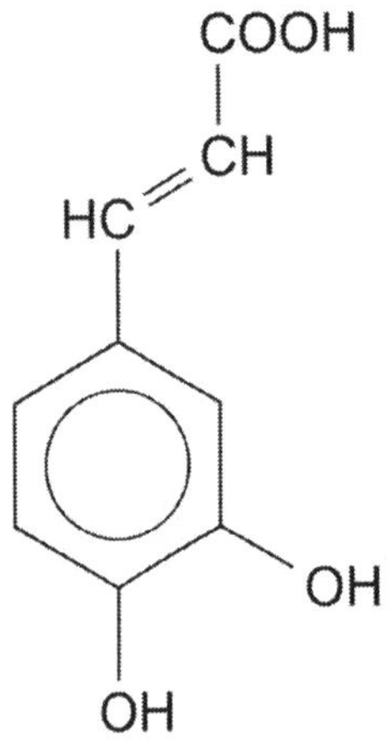

Kaffeesäure

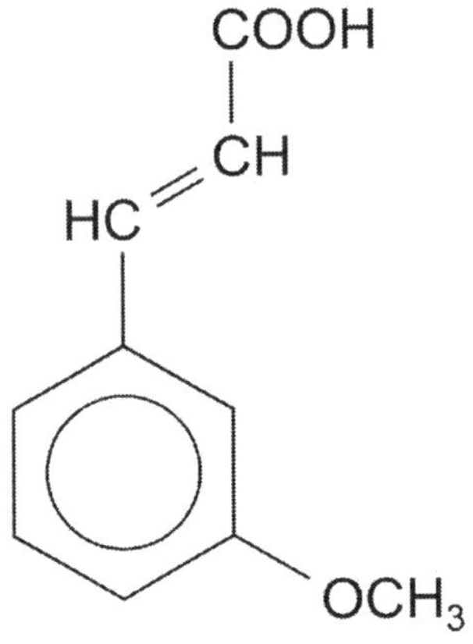

Ferulasäure

Untergruppe – Phenolsäuren

Die möglichen positiven Gesundheitseffekte werden für die Phenolsäuren laut DGE, Ernährungsbericht 2004 und 2008, wie folgt beschrieben:

- senken das Risiko für bestimmte Krebserkrankungen
- antioxidativ wirksam

Ellagsäure
Die Ellagsäure kommt in der Natur meist in komplexer Verbindung mit Tanninen oder glykosidisch gebunden vor.

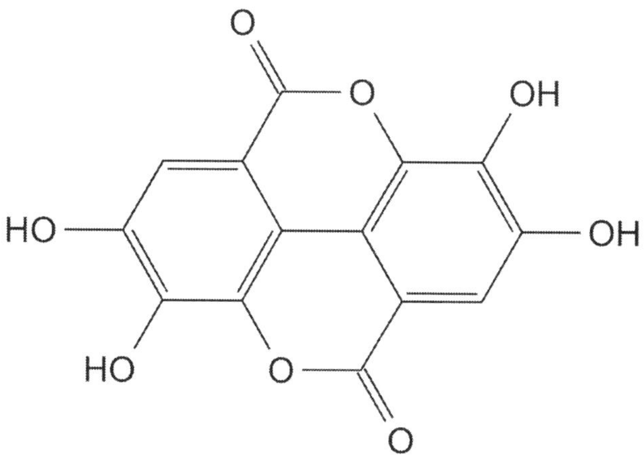

Ellagsäure

Lebensmittel	Ellagsäuregehalt g/kg Frischware
Brombeeren	2
Himbeeren	1,2
Walnüsse	7,4

In Tierversuchen konnten antikanzerogene, antioxidative und antimutagene Wirkungsweisen detektiert werden. Gerbsäure, siehe auch Tannine.

Porphyrine

Chlorophylle
Dieser grüne Blattfarbstoff besteht aus vier Pyrrolringen, die über ein zentrales Magnesiumatom verbunden sind, und einen verestert gebundenen Phytolrest enthalten. Die Verbindung kommt in Blättern von Blattgemüse und unreifem sowie grün gefärbtem Obst und Gemüse vor. Des Weiteren ist sie als Lebensmittelfarbstoff E 140 und als Stabilisator E 141 in Form von Kupfer-, und Aluminiumkomplexen für diverse Lebensmittelzubereitungen zugelassen.

Diverse Studien belegen eine antikanzerogene Wirkung aufgrund der Desaktivierung der Cytochro,-P-abhängigen Enzyme und der Inhibierung von Mutagenen.

Isoprenoide

Untergruppe – Terpene

Das gemeinsame charakteristische Merkmal terpenoider Verbindungen ist der Aufbau aus C-5, Isopreneinheiten. Sie werden in den Pflanzen über den Polyketidweg, ausgehend von 2 Molekülen Acetyl-CoA, dem Zwischenprodukt der polyphosphorylierten Mevalonsäure und der daraus entstehenden aktiven Isopentylpyrophosphat-Verbindung gebildet. Die Molekülgröße variiert aufgrund der Anzahl der beteiligten Isopentylpyrophosphate.

Die möglichen positiven Gesundheitseffekte werden für Monoterpene laut DGE, Ernährungsbericht 2004 und 2008, wie folgt beschrieben:

cholesterolsenkend
antikanzerogen (im Tierversuch)

Anethol
p-Methoxyprophenylbenzol ist als charakteristisch etherisches Öl in Anis und Fenchel vorkommend. Anethol ist zu 80-90 % Bestandteil des Anisöls, und zu 50-60 % Bestandteil des Fenchelöls. Die Verbindung hat pharmakologisch eine hustenstillende und schleimlösende Wirkung und wird daher in der Medizin als Sekretolytikum eingesetzt.

Campher
Die Verbindung 1,7,7Trimethylbicyclo-(1,2,2)-heptan-2-on, ein bicyclisches Terpen, ist Inhaltsstoff des Campheröls und kommt außerdem in Form des Monoterpenketons in Zimtöl und diversen Gewürzen, wie Rosmarin, Majoran, Salbei, Oregano, Schnittlauch, Thymian vor. Die pharmazeutische Anwendung beruht auf einer analeptischen Wirkung des Kreislaufs und der Atmung. Therapeutische Überdosierungen führen zu Krämpfen und Kollaps.

Fenchon
Fenchon ist das campherartig riechende und bitter schmeckende etherische Öl, ein bicyclisches Terpen des Fenchelöls, gewonnen aus Fenchelsamen. In der Pharmazie wird Fenchel zur Herstellung von Arznei-Tees verwendet, aufgrund der einerseits anregenden Wirkung bzgl. der Muttermilchbildung sowie andererseits der beruhigenden Wirkung hinsichtlich evtl. Dreimonatskoliken von Säuglingen.

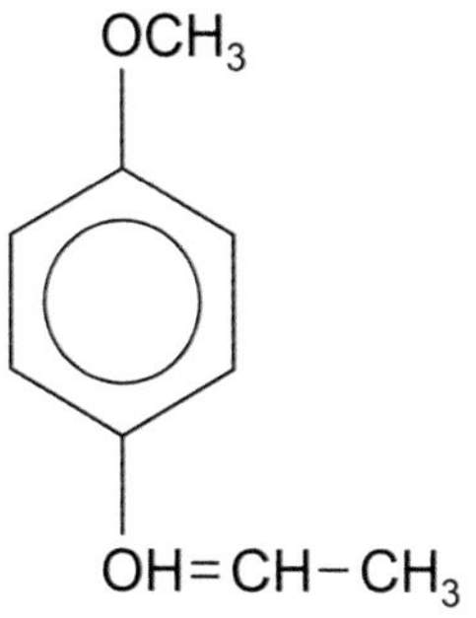

Anethol

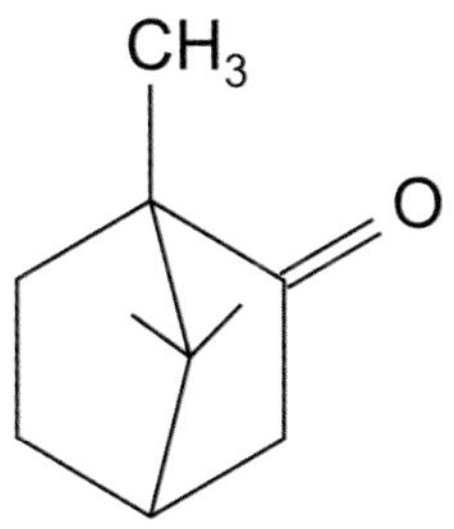

Campher

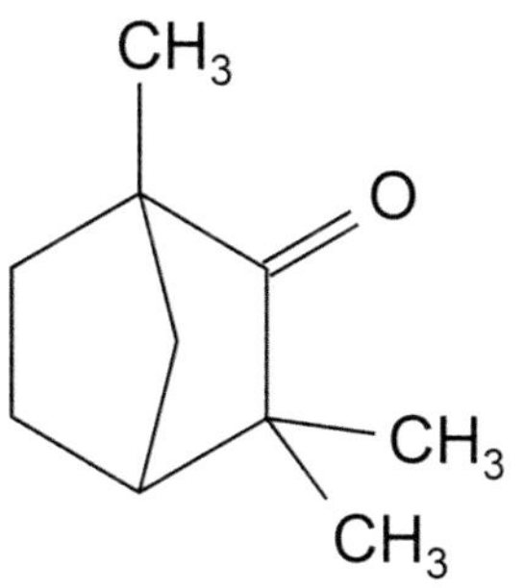

Fenchon

Saponine
Formel und weitere Informationen siehe Kapitel 5.1 Bestandteile natürlicher Herkunft; Pflanzentoxine. Die Verbindung wurde in der Literatur bislang zu den unerwünscht vorkommenden Lebensmittelbestandteilen eingruppiert.

Die möglichen positiven Gesundheitseffekte werden für Saponine laut DGE, Ernährungsbericht 2004 und 2008, aktuell wie folgt beschrieben:

- antikanzerogen (senken das Risiko für bestimmte Krebserkrankungen im Tierversuch)
- antibiotisch (antifungal) wirksam

Detaillierte Forschungsstudien, die insbesondere die Dosis-Wirkungsbeziehung differenzierter Zellen untersuchen, sind für die weitere Aussagefähigkeit dieser Verbindung notwendig.

Untergruppe – Phytosterine

Phytosterine sind Fettbegleitstoffe höherer Pflanzen; ihre chemische Formel unterscheidet sich vom tierischen Cholesterin lediglich in der Seitenkette am C-17Atom.

Die möglichen positiven Gesundheitseffekte werden für Phytosterine laut DGE, Ernährungsbericht 2004 und 2008 wie folgt beschrieben:

- cholesterolsenkend

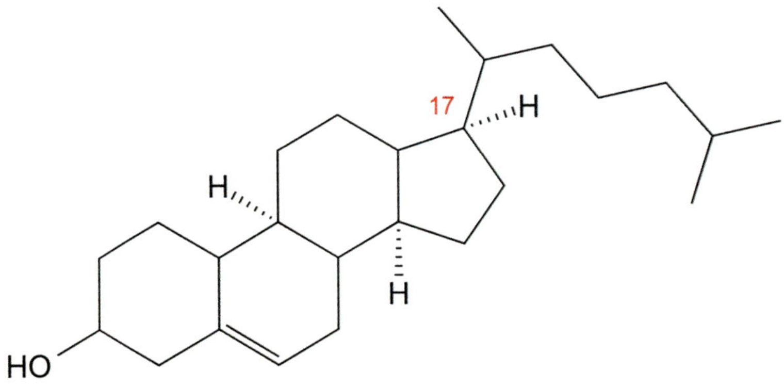

Cholesterin

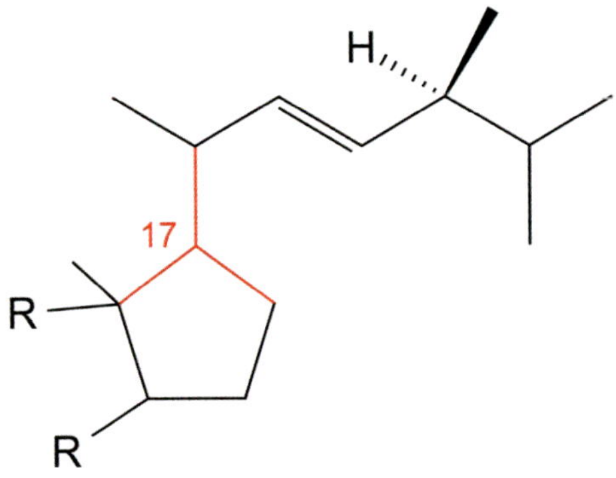

Brassicasterin

Studien belegen, dass Art des Verbindungstyps, Ort der Wirkung, Gesundheitszustand entscheidend sind. Die positive Wirkung ist derzeit nur für gesunde Personen belegt.

Chem. Struktur	Phytosterine-Abweichung in Pos. 17 zu Cholesterin			
Cholesterin	Campesterin	Stigmatosterin	Sitosterin	Avenasterin

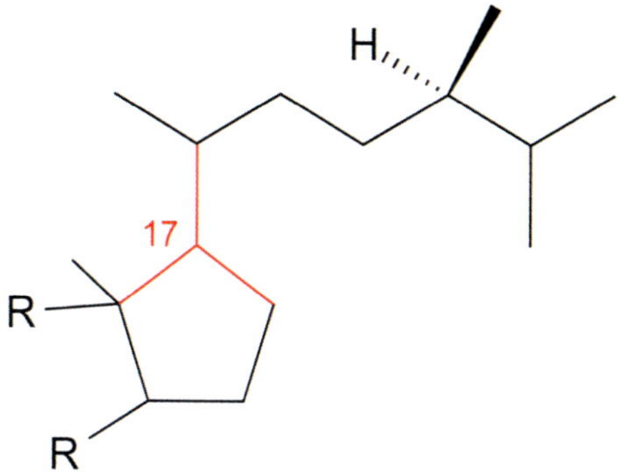

R, R, 17, H

Campesterin

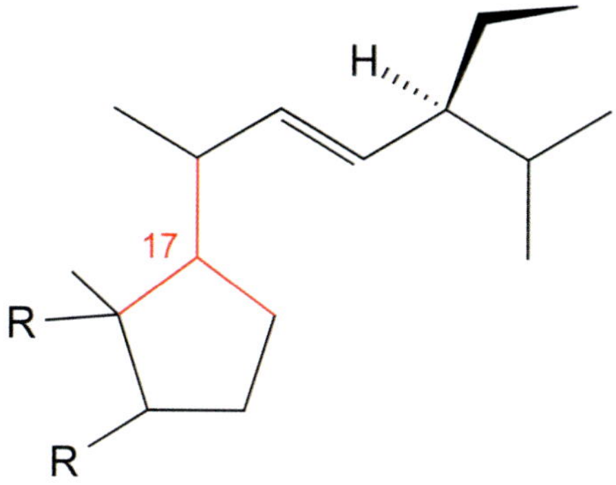

R, R, 17, H

Stigmasterin

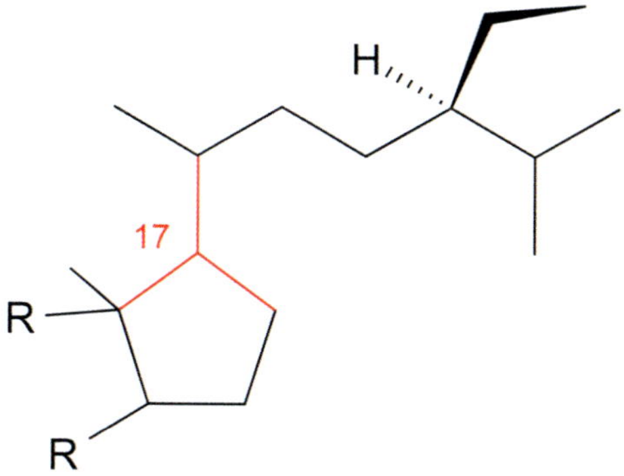

R, R, 17, H

Sitosterin

R, R, 17

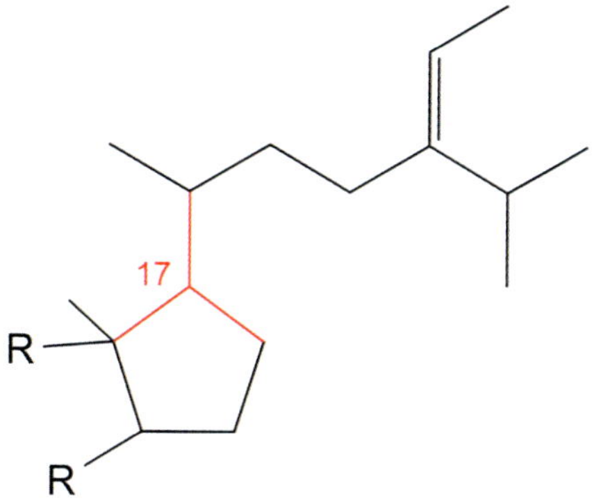

Avenasterin

Prozentuale Verteilung ausgewählter Phytosterine- und öle (a-e) in Bezug auf den Gesamtsteringehalt:

a) Brassicasterin; b) Campesterin; c) Stigmasterin; d) Sitosterin; e) Avenasterin

Verbindung/Öl in %	a	b	c	d	e
Kokosfett	–	8	14	47	28
Olivenöl	3	3	82	4	–
Erdnussöl	–	18	9	63	8
Sesamöl	19	7	57	7	–
Sojaöl	–	20	20	51	5
Sonnenblumenöl	7	13	59	13	–
Maiskeimöl	–	17	6	60	11
Leinöl	1	27	8	42	14
Rapsöl	10	33	2	48	3

Quelle: Lexikon der Ernährung; Bd.3; S.125

Sulfide
Die möglichen positiven Gesundheitseffekte werden für Sulfide laut DGE, Ernährungsbericht 2004 und 2008 wie folgt beschrieben:

- senken das Risiko für bestimmte Krebserkrankungen
- antibiotisch wirksam
- antioxidativ wirksam
- antithrombotisch wirksam
- blutdrucksenkende Wirkung
- cholesterolsenkende Wirkung

Allicin
Allicin, Diallylthiosulfat entsteht durch enzymatische Spaltung aus Alliin, des S-Allyl-L-Cysteinsulfoxids, und ist die schwefelhaltige wirksame Hauptkomponente des Knoblauchs. Außerdem ist die Verbindung enthalten in Zwiebeln, Porree und Schnittlauch.

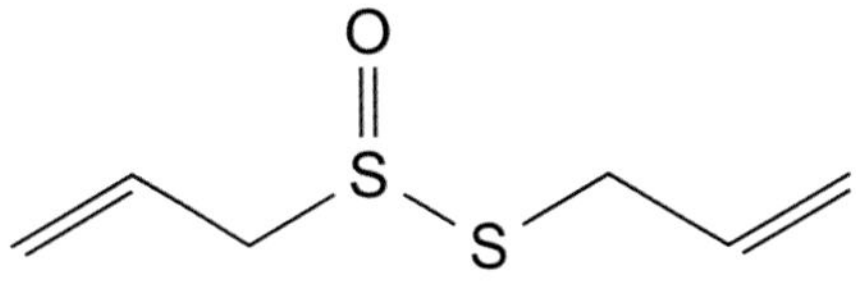

O
S
S

Allicin

Die Auswertung von acht europäischen Fall-Kontroll-Studien ergab, dass ein hoher Verzehr von Zwiebeln und Knoblauch – mehr als eine Portion pro Tag – ein bis zu 88 % verringertes Krebsrisiko ergab. Vertiefende Studien sollen klären, ob Allicin oder dessen Abbauprodukte für diesen Effekt verantwortlich sind.

Ausblick

Ob die Zufuhr eines Sekundärmetabolit-Konzentrats ausschließlich gesundheitsfördernde Resultate liefern würde, ist aufgrund der Wirksamkeit einiger funktioneller Gruppen und deren Biotransformation im menschlichen Organismus als zweifelhaft einzustufen. Exemplarisch wird dies deutlich an der dargelegten Verbindung Saponin, die aufgrund ihrer Wirkungen sowohl als unerwünschter als auch erwünschter Bestandteil von Lebensmitteln beschrieben wird. Korrelierend mit der Health-Claims-Verordnung, bei der zum derzeitigen Stand gesundheitsbezogene Aussagen seitens der Lebensmittelhersteller formuliert werden, ist es notwendig, auf eine wissenschaftlich fundierte Aussagefähigkeit zu achten. Es gilt abzuklären, ob gezielt nur einzelne Verbindungen oder die Vielfalt der in einem Lebensmittel enthaltenen

Sekundärmetabolite für die positiven Effekte verantwortlich sind. Bislang steht nur ein geringer Teil der sekundären Naturstoffe im Fokus. So sind beispielsweise die in Petersilie und Pastinaken vorkommenden Verbindungen Apigenin und Polyacetylenderivate als gesundheitsfördernd beschrieben; die detaillierte Aufklärung des Sachverhaltes steht noch aus.

Zur vergleichenden Interpretation bedarf es einer einheitlichen Basis in Form von diversen Zellstudien und ausgewählten Toxizitätstests. Ebenso sollte mittels Biomarker die tatsächliche stoffwechselphysiologische Leistung einzelner Verbindungen in Abhängigkeit von deren Konzentration nachgewiesen werden. Eine Anreicherung von Lebensmitteln mit ausgewählten sekundären Pflanzenstoffen ist zum derzeitigen Stand als kritisch zu betrachten. Isolierte, angereicherte Präparate in Form von Nahrungsergänzungsmitteln, diätetischen Lebensmitteln oder Arzneimitteln bergen zusätzlich ein gesundheitsschädigendes Risiko in sich, insbesondere bei unkontrollierter Mehrfachexposition. Synergistische oder reaktionsharmonisierende Wirkungen der weiteren natürlich vorkommenden Lebensmittelinhaltsstoffe sind bislang geringfügig erforscht. Für den gesunden Menschen ist lt. aktuellem Ernährungsbericht der Nutzen und Verzehr funktioneller Lebensmittel, die mit sekundären Pflanzenstoffen angereichert sind, wissenschaftlich nicht nachgewiesen.

Abschließend kann aus den derzeitigen Studien noch keine gezielte Zufuhrempfehlung einzelner Substanzen abgeleitet werden. Als gesundheitsfördernd gilt die DGE-Empfehlung „5 am Tag“, d. h. ein hoher Verzehr an Obst und Gemüse (650g/Tag) sowie weiterer pflanzlicher Lebensmittel in möglichst wenig verarbeiteter Form. Darüber hinaus sind Studien erforderlich die den natürlichen Gehalt der sekundären Pflanzenstoffe in Bezug auf Reifegrad und Sortenvielfalt ermitteln. Es ist anzunehmen, dass insbesondere reif geerntete Früchte und Gemüsesorten einen vergleichsweise höheren Gehalt haben als unreif geerntete Ware, da die Sekundärmetabolitbildung im Stoffwechsel generell zu einem späteren Zeitpunkt verzögert einsetzt.

Literatur:

BfR; Bundesinstitut für Risikobewertung; Menschen mit normalen Cholesterinwerten sollten auf den Verzehr von Lebensmitteln mit zusammengesetzten Pflanzensterinen verzichten. Stellungnahme Nr. 042/2008 des BfR September 2008

DGE; Deutsche Gesellschaft für Ernährung, Ernährungsbericht 2004; Bonn

DGE; Deutsche Gesellschaft für Ernährung; Ernährungsbericht 2008; Bonn

DGE; Deutsche Gesellschaft für Ernährung; Ernährungsbericht 2012; Bonn

Watzl B.; Sekundäre Pflanzenstoffe - viel hilft viel?; Ernährungs-Umschau 55; 2008; 486-487

Belitz H.-D., Grosch W.; Lehrbuch der Lebensmittelchemie; Springer Verlag Berlin

Lexikon der Ernährung; Bd.1; Bd.2; Bd.3; Spektrum Verlag Heidelberg,Berlin; 2002

Referat Wissenschaft; Ernährungs-Umschau; Special Januar 2010; 2-7

De Spirt S., Lutter K., Wagener T., Stahl W.; Heinrich-Heine-Universität Düsseldorf; Carotinoide – Neue Aspekte; Lebensmittelchemie; Wiley-VCH; Vol. 65; No. 4-2011

4.2 Nahrungsergänzungsmittel – Funktionelle Lebensmittel

Nahrungsergänzungsmittel bestehen aus Konzentraten von Nährstoffen oder anderen Substanzen mit ernährungsphysiologischer Wirkung, wie z. B. Vitamin-, Mineralstoff-, Aminosäuren- und Pflanzenpräparaten. Sie werden in den Darreichungsformen Kapseln, Tabletten, Pillen, Pulverbeuteln, Flüssigampullen, Flaschen mit Tropfeinsätzen und ähnlichen Formen angeboten. Sowohl auf EU-Ebene als auch im Codex Alimentarius (Codex Alimentarius Kommission) wird an einer lebensmittelrechtlichen Definition von Nahrungsergänzungen und deren Abgrenzung zu Pharmaka gearbeitet. Aus rechtlicher Sicht sind Nahrungsergänzungsmittel Lebensmittel. Sie erfüllen somit Funktionen im Sinne des § 1 des Lebensmittel- und Futtermittelgesetzbuchs (LFGB) und dienen überwiegend der Ernährung und/oder dem Genuss. Die Abgrenzung zu den Arzneimitteln, siehe die oben aufgeführten Darreichungsformen, gestaltet sich schwierig. Bei Lebensmitteln wie Nahrungsergänzungsmitteln muss der Ernährungszweck überwiegen. Dementsprechend dürfen nicht die für ein Arzneimittel typischen und in § 2 Arzneimittelgesetz (AMG) definierten Funktionen eines Arzneimittels wie beispielsweise die Prävention oder Heilung von Erkrankungen im Vordergrund stehen. Bei der Beurteilung wird bisher davon ausgegangen, dass es sich dann noch um ein Nahrungsergänzungsmittel handelt, wenn maximal die dreifache Höhe der von der Deutschen Gesellschaft für Ernährung empfohlenen Tageszufuhr z. B. an Vitaminen enthalten ist. An der Festlegung der Konzentration sind weitere unterschiedliche Institute einbezogen, wie beispielsweise das Bundesinstitut für gesundheitlichen Verbraucherschutz und Veterinärmedizin (BgVV); Bundesinstitut für Risikobewertung (BFR) u. a. Ebenso gibt es lebensmittelrechtlich eine Abgrenzung zu den diätetischen Lebensmitteln, die aufgrund der vorgesehenen Anwendungen, (als bilanzierte Diäten, Säuglings- und Folgenahrung, für Diabetiker, zur Gewichtsreduktion, natriumarm, medizinische Zwecke u. a.) weitaus höhere Dosierungen enthalten.

Funktionelle Lebensmittel

Als funktionelle Lebensmittel werden Lebensmittel zusammengefasst, die über ihren Nähr- und/oder Genusswert hinaus eine positive Wirkung auf die Gesundheit, Leistungsfähigkeit sowie das Wohlbefinden ausüben können. Diese Lebensmittel leisten aufgrund ihrer Inhaltsstoffe in besonderem Maße einen Beitrag zur gesunden Ernährung. In Anlehnung an die Health-Claims-Verordnung werden derzeit die gesundheitsbezogenen Angaben auf Ebene der EFSA kontrolliert.

Beispiele dieser Lebensmittelinhaltsstoffe mit funktioneller Wirkung sind Antioxidantien, Probiotika, Präbiotika, Phytosterine, Phospholipide, Omega-3-Fettsäuren, sekundäre Pflanzenstoffe wie Carotinoide, Saponine und Polyphenole. Des Weiteren zählen auch Lebensmittel, die mit Vitaminen, Mineralstoffen und Spurenelementen angereichert sind, zu den funktionellen Lebensmitteln, ebenso wie jene, denen ein Bestandteil mit negativer Wirkung entfernt wurde. Bislang gibt es keine weltweit einheitliche Definition, so dass in den USA auch synthetisch hergestellte Zutaten verwendet werden können; im Gegensatz zu Japan, wo die Inhaltsstoffe natürlichen Ursprungs sein müssen. In der EU wurde noch keine abschließende verbindliche Definition formuliert.

Zu den funktionellen Lebensmitteln zählen beispielsweise:

Lebensmittel	funktioneller Zusatz	Beispiel
Milch und Milchprodukte	probiotische Kulturen Präbiotika	Joghurt, Käse Molke
Getränke	Antioxidantien, Vitamine, Calcium, sekundäre Pflanzenstoffe, Omega-3-Fettsäuren, Kräuterauszüge	ACE-Drinks, Säfte
Getreide und Getreideprodukte	Omega-3-Fettsäuren, Probiotika Präbiotika, sekundäre Pflanzenstoffe, Ballaststoffe	Brot, Brötchen Cerealien, Backwaren, Müsli, Getreideriegel
Wurstwaren	Probiotika	Wurst
Eier	Omega-3-Fettsäuren	Eier
Fette	Phytosterine Probiotika	Margarine
Gemüse	Antioxidantien, Ballaststoffe	ACE-Gemüse, Tiefkühlgemüse

Quelle:: Rimbach, Möhring. Erbersdobler, Lebensmittelwarenkunde für Einsteiger

4.3 Probiotika

Probiotika: von lat. pro, für, und gr. bios, Leben, (= mit positiver Wirkung auf das Leben). Sie werden als „lebende Organismen definiert, die in ausreichender Menge in aktiver Form in den Darm gelangen und dadurch positive gesundheitliche Wirkungen erzielen" (laut Abschlussbericht der Arbeitsgruppe „Probiotische Mikroorganismenkulturen in Lebensmitteln, am BgVV, Berlin 1999). Bis auf wenige Ausnahmen wie beispielsweise der Keim Lactobacillus rhamnosus, dessen Wirkung mit einer Beeinflussung der Zahngesundheit beschrieben wird, gelten die Probiotika entsprechend einer Einstufung des Verbandes der Chemischen Industrie als „völlig sicher". (Berufsgenossenschaft der chemischen Industrie; Merkblatt B 006; Jedermann Verlag; 2/97). Sie sind, bis sie in den Darm gelangen, resistent gegen die Verdauungsmechanismen des Magens, der Galle und diverser Enzyme. Sie erreichen den Dickdarm in ihrer aktiven Form und beeinflussen dort die Mikroflora. Die Faktoren Kolonisationsresistenz der im Darm vorherrschenden Mikroflora und Probiotikaeinfluss der zugeführten Mikroorganismen entscheiden über die Art und Dauer der Wirksamkeit eingesetzter Probiotika. Eine drastische Veränderung der dominant vorhandenen Flora erscheint ausgeschlossen zu sein. In der Literatur wird überwiegend von einer Wirkungsdauer, die sich lediglich über die Phase der Verabreichung erstreckt, ausgegangen.
Häufig zählen die eingesetzten Kulturen zu den L-drehenden Mikroorganismen-Stämmen; die Resorption tritt verzögert ein. Hieraus folgert sich ein Anstieg der Verweilzeit, die einhergehend die Wirksamkeit optimiert. Es werden unerwünschte Keime verdrängt und somit die Mikroflora positiv beeinflusst.

Zu den probiotischen Bakterien, die in Lebensmitteln eingesetzt werden, gehören vornehmlich diverse Species von Lactobazillen und Bifidobakterien. (1)

Nachfolgend eine Liste der eingesetzten probiotischen Bakterien:

Lactobacillus ssp.:	*Bifidobakterium ssp.:*
L. acidaphilus-Gruppe	B. bifidum
L. casei-Gruppe	B. breve
L. reuteri	B. animalis
L. johnsonii	B. longum
L. plantarum	B. adolescentis
L. paracasei	
L. gasseri	
L. rhamnosus	

Bei anfänglich ausschließlich gestillten Säuglingen bildet sich im Darm, aufgrund der in der Muttermilch enthaltenen bifidogenen Faktoren (Lactulose, Glykoproteine, Oligosaccharide etc.) eine überwiegend aus Bifidobakterien bestehende Flora aus. Als Begleiterscheinung tritt eine Absenkung des pH-Werts ein, der einen Schutz vor Infektionen bietet. Im Gegensatz bildet sich bei Säuglingen, die von Beginn an auf Kuhmilchbasis ernährt wurden, eine Mischflora bestehend aus Bifidobakterien, Bacteroides, Enterobakterien und Streptokokken. Die Darmflora gestillter und nicht gestillter Kleinkinder gleicht sich ab dem Zeitpunkt der Ernährungsumstellung an und entwickelt sich zur individuellen Erwachsenenflora.

Das ebenfalls eingesetzte probiotische Bakterium L. helveticus, das nach Aufnahme der Lebensmittelprodukte in Form von Joghurt, Käse, etc. eine blutdrucksenkende Wirkung begünstigt, wird taxonomisch nicht zu den Probiotika gezählt, da es zur Erzielung der Wirkung nicht mehr im fertigen Produkt enthalten sein muss. (2)

Entsprechend dem aktuellen Ernährungsbericht werden Probiotika grundsätzlich, auch bei langfristigem Verzehr, als völlig sichere Lebensmittelbestandteile eingestuft. (3) Lactobazillen und Bifidobakterien sind demnach weder toxisch noch pathogen. Sie setzen keine fäulniserregenden Stoffwechselprodukte frei und fördern auch nicht die Freisetzung von Enzymen, die eine Krebsentstehung begünstigen. Des Weiteren enthalten sie keine Virulenzfaktoren, d. h. extrazelluläre Proteine, die die Entstehung und Aufrechterhaltung von Krankheiten begünstigen, und weisen i.d.R. keine Antibiotikaresistenzen auf.

Wissenschaftlich gelten für folgende Bereiche positive Wirkungen ausgewählter MO-Stämme als belegt:

- Durchfallerkrankungen
- Entzündliche Erkrankungen und Reizungen des Darmtrakts
- Erhalt und Gleichgewicht der Mikroflora
- Obstipation
- Immuneffekte
- Krebs
- Lipidstoffwechsel, Cholesterol, Blutdruck und koronare Herzerkrankungen

Bei allen Arten der Durchfallerkrankungen konnten spezifische probiotische MO-Stämme mit immunmodulatorischen, antibakteriellen, antiinflammatorischen Eigenschaften präventiv oder therapeutisch eingesetzt werden.
Eine im Jahr 2006 veröffentlichte Meta-Analyse von 34 randomisierten, placebokontrollierten Humanstudien ergab, dass Probiotika signifikant Durchfälle reduzieren können.

Senkung folgender Durchfallerkrankungen:	Antibiotikaassoziiert um 35 %-65 %
	Reisedurchfälle um 6 %-21 %
	Sonstige um 8 %-53 %

Insgesamt konnte nach dieser Studie das akute Durchfallrisiko bei Kindern um 57 % und bei Erwachsenen um 26 % gesenkt werden. (4) Es wurden folgende Stämme und deren Kombination verwendet: L. rhamnosus, L. acidaphilus, L. delbrückii; L. bulgaricus. Eine Verkürzung von Durchfallerkrankungen, die durch Antibiotikabehandlung,

Clostridien, Rotaviren ausgelöst wurden, sowie eine Produktionssteigerung spezifischer Antikörper sind für eine Reihe von probakteriotisch fermentierten Lebensmitteln beschrieben und durch klinische Studien bestätigt worden. (5) Ebenso erwies sich die Zufuhr von Probiotika bei der unterstützenden Behandlung von Erkrankungen, ausgelöst durch Clostridium difficile und Helicobacter pylori als effektiv. (6-11)

Die heilende Wirkung von Probiotika bei Störungen der Darmflora und des Immunsystems nach einer Chemo- oder Strahlentherapie gilt als sicher, allerdings sind die Wirksamkeitsnachweise noch nicht ausreichend. (12-14) Ein wie kürzlich positiv beschriebener Effekt zur Senkung von Laktoseintoleranzbeschwerden konnte durch klinische Studien nicht ausreichend bestätigt werden.

Entzündliche Erkrankungen und Reizungen des Darmtrakts:

Die Ursächlichkeit dieser entzündlichen Darmerkrankungen, zu denen Morbus Crohn, Colitis ulcerosa und Pouchitis zählen, sind nicht vollständig aufgeklärt. Klinische Studien belegen für die Genesung günstige Wirkungen von ausgewählten probiotischen Kulturen. (15-17) Präventiv eingesetzte Probiotika wirken entzündlichen Darmerkrankungen entgegen. (18) Bezüglich des Reizdarmsyndroms konnten die Krankheitssymptome gelindert werden, hierzu wurden Kombinationen von Bifidobakterien und Oligofructose, oder Probiotika und probiotisch wirkende Nicht-Lebensmittel-Kulturen (Streptococcus faecium, E.coli u. a.) getestet.

Keine der bisher publizierten klinischen Studien konnten eine vollständige Heilung durch die Gabe von Probiotika belegen. Die nachfolgend aufgelisteten Effekte gelten laut Ernährungsbericht 2008 als gesichert:

probiotischer Effekt	Validität der wissenschaftlichen Erkenntnis
Modulation der intestinalen Mikroflora	gesicherter Effekt, oftmals fehlt der konkrete Krankheitsbezug
Prävention und/oder Reduktion der Dauer	durch klinische Studien gut gesicherte und wissenschaftlich gesicherte Effekte
Rotavirus-induzierter Durchfälle	Prävention der Linderung Antibiotika-assoziierter Durchfälle
Linderung der Beschwerden bei Laktoseintoleranz	Förderung der Laktoseverdauung bei intoeinzelnen Stämmen angezeigt, darüber hinausgehende Effekte nicht belegt
günstige Wirkungen bei „Entgleisungen“ der Darmflora, Entzündungen und anderen Beschwerden wie: - entzündliche Erkrankungen des Darms	Effekte nur in Humanstudien mit geringer (<100) Personenzahl oder geringerer Beweiskraft gezeigt oder nur für bestimmte Zielgruppen (Kranke, Ältere) belegt

probiotischer Effekt	Validität der wissenschaftlichen Erkenntnis
- Nebenwirkungen der Antibiotika-behandlung von Helicobacter pylori-Infektionen des Magens - bakterielle Überwucherung im Darm - unspezifische Magen-Darm-Beschwerden ansonsten gesunder Personen	Zum Teil widersprüchliche Ergebnisse. Anzahl der Studien und/oder untersuchten Personen für eine aussagefähige Meta-Analyse noch nicht ausreichend
Normalisierung der Stuhlkonsistenz und -passagezeit beim Reizdarmsyndrom	weniger gut nachgewiesene Effekte (Symptomlinderung z. T. belegt)

Etablierte und potenzielle auf den Magen-Darm-Trakt gerichtete probiotische Effekte, aus: DGE, Ernährungsbericht 2008

Bislang erweist sich der Einsatz von Probiotika zum Schutz vor bakterieller Überwucherung des Dünndarms nicht ausschließlich und durchgehend erfolgreich. (19) Diverse Effekte konnten mit gezielten Kulturen detektiert werden, in Bezug auf:

Obstipation
Bei der Verabreichung von Lactobacillus casei konnte bei einer randomisierten, placebokontrollierten klinischen Studie eine positive Wirkung hinsichtlich der Beschleunigung der gastrointestinalen Transitzeit oder eine Normalisierung der Stuhlfrequenz aufgezeigt werden. (20)

Immuneffekte
Es konnte gezeigt werden, dass durch die Gabe eines bidifobakterien- und lacotbalzillenhaltigen Probiotikas sowohl die Schwere als auch die Dauer, nicht aber die Häufigkeit von Erkältungen während zweier Winterperioden reduziert werden konnte. (21)

Krebs
Durch Humanstudien ist belegbar, dass sich die Konzentration prokanzerogener Bakterien und Enzyme im Dickdarm, die an einer Umwandlung prokanzerogener Substanzen in aktive Kanzerogene beteiligt sind, durch diverse Probiotika reduziert. Antikanzerogene Immunfunktionen werden gesteigert. (22)

Lipidstoffwechsel, Cholesterol, Blutdruck und koronare Herzerkrankungen
Eine blutdrucksenkende Wirkung konnte durch Lactobazillus helveticus ACE mittels Tierexperimenten und Humanstudien belegt werden. Das Bakterium setzt hemmende Peptide aus der Milch frei. (2) Zur Erzielung dieser Wirkung muß der Stamm selbst im Lebensmittel nicht mehr aktiv sein; wirksam sind die gebildeten Peptide. Von daher gibt es eine Abgrenzung der Begrifflichkeit von Probiotika und probiotisch aktiven Lebensmitteln.

Literatur:

(1) Holzapfel, WH., Haberer P., Snel J., et al; Int Food Microbiol 41; Overview of gut flora and pobiotics; 1998; 85-101

(2) Sipola,M., Finckenberg, G., Korpela, R.; Effect of long-term intake of milk products on blood pressure in hoertensive rats; J Dairy Res 69; 2002; 103-111

(3) Boriello SP.; Hammes WP.; Holzapfel WH et al; Safety of probiotics that contain lactobacilli or bifidobacteria. Clin Infect Dis 36; 2003; 775-780

(4) Sazawal S.: Hiremath G.; Dhingra U. et al; Efficacy of probiotics in prevention of acute diarrhoea: a meta-analysis of masked, randomised, placebo-controlles trials: Lancet Infect Dis 6; 2006; 374-382

(5) Reckhemmer, G; Holzapfel, W., Haberer, W.; Beeinflussung der Darmflora durch Ernährung; Deutsche Gesellschaft für Ernährung; Ernährungsbericht 2000; 259-286

(6) De Vrese M.; Effects of probiotic bacteria on gastrointestinal symptoms, Helicobacter pylori activity and antibiotics- induced diarrhea; Gastroenterology 124; 2003; A560

(7) Duman DG.; Bor S.; Ozutemiz O. et al; Efficacy and safety of Saccharomyces boulardii in prevevtion of antibiotic-associated diarrhea due to Helicobacter pylori eradication; Eur J Gastroenterol Hepatol 17; 2005; 1357-1361

(8) Mc Farland LV.; Meta-analysis of probiotics for the prevention of antibiotic-associated diarrhea and the treatment of Clostridium difficile disease; Am J Gastroenterol 101; 2006; 812-822

(9) Katz, JA.; Probiotics for the prevention of antibiotic-associated diarrhea and Clostridium difficile diarrhea; J Clin Gastroenterol 40; 2006; 249-255

(10) Szajewska, H., Rusczczynski,M., Radzikowski,A.; Probiotics in the prevention of antibiotic-associated diarrhea in children; a meta-analysis of randomized controlled trails; J Pediatr 149;2006; 367-372

(11) Hawrelak JA., Whitten DL.,Myers SP.; Lactobacillus rhamnosus GG effective in preventing the oneset of antibiotic-associated diarrhea; a systematic review; Digestion 72; 2005; 51-56

(12) Delia, A. Sansotta, G., Donato, V., Prevention of radiation-induced diarrhea with the use of VSL3; a new high-potency probiotic preparation; Am J Gastroenterol 97; 2002; 2150-2152

(13) Urbancsek, H., Kazar, T., Meses, I., Results of a double-blind, randomize study to evaluate the efficacy an safety of Antibiophilus in patients with radiation-induced diarrhea: Eur J Gastroenterol Hepatol 13M 2001; 391-396

(14) Delia P., Sansotta, G., Donato,V.; Use of probiotics for prevention of radiation-induced diarrhea, World J Gastroenterol 14; 2007; 912-915

(15) Ishikawa, H., Akedo, I,. Umesaki, Y.; Randomized controlled trial on the effect of bifidobacteria-fermented milk on ulcerative colitis; J Am Coll Nutr 22; 2003; 56-63

(16) Prantera, C., Scribano,M., Falasco,G.; Ineffectiveness of probiotics in preventing recurrence after curative resection for Crohn´s disease: a randomized controlled trial with Lactobacillus GG; Gut 51; 2002; 405-409

(17) Marteau, P., Lehmann, M., Seksik, P., et al; Ineffectiviness of Lactobacillus johnsonii LA1 for prophylaxis of postoperative recurrence in Crohn´s disease; a randomized, double-blind, placebo-controlled GETAID trial; Gut 55; 2006; 842-847

(18) Mach, T.; Clinical usefulness probiotics in inflammatory bowel diseases; J Physiol Phramacol 57; 2006; 23-33

(19) Riodran, S., Kim, R.; Bacterial overgrowth as a cause of irritable bowel syndrome. Curr Opin Gastroenterol 22; 2006; 669-673

(20) Bouvier, M., Meance, S., Bouley, C.; Effects of consumption of milk fermented by the brobiotic strain Bifidobacterium animals DIN 173010 on colonic transit times in healthy humans.; Bioscience Microflora 20; 2001; 42-48

(21) De Vrese, M., Winkler, P., Rautenberg, P.; Probiotic bacteria reduced duration and severity but not the incidence of common cold episodes in a double blind, randomized, controlled trial. Vaccine 24; 2006; 6670-6674

(22) Gill, HS.,Cross, M.; Probiotics an immune functions. Calder PC; Field Cj, Gill, HS., Nutrition and Immunity; Wallingford,UK, CABI International, 2001; 251-272

4.4 Präbiotika

Bislang galt für Präbiotika die Definition, dass es sich um unverdauliche Lebensmittelinhaltsstoffe handelt, die selektiv das Wachstum und/oder die Aktivität bestimmter erwünschter Keime im Dickdarm fördern. Diese Definition ist laut aktuellem Ernährungsbericht 2008 wie folgt modifiziert worden: „Ein Probiotikum ist ein selektiv fermentierbarer Nahrungsbestandteil, der die Zusammensetzung und/oder die Aktivität der gastrointestinalen Mikroflora spezifisch so beeinflusst, dass daraus ein Nutzen für die Gesundheit und das Wohlbefinden resultiert."
In Lebensmitteln werden überwiegend Inulin und die daraus hergestellte Oligofructose sowie auch Lactulose (präbiotische Kohlenhydrate) eingesetzt. Da diese aufgrund ihrer Struktur von menschlichen Verdauungsenzymen nicht gespalten werden können, gelangen sie unverdaut in den Dickdarm und stehen der dortigen Flora, insbesondere den Bifidus-Bakterien (Probiotika), als Substrat zur Verfügung. Durch die Resorption der bei dieser mikrobiellen Fermentation entstehenden kurzkettigen Fettsäuren im Dickdarm leisten die Präbiotika einen geringfügigen Beitrag zur Energieaufnahme, ihr Energiegehalt beträgt ca. 1-1,5 kcal bzw. 4,2-6,3 kJ /g.

Wirkungen von Präbiotika werden wie folgt beschrieben:

- Erhöhung der Darmtätigkeit
- Förderung der Calciumaufnahme
- Anregung der Bifidusflora, damit eine pH-Wert-Absenkung, Schutz vor Infektionen
- Reduktion der postprandialen Hyperglycämie
- Senkung des Blutfettgehalts
- Senkung des Plasmacholesterinspiegels

Nachfolgend Beispiele präbiotischer Substanzen und deren Gewinnung:

Inulin	Extraktion aus Zichorienwurzeln
Oligofruktose	chemisch, mittels partieller Hydrolyse von Inulin
Galaktooligosaccharide	enzymatische Transfruktosylierung von Laktose Produkte sind enzymabhängig
Sojaoligo- Saccharide	Gemisch, Extraktion aus Sojamilch

Präbiotische Substanzen – unverdauliche Oligosaccharide, aus: Wisker,E.: Präbiotika: Überblick über die Ergebnisse von Studien an Menschen, Ernährungs-Umschau 49 (12), 2002

Omega-3-Fettsäuren und Phytosterine

Insbesondere die langkettigen mehrfach ungesättigten Omega-3-Fettsäuren Eicosapentaensäure und Docosahexaensäure sind geeignet, den Triglyceridspiegel des Blutes zu senken.
Eicosapentaensäure: C20: 5omega-3-Fettsäure; diese fünffach ungesättigte Fettsäure kann in mehreren Schritten im Körper aus α-Linolsäure (C18:3omega-3-FS) gebildet werden.
Docosahexaensäure: C22:6omega-3-Fettsäure, ist eine sechsfach ungesättigte Fettsäure, die ebenfalls im Körper aus α-Linolsäure gebildet werden kann.
Bei diesen Metabolisierungsreaktionen von α-Linolsäure zu EPA sowie DHA konkurrieren alle omega-3 und omega-6-Fettsäuren um das gleiche Enzym, Desaturase, das bevorzugt omega-3-Fettsäuren als Substrat umsetzt. Die überwiegenden pflanzlichen Öle weisen geringe Konzentrationen auf. Sie wirken ernährungsphysiologisch positiv auf das Herz-Kreislaufsystem.

Phytosterine kommen natürlicherweise in Pflanzenölen, Nüssen, Obst, Saaten, Getreide und Gemüse vor. Sie können als Naturstoffextrakte mittels chemischer Abtrennung rein dargestellt werden.

Positive Einflüsse scheinen aufgrund der Datenlage in Bezug auf den Lipidstoffwechsel und eine Steigerung der Calciumabsorption als gesichert. Inulin und Oligofructose fungieren modulierend auf den Lipidstoffwechsel. Bei Hypercholesterolämikern konnte durch die Gabe von Prä-, Pro- oder Synbiotika die Cholesterolkonzentration im Blut gesenkt werden. Allerdings konnte keine einheitliche Senkung der Triacylglycerol- bzw. Gesamt- und LDL-Cholesterolkonzentrationen im Serum aller beteiligten Probanden nachgewiesen werden. Aufgrund einer pH-Wert absenkenden Wirkung von Präbiotika und Probiotika im Dickdarm erhöht sich die Löslichkeit diverser Mineralstoffe, so dass vornehmlich für Calcium, aber auch für Eisen und Magnesium, von einer gesteigerten Absorption ausgegangen wird.

5 Lebensmittelbestandteile mit kritischen Effekten

Inhaltsstoffe in Lebensmitteln mit ernährungsphysiologisch kritisch zu betrachtenden Effekten kommen sowohl natürlich, aufgrund lebensmitteltechnologischer Verfahren, durch Rückstände oder durch unerwünschte mikrobiologische Anreicherungen vor. So ist beispielsweise Nitrat sowohl in einigen Gemüsen wie Salat, Rote Beete natürlich vorkommend, in Fleisch und Fleischwaren sowohl natürlich als auch durch Verwendung von Pökelsalz enthalten. Bei Verzehr nitrat- bzw. nitritreicher sowie cyanidhaltiger Kost (rohe grüne Bohnen) bildet sich aus Hämoglobin das Oxidationsprodukt Methämoglobin und blockiert, aufgrund der höheren Bindungsaffinität, den Sauerstofftransport im Blut. Das Enzym Methämoglobinreduktase, welches bei Säuglingen noch nicht entwickelt ist, vermag kleine Mengen des Methämoglobins zurück zu Hämoglobin zu reduzieren. Als Co-Faktor für diese Reaktion ist Glutathion notwendig. Die Glutathionbildung selbst wird gewährleistet mit Hilfe des Enzyms Glucose-6-Phosphat-Dehydrogenase, das Glucose-6-Phosphat zu Gluconat-6-Phosphat reduziert. Sie ist somit, da sie die notwendige Energie liefert, für das Regenerationspotenzial des Methämoglobins verantwortlich. Bei größerer Zufuhr cyanider bzw. nitrat- und nitritreicher Kost reicht der Regenerationsprozess nicht aus, so dass der Sauerstofftransport im Blut abnimmt. Als Folgeerscheinung tritt Cyanose (Blausucht) auf, die zum Tod durch innere Erstickung führen kann.

Im Folgenden wird unterschieden nach Bestandteilen mit kritischen Effekten:

- natürlicher Herkunft
- als Zusatzstoff oder technologischer Hilfsstoff
- als Reaktionsprodukt und Rückstand
- in Bezug auf technische-, biologische- und biochemische Verfahren

5.1 Bestandteile natürlicher Herkunft

In diesem Kapitel wird unterschieden nach Pflanzen-, Schimmelpilz-, Bakterien-, Fisch- und Muscheltoxinen. Auf die Pilzgifte der Basidiomyceten, die nicht für den Verzehr bestimmt sind, wird nicht eingegangen.

Pflanzentoxine

Cumarin
5,6-Benzocumarin, innerer Ester der Cumarinsäure (o-Hydroxyzimtsäure); u. a. Inhaltsstoff des Waldmeisters, des Lavendelöls und Datteln.

Cumarinderivate kommen in einer Vielzahl unterschiedlicher Pflanzen vor:
- in Bergamotteöl die Derivate der Hydroxycumarine Aesculetin, Umbelliferon, und Scopoletin
- in Citrus- und Orangenölen die Derivate Aurapten, Isopimpinellin, Lemettin, Merancin und 7-Methoxy-5-geranoxy-Cumarin
- in Chicoree als Cumaringlycoside; Cichoriin
- in Kartoffeln als Cumariglykoside, Aesculin und Scopolin

Eigenschaften:
- einige Cumarinderivate wirken bei den Pflanzen als Keimhemmstoff
- in der Pharmazie wird die stark gerinnungshemmende Wirkung bei der Thrombosetherapie angewendet (Dicumarol)
- antagonistische Wirkung zu Vit-K; daher auch als „Antivitamin" bzw. „antinutritive Substanz" bezeichnet

Cumarin wirkt in höheren Dosierungen kanzerogen. Lebensmittelrechtlich wurde daher die Verwendung des cumarinhaltigen Waldmeisters (grüner Sirup) eingegrenzt. Die Aromatisierung von Limonaden und Backwaren mit Cumarin und deren Derivaten ist lebensmittelrechtlich nicht mehr erlaubt.

	R_1	R_2	R_3
Cumarin	H	H	H
Aesuuletin	OH	OH	H
Umbelliferon	H	OH	H
Scopoletin	OCH_3	OH	H

R2 : über die Hydroxylgruppe glykosidisch gebunden.

Saponine
Saponine werden zu den antinutritiven Substanzen gerechnet. Sie bilden mit Wasser stark schäumende, seifenähnliche Lösungen (lat. sapo, Seife), so dass sie früher aufgrund ihrer schaumbildenden Eigenschaften zu Wasch- und Reinigungszwecken verwendet wurden. Sie bestehen aus einem lipophilen Aglyconrest (Steroide oder Triterpene) und einem hydrophilen Zuckerrest. Bei Pflanzen sind sie weit verbreitet und weisen eine insektizide Wirkung auf.

Pflanzenbeispiele:

- Ginseng
- Süßholz (Glycyrrhizin)
- Hülsenfrüchte (Sojabohnen, Kichererbsen, Grüne Bohnen)
- grüne Tomaten
- grüne und keimende Kartoffel (Solanin)
- Spinat
- Zuckerrüben

Nach der Nahrungsaufnahme erfolgt praktisch keine Resorption, so dass sie sich in den Schleimhautepithelzellen des Gastrointestinaltraktes anreichern und dort dann in hohen Konzentrationen zu starken Reizerscheinungen und Schädigungen führen können (Brennen im Mund- und Rachenraum, Husten, Niesreiz, Speichel- und Tränenfluss). Im Extremfall kann es über Übelkeit und Erbrechen zu schweren blutigen Durchfällen kommen. Tod durch Schock ist möglich. Des Weiteren kann eine zu hohe Konzentration zur Hämolyse der Erythrocyten führen und Störungen im ZNS verursachen. Über das Ackerwildkraut Kornrade, ein Nelkengewächs (Agrostema githago), gelangte dieses Toxin früher häufiger in Getreideprodukte und war Auslöser von zum Teil massiven Vergiftungen. Heute werden Saponine in exakten Dosierungen als Schleimlöser in verschiedenen Hustenmedikamenten verwendet. Ernährungsphysiologische Studien bezüglich einer antimikrobiellen, cholesterinsenkenden und entzündungshemmenden Wirkung sind in Bearbeitung.

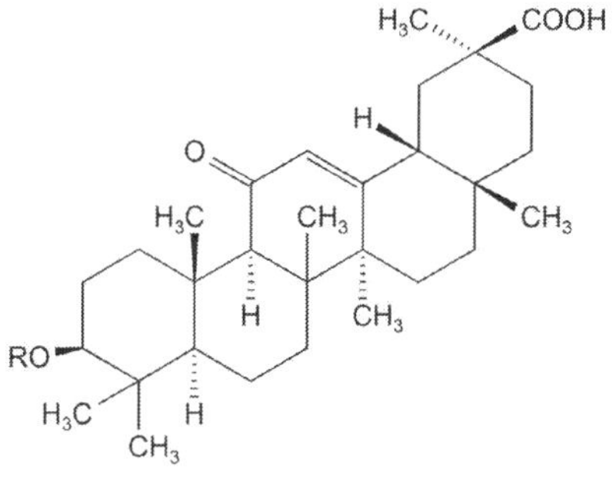

	R
Glycyrrhizinsäure (Aglycon)	H
Glycyrrhizin (Saponin)	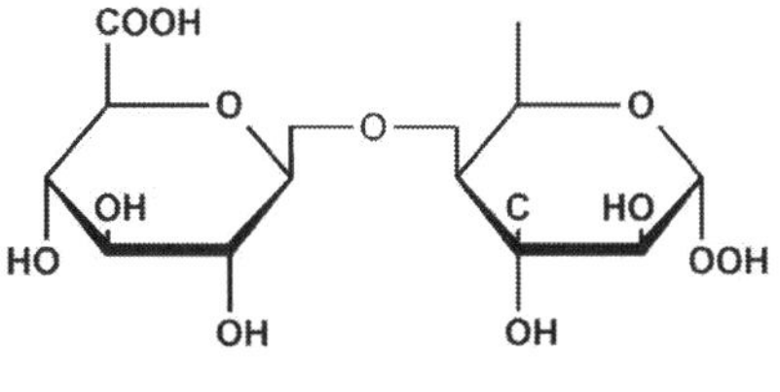

Saponine: Formelbeispiel: Glycyrrhizinsäure (Aglycon) und Glycyrrhizin (Saponin).

Der Solaningehalt von Kartoffeln ist von den unterschiedlichen Sorten und ihrer Lagerung abhängig. Ungünstige Bedingung bei Anbau und Lagerung führen zu einem erhöhten Solaningehalt Bei ordnungsgemäßer Lagerung liegt der Gehalt zwischen 0,002 % und 0,01 %. Eine Erhöhung resultiert beispielsweise durch Schädlingsbefall, Lichtexposition, mechanischen Verletzungen; Lagerungstemperaturen von +10°C.

Literatur:

Franzke, C.; Allgemeines Lehrbuch der Lebensmittelchemie; 3. Aufl. ; 1996; 257- 260

Pariera Dinkins CL, Peterson RK; Food Chem Toxicol; A human dietary risk assessment associated with glycoalkaloid responses of potato to Colorado potato beetle defoliation; 2008; 2837-2840

Griffith DW, Bain H, Dale MFB; J Sci Food Agric 74; The effect of low-temperature storage on the glycoalkaloid content of potato tubers; 1997; 301-307

Watzl, B., Geisen, R.; Ernährungs-Umschau 56; Fragen zu Obst und Gemüse für die Praxis; 2009; B22-B24

Fachinformation der DGE; Special Februar 2010; B23-B24

Cyanogene Glycoside

Blausäurehaltige Verbindungen, die aus einer Aminosäure und einer Zuckerkomponente bestehen, zählen zu den antinutritiven Substanzen. Sie sind vorkommend in Kernen, Bittermandeln, grünen rohen Bohnen und Leinsamen. Die Bildung der Cyanogruppe erfolgt durch Decarboxylierung und Dehydrierung der primären Aminogruppe. Beispiele sind u. a. Amygdalin, Durrhin, Prunasin, Linamarin.

Cyaogenes Glycosid	**Struktur**	**Gehalt HCN [mg/kg]**	**Vorkommen**
Amygladin	CN H—CN—O—Glucose—Glucose	2,5 - 5,0 < 1,0	Bittermandeln und Aprikosenkerne Birnen- und Apfelkerne
Dhurrin	CN H—C—O—Glucose OH	0,3 - 2,5	Sorghum
Prunasin	CN H—C—O—Glucose	1,0 - 1,5	Kirschlorbeer
Linamarin (Phaseolunatin)	CN H_3C—C—O—Glucose CH_3	bis 0,5	Leinsamen

Cyanogene Glykosode sowie Hydoxynitrile (Cyanhydrine) entstehen bei mechanischer Zerstörung des Pflanzengewebes und einhergehender enzymatischer Hydrolysereaktionen. Bei Bittermandeln entsteht aus Amygdalin die Verbindung Mandelsäurenitril und dessen Derivate. Die Reaktion läuft sofort zur Bildung der toxischen Blausäure und der Glycosid-Carbonylverbindung weiter. Die Blausäure wird rasch resorbiert und das toxisch wirkende Cyanid-Ion wird freigesetzt. Das Cyanid-Ion bindet sich aufgrund der hohen Affinität zu Eisen an das Fe3+ der mitochondrialen Cytochrome und hemmt dort die Atmungskette. Der Sauerstofftransport wird blockiert und es kommt in der Folge zur ATP-Verarmung, Lactazidose und zur inneren Erstickung. Die Cyanose (Blausucht) ist das Symptom der Methämoglobinämie mit blauroter Verfärbung der Haut und der Schleimhäute durch Verminderung des Blutsauerstoffes. Die Methämoglobinreduktase wird reversibel gehemmt und blockiert somit den Sauerstofftransport des Hämoglobins.
Bei Säuglingen ist diese Vergiftung sehr problematisch, da sie noch nicht über das Enzym der Methämoglobinreduktase verfügen, es kann unter Umständen zum Tod durch innere Erstickung führen. „Entgiftung" erfolgt über das Enzym Rhodanase, der Kopplung an Schwefel, hierbei bildet sich Rhodanid (CNS), dass etwas weniger toxisch ist als Cyanid.
Symptome sind: vertiefte Atmung, Rotfärbung der Haut, Unwohlsein, Erbrechen und Krämpfe. Der Tod durch Atemlähmung kann innerhalb von Sekunden eintreten.
Lebensmittelrechtlich ist der Anteil blausäurehaltiger Bittermandeln in Mandelprodukten wie Marzipan und Mandellikör festgelegt. Ebenso ist der Gehalt in Persipan, der ausschließlich aus blausäurehaltigen Aprikosenkernen hergestellt wird, begrenzt. Bei der Lebensmittelverarbeitung ist auf die Einhaltung der Maximalen-Arbeitsplatz-Konzentration zu achten.

Alkaloide

Zu den Lebensmittelrelevanten alkaloiden Verbindungen zählen Solanin, Coffein, Purin-Alkaloid, Theobromin, Theophyllin, Chinin, Capsaicin, Ergotamin. (Ergotamin siehe Mycotoxine).

Solanin
Die Verbindung besteht aus dem Aglycon Solanidin mit Steroidgrundstruktur und einer Zuckerkomponente. Solanin kommt in Nachtschattengewächsen, Solanaceaen, vor. Zu den Solanaceaen gehören: Aubergine (S. melongena), Kartoffel (S. tuberosum) und die Tomate (S. lycopersicum). Hohe Solaningehalte weisen unreife Kartoffeln, gekeimte Kartoffeln und grüne Tomaten auf. Die Solaningehalte grün gefärbter Bereiche von Kartoffeln können ab einer Verzehrsmenge von 2-5 mg/kg KG Vergiftungserscheinungen hervorrufen. Eine Solaninvergiftung kann bei Kindern ab einer Dosis von ca. 25 mg tödlich sein, bei Erwachsenen sind keine Todesfälle beschrieben.

Symptome sind: Kopfschmerzen, Übelkeit, Erbrechen, Diarrhöen sowie Magen- und Darmreizungen. Bei schweren Krankheitsfällen können Lähmungen und Störungen des Herz-Kreislaufsystems auftreten.

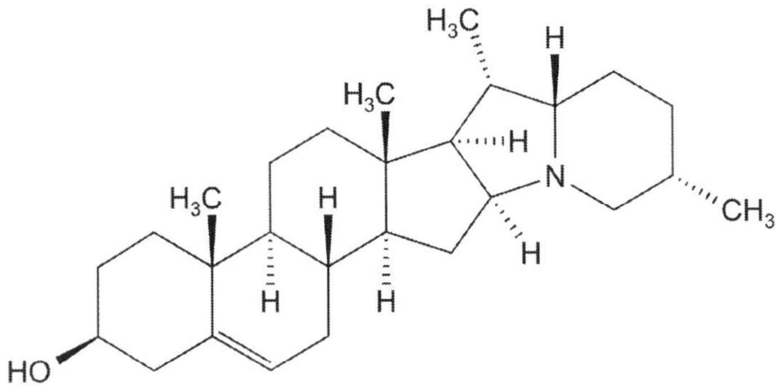

Solanin

Coffein
1,3,7 Trimethylxanthin kommt in den Pflanzen nur in gebundener Form vor. Coffein zählt als Alkaloid zu den ältesten Genussmitteln. Es liegt in der Pflanze nicht in freier Form vor, sondern ist in den Kaffeebohnen an Chlorogensäure, in Teeblättern, Colanüssen und Guaranalianen an Gerbsäuren gebunden. Nach Verzehr spaltet die Magensäure die komplexe Verbindung auf und setzt Coffein frei. Die Resorption erfolgt nach 20-60 Minuten durch den Magen und Zwölffingerdarm; die flavonoiden Verbindungen des Tees verzögern die Freisetzung. Die Bindung an Adenosinrezeptoren wirkt euphorisierend. Eine Blockierung der Phosphodiesterase bewirkt eine verstärkte Adrenalinausschüttung. Hieraus resultieren verbesserte mentale Fähig-

keiten aufgrund der Stimulierung des ZNS, eine Erhöhung der Herzschlagfrequenz sowie Erhöhung des Blutdrucks. Des Weiteren wird die Triglyceridlipase im Fettgewebe aktiviert (Fettabbau, ab etwa fünf Tassen Kaffee), der Glykogenabbau gesteigert (Sättigungsgefühl) sowie die Magensaftsekretion (Salzsäure, Pepsinogen, evtl. Gastrin). Die Diurese wird erhöht (Zunahme von Blutfluss und Filtration in der Niere), aber zentral gehemmt, daher weitere Verstärkung durch Ethanol, Begünstigung von Muskelkontraktionen, Stress-Syndrom bei hohen Dosierungen (ab 2-3 Tassen Kaffee: ACTH u. Cortisol erhöht).

Es liegen epidemiologische Studien vor, die belegen, dass Kaffeetrinker ein geringeres Risiko besitzen, an Alzheimer (1) Parkinson (2) oder Typ II-Diabetes-mellitus (3) zu erkranken.

Coffeingehalte ausgewählter Lebensmittel im Vergleich:

Kaffee arabica	0,9-1,4 %
Kaffe robusta	1,5-2,6 %
Tee	2,0-5,0 %
Colanuss	2,0-2,5 % (Bitterstoff von Colagetränken)
Guaranin in Guarana	3,0-6,0 % (Designer- bzw. Energy-Drinks)
Kakaobohnen	0,06-0,4 %

Coffein ist gut wasserlöslich, der Gehalt liegt bei ca. 40 mg/Tasse schwarzem Tee und 100 mg/Tasse Kaffee. Das Herstellungsverfahren des Röstkaffees optimiert, im Gegensatz zur Teeherstellung, die Coffeinfreisetzung aus der Rohware.

Coffein

Coffein wird beim Rösten von Kaffee nur wenig abgebaut; durch den allgemeinen Röstverlust steigt der Gehalt im Röstkaffee sogar etwas an. Es löst sich gut in heißem Wasser und manchen Lösungsmitteln, einer Eigenschaft, die technologisch zur Entcoffeinierung genutzt wird.

Für die Verwendung von Coffein als Zusatz in Erfrischungsgetränken und sog. Energy Drinks gelten enge gesetzliche Regelungen. Dabei muss die Coffein-Menge bei den in den Verkehr gebrachten Getränken in Deutschland zwischen 65 und 250 mg/l liegen d. h. in einem 200 ml-Gebinde befinden sich bis zu 40 mg Coffein. Bei importierten Energy Drinks dürfen die Coffein-Gehalte 320 mg/ l nicht überschreiten, entsprechend der Verordnung über coffeinhaltige Erfrischungsgetränke.

Ein Teil der dargelegten Effekte des Coffeins werden durch Gewöhnung abgeschwächt. In hohen Dosierungen wirkt es als Dopingmittel. Vom internationalen Olympischen Komitee wurden 12 mg Coffein/l Urin als Grenzwert festgelegt. Diese Konzentration kann durch eine Aufnahme von 500-600 mg (ca. 5-6 Tassen Kaffee oder 1,5-2,0 l Designer-Energy-Drink) erreicht werden. Bei vorliegendem Flüssigkeitsmangel wird diese Konzentration sogar bei geringerer Zufuhr erreicht.
Coffein wird vorwiegend zu Dimethylxanthinen und Methylharnsäuren metabolisiert. Während der Einnahme von Kontrazeptiva, in der Schwangerschaft, und vor allem bei Neugeborenen (bis zu drei Monaten) sowie bei Leberschäden ist die Elimination verzögert. Bei Schwangeren gelangt die Verbindung über die Plazenta-Schranke in den Embryo, bei Stillenden zu etwa 1 % der aufgenommenen Menge in die Muttermilch. Die letale Dosis von reinem Coffein liegt bei etwa 10 g für den Menschen (Kinder 5 g) oder 125 Tassen Kaffee; ab ca. 3,5 g (30-50 Tassen Kaffee innerhalb kurzer Zeit) treten Erbrechen, Bauchkrämpfe, Ruhelosigkeit und Muskelzuckungen auf. Eine chronische Toxizität (15-80 Tassen/Tag) kann sich in Schlaflosigkeit, Reizbarkeit, Appetitlosigkeit, Herzklopfen u. a. Symptomen äußern, doch bestehen große individuelle Unterschiede, so dass hohe Dosierungen auch symptomlos vertragen werden können. Sehr schwache teratogene Wirkungen wurden bei Mäusen schon ab 2 mg/kg KG/Tag (entspr. zwei Tassen Kaffee/Tag für Menschen, während der Dauer der Schwangerschaft) beobachtet, Missbildungen ab 50 mg/kg /Tag (entspr. 50 Tassen Kaffee/Tag) oder ab 200 mg/kg Coffein einmalig. Obwohl Menschen vermutlich viel unempfindlicher sind, wird doch zur Mäßigung während der Schwangerschaft geraten, zumal die teratogene Wirkung anderer Substanzen verstärkt werden kann. Eine mutagene Wirkung (Verhinderung der DNA-Reparatur) dürfte erst bei Konzentrationen eintreten, die 40-4000-Mal so groß sind wie bei starken Kaffeetrinkern. Coffein und das bei seiner Oxidation entstehende 8-Oxocoffein wirken in Modellsystemen als Radikalfänger und Antioxidantien. Chemisch ähnliche Verbindungen aus der Gruppe der Methylxanthine sind Theobromin sowie Theophyllin.
Beim Prozess des Kaffeeröstens werden Maillard-Produkte gebildet, von denen einzelne Verbindungen in Form des typischen Röstaromas erwünscht und andere aufgrund ihres antinutritiven Effekts unerwünscht sind; siehe Kapitel 2.7 Wirkstoffe und Toxikokinetik, Reaktionen der Biotransformation II, Bsp. Acrylamid.

Literatur

(1) Barranco Quintana JL., et al; Neurol Res. 29: 1; 2007

(2) Hu G., et al; Mov Disord; 22: 15; 2005

(3) Ranheim T., Halvorsen B., Mol Nutr. Food Res; 49: 3; 2005

Theobromin
3,7 Dimethylxanthin, ein Purinderivat, kommt hauptsächlich mit ca. 1,8-2 % in Kakaobohnen vor. Die Verbindung bewirkt keine Stimulation des ZNS. Es erhöht die Herzfrequenz und zieht eine schwache Diurese nach sich.

Theophyllin
1,3 Dimethylxanthin, ist ein Purinderivat und in geringen Mengen in Tee vorkommend. Die Verbindung hat folgende medizinisch genutzte Eigenschaften:

- Relaxation der glatten Muskulatur (Vasodialtation, Bronchodilatation)
- Steigerung der Atemfrequenz
- Stimulation der mukoziliären Klärfunktion
- Senkung des pulmonalen Gefäßwiderstandes

Theophyllin wird bei chronisch obstruktiven Atemwegserkrankungen als Arzneimittel eingesetzt. Bei Plasmakonzentrationen > 40 mg/l treten Vergiftungserscheinungen wie Erbrechen, Zittern, Tachykardie und Krämpfe auf; diese Symptome müssen ärztlich behandelt werden.

Chinin
6 Methoxycinchonan-9-ol ein Alkaloid gewonnen aus der Chinarinde der tropischen Rubiaceae. Es wird als Bitterstoff alkoholfreien Erfrischungsgetränken und Trinkbranntweinen mit dem entsprechenden Hinweis „chininhaltig“ hinzugefügt. In der Medizin wird es als Bittermittel, Tonikum und Adstringens sowie zur Appetitanregung verwendet. Aufgrund fiebersenkender Eigenschaften auch als Malariamittel eingesetzt; ist es bei Überdosierungen allerdings ein schweres Protoplasmagift, das zu Taubheit und Blindheit und Allergien führen kann. 8-10g Chinin sind für den Erwachsenen tödlich.

Capsaicin
8 Methyl-N-vanillyl-6-nonenamid, ein aromatisches Amin, kommt ausschließlich in den Früchten der Paprika und des Cayennepfeffers vor. Die Verbindung stimuliert reflektorisch die Bildung von Endorphinen (morphinähnlichen Verbindungen) und greift die Schmerzrezeptoren des ZNS an. Aufgrund einer hyperämisierenden Wirkung kann die Verbindung medizinisch zur äußerlichen Anwendung bei Muskelverspannungen eingesetzt werden.

Myristicin

Die Verbindung Myristicin ist der wesentliche Bestandteil des etherischen Öls der Muskatnuss, bzw. der Muskatblüte. Die Wirkungsweise ist dosisabhängig; in geringen Mengen wirkt die Verbindung anregend und verdauungsfördernd, in höheren Dosierungen verursacht sie Kopf- und Magenschmerzen, darüber hinaus weist sie eine halluzinogene Wirkung auf. Reaktive Stellen des Moleküls sind insbesondere die Methoxygruppe, die endständige Doppelbindung sowie die beiden gebundenen Sauerstoffatome. Der Verzehr einer halben Frucht kann für den Menschen tödlich sein.

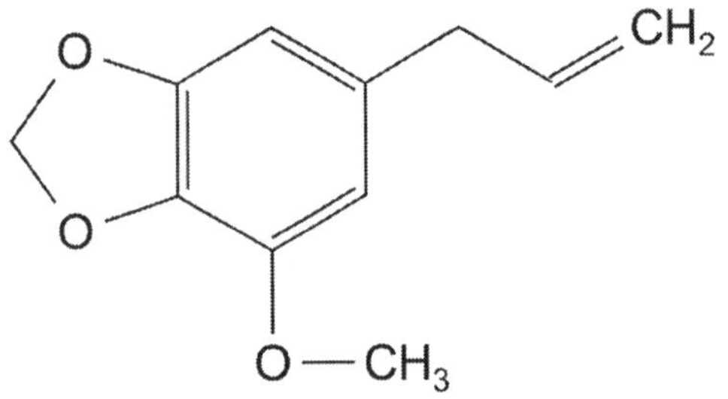

Myristicin

Oxalsäure

Die Verbindung HOOC-COOH kommt in hohen Gehalten vor allem in Spinat, Rote Beete, Rhabarber, Mangold und schwarzem Tee vor. Im Körper bildet Oxalsäure in Gegenwart von Calcium die Verbindung Calciumoxalat, ein unlösliches Salz, das sich in Form von Nierensteinen ablagert. Infolgedessen nimmt Oxalsäure unmittelbaren Einfluss auf den Calciumstoffwechsel.

Oxalsäuregehalte ausgewählter Lebensmittel in mg/100 g

Lebensmittel mg/100 g	Mittelwert mg/100 g	Schwankungsbreite
Tee, schwarz	910	375-1.450
Mangold	650	110-940
Rhabarber	460	290-640
Spinat	440	120-1.330
Bambussprossen	250	155-460
Rote Beete	195	18-535
Kakaopulver	395	340-645
Schokolade, milchfrei	90	70-125
Schnittbohnen	45	7- 60

Tannine, Gerbstoffe, Gerbsäuren

Tannine sind Gemische aus Estern der D-Glukose mit Gallussäure. Sie reagieren durch ihre phenolischen Hydroxylgruppen sauer und werden daher häufig auch als Gerbsäuren bezeichnet. Sie wirken auf die Schleimhäute adstringierend und weisen einen herben Geschmack auf. Sie sind weit verbreitet und kommen z. B. vor in Getreide, Hülsenfrüchten und vielen Obstarten (Äpfel, Bananen, Brombeeren, Preiselbeeren, Trauben, Pfirsiche, Birnen, Pflaumen, Himbeeren und Erdbeeren), ebenso in schwarzem Tee und Rotwein. In den Pflanzen wirken sie als natürliche Abwehrstoffe gegen mikrobielle Erreger und Schädlingsbefall. Sie wurden lange Zeit für die menschliche Ernährung nur als unerwünschte Nahrungsinhaltsstoffe betrachtet, da sie mit Proteinen und Verdauungsenzymen Komplexe bilden und die Bioverfügbarkeit von Vitaminen und Mineralstoffen beeinträchtigen können. So erniedrigt Tannin die Eisenresorption im Körper, ein Effekt, der bei einem vorliegenden Eisenmangel von Bedeutung sein kann; diesbezüglich werden diese Verbindungen zu den antinutritiven Substanzen gezählt. Einige diese Verbindungen wirken allerdings auch antimutagen, antikarzinogen und antimikrobiell und haben somit gesundheitsfördernde Wirkungen. Aufgrund von reizmildernden, antiphlogistischen, antimikrobiellen, sekrektionshemmenden Eigenschaften werden Gerbstoffe in der Medizin zur äußerlichen Wundbehandlung, innerlich bei Katarrh der Atemwege und Diarrhö eingesetzt.

Lectine – Proteine

Lectine sind hitzeempfindliche Proteine, bzw. Glykoproteine, und kommen vorwiegend in Bohnen, Soja, Linsen und anderen Hülsenfrüchten vor.

Phasin
Phasin bzw. Phaseolamin ist ein aus rohen Bohnen (Phaseolus vulgaris) isolierbares Phytohämagglutinin, das allgemein auf Erythrocyten agglutinierend und auf Lymphocyten mitogen, d. h mitoseanregend, wirkt. Der Genuss roher Bohnen (5-6 Stück) kann u. U. bei Kindern tödliche hämorrhagische Gastroenteritiden verursachen. Bei Erwachsenen deuten Übelkeit, Benommenheit sowie gastrointestinale Störungen auf eine Vergiftung hin. Durch einen mindestens 15-minütigen Kochvorgang wird die Verbindung zerstört. Vgl. Phaselin; Phaseolotoxin A.

Ricin
Ricin ist ein toxisches Protein aus den Samen von Ricinus communis (Christuspalme). Die Verbindung besteht aus zwei Ketten, die über eine Disulfidbrücke miteinander verbunden sind. Durch Endocytose gelangt die Verbindung in die Zelle und entfaltet dort ihre Wirkung, indem sich ein Kettenende an die Zelloberfläche heftet und die andere Kette hemmend auf die ribosomale Proteinsynthese wirkt. Hierbei wird Adenin aus der RNA abgespalten.

Schon der Verzehr einzelner Samen kann tödlich auf den Menschen wirken (5 µg R./kg KG). Bei Arbeitern in Rizinusmühlen wurden Glieder-, Kopf- und Halsschmerzen sowie bronchiale Reizsymptome, Fieber und Nesselsucht beobachtet. Ricin ist ein Atemgift. Die tödliche Dosis beim Erwachsenen beträgt 5 µg Ricin/kg. Kalt gepresstes Rizinusöl, das aus den geschälten Samen hergestellt wird, enthält kein Ricin. Ricinolsäure, 12-Hydroxy-9,10-cis-octadecensäure, kommt als Triglycerid verestert gebunden in Rizinusöl vor. Die durch den Verdauungsprozess freigesetzte Säure senkt die Absorption von Wasser und regt die Synthese von Prostaglandin E2, und die Sekretion von Elektrolyten und Wasser in das Darmlumen an, mit der Folge der Laxation.

Mykotoxine

Mykotoxine sind natürliche Sekundärmetaboliten; es gibt mehr als 300 verschiedene Mykotoxine die ca. 25 Strukturtypen zugeordnet werden können. Bei der Mycotoxinkontamination in Lebensmitteln kann, je nach Eintragspfad, unterschieden werden nach primärer, sekundärer Kontamination und einer carry-over-Kontamination.

Primäre Kontamination:	Ein Lebensmittelrohstoff ist bereits mit dem Toxinbildner kontaminiert.
Sekundäre Kontamination:	Das fertige Lebensmittel verschimmelt und bildet die Mykotoxine aus.
carry-over-Kontamination:	Produkte von Nutztieren können Mykotoxine in unveränderter oder metabolisierter Form enthalten, wenn das verwendete Futtermittel toxinhaltig war. Ebenso kann es zu einem Transfer kommen, wenn eine einzelne Lebensmittelzutat kontaminiert ist.

Aflatoxine

Aflatoxine sind Mycotoxine, die von Schimmelpilzen der Gattungen Aspergillus und Penicillium produziert werden. Man unterscheidet die Aflatoxine B1, B2, G1, G2, M1 und M2. Die Bezeichnungen sind zurückzuführen bei B für blaue Fluoreszenz, G für grüne Fluoreszenz und M für in Milch nachgewiesene Toxine, nach vorangegangener Fütterung aflatoxinhaltigen Futtermittels.

Charakteristika dieser Verbindungen sind:

- hitzestabil bis 250°C, lassen sich daher nicht durch Kochen, Autoklavieren, Bestrahlen, auch nicht durch Behandeln mit verschiedenen Chemikalien vollständig entfernen (unbedenklich sind Penicilliumarten, die für die Käsereifung eingesetzt werden)
- kanzerogenes Potenzial
- toxischste Aflatoxinverbindung ist B1, kanzerogen

Aflatoxine:

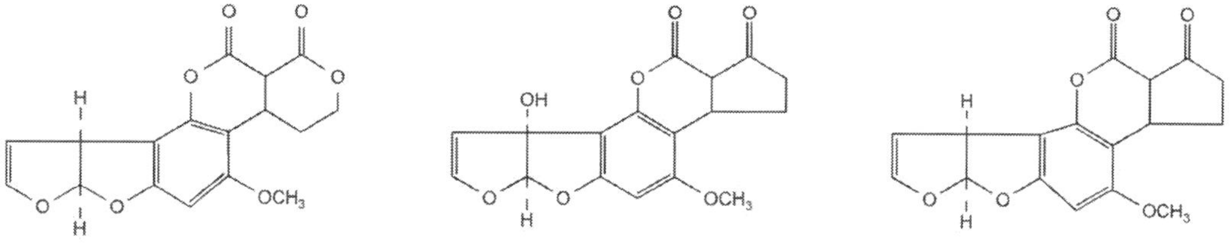

Aflatoxin G_1 Aflatoxin M_1 Aflatoxin B_1

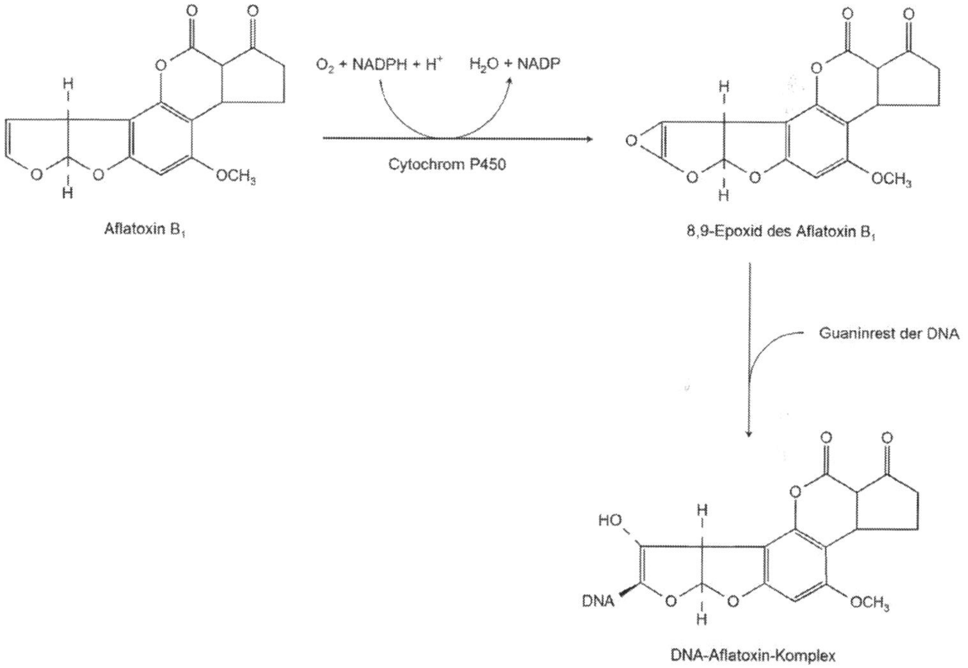

Aflatoxin B_1

O_2 + NADPH + H^+ H_2O + NADP

Cytochrom P450

8,9-Epoxid des Aflatoxin B_1

Guaninrest der DNA

DNA-Aflatoxin-Komplex

Aflatoxin B1 hat die höchste Toxizität; es wird seitens des International Agency for Research on Cancer als Humankanzerogen eingestuft. Die LD_{50} für den Menschen wird auf 1-10 mg/kg KG geschätzt. Kinder reagieren besonders empfindlich. Bei einer akuten Vergiftung wird in erster Linie die Leber geschädigt (Hepatom).

Aflatoxine werden durch Cytochrom P450 epoxidiert. An dieser reaktiven Position des Moleküls findet entweder die toxische Reaktion durch Addition an die DNA statt oder die Detoxifizierungsreaktion durch Addition an Glutathion, vermittelt durch das Enzym Glutathion-S-Transferase. Die Aktivität und damit die Effizienz des in der Leber vorkommenden detoxifizierenden Isoenzyms ist sehr gering. Als Folge treten Leberschädigungen bis hin zu Lebertumoren auf. Die Höchstmengen für Aflatoxine sind in der Höchstmengen-VO und in der EU-Kontaminanten-VO festgesetzt.

Es gelten folgende Grenzwerte für die jeweiligen Lebensmittel:

Aflatoxin	Lebensmittel/Erzeugnis	Höchstmenge µg/kg
B	Getreide, Erdnüsse, Schalenfrüchte, getrocknete Früchte u. deren Erzeugnisse alle übrigen Lebensmittel	2
B1 + B2 +G1 +G2	Getreide, Erdnüsse, Schalenfrüchte, getrocknete Früchte und deren Erzeugnisse alle übrigen Lebensmittel Enzyme und Enzymzubereitungen für die Lebensmittelherstellung	4
M1	Milch und Milcherzeugnisse	0,05

Aspergillen; Vorkommen und Wirkungen

Nachfolgend eine Auflistung diverser Aspergillus spec. unter Hinweis des möglichen Eintragspfades in die Nahrungskette und deren Eigenschaften.

Art	Temperaturoptimum	Besonderheiten
A. candidus	20-24°C	Ist in Getreide, Back- oder auch Fleischwaren nachweisbar.
A. clavatus	20-25°C	Ist u. a. in Brot nachweisbar. Er bildet als toxisches Stoffwechselprodukt Patulin und Cytochalasin E (LD50 2,6 mg/kg Ratte), die vielfältige biologische Wirkungen entfalten (z. B. Hemmungen der Zellbewegungen, des Glucosetransportes, der Spaltung des Cytoplasmas nach der Mitose). Akut toxische Dosierungen führen zu schweren Kapillarschäden und Schockreaktionen.
A. flavus	35-37 °C	Ist in Getreide, Backwaren, Fleisch und Fisch nachweisbar und bildet besonders auf fetthaltigen Früchten (Nüsse, Erdnüsse)

		die stark leberschädigenden u. krebsauslösenden Aflatoxine. Durch befallendes Futter werden Mykotoxikosen bei Nutztieren hervorgerufen.
A. fumigatus	37-43 °C	Thermotoleranter Schimmelpilz. Vorkommend in Substraten, die zur Selbstentzündung neigen (Heu, Kompost, Lebensmittel-Abfälle). Wichtigster Erreger der Aspergillose und gilt als Allergieauslöser. Eine intakte Immunabwehr hemmt die Toxinbildung. Er dient der Antibiotikaherstellung (Fumigatin).
A. melleus	k. A.	In Sojabohnen nachgewiesen. Zählt zu den lebertoxischen Ochratoxinproduzenten. Dient der biotechnischen Enzymproduktion der Proteasen.
A. nidulans	35–40 °C	Nachgewiesen in Getreide, Backwaren, und Fruchtsäften. Kann an der Ausbildung der Aspergillose beteiligt sein; produziert Sterigmatocystin.
A. ochraceus	28–32 °C	Wächst häufig auf Getreide, Erdnüssen und Gemüsen. Produziert eine Reihe strukturverwandter Gifte, Ochratoxine.
A. oryzae	35–37 °C	Wird in Japan zur Produktion von Sake und Sojasaucen verwendet, zum Stärke- und Proteinaufschluss.
A. parasiticus	37 °C	Kommt v. a. in Erdnüssen vor und zählt zu den Aflatoxin-Bildnern.
A. tamari	k. A.	Wurde in Getreide, Backwaren, Wurst und Fisch nachgewiesen, produziert das Antibiotikum Kojisäure.
A. versicolor	25–30 °C	Kommt in Getreide-, Mehlen und Teigwaren vor. Kann an der Aspergillose beteiligt sein. Außerdem produziert er Sterigmatocystin.

Es gilt zu beachten, dass Pilzkulturen häufig mehrere Sekundärmetabolite gleichzeitig synthetisieren. U. a. konnte bei einigen der genannten Aflatoxin species die Bildung von Kojisäure beobachtet werden, einer antibiotisch wirkenden Substanz. Der Gehalt der einzelnen Verbindungen ist von den Wachstumsparametern Substrat, Temperatur, konkurrierende Verbindungen, Wachstumsdauer etc. abhängig.

Sterigmatocystin
Sterigmatocystin ist ein Mycotoxin von Schimmelpilzen diverser Aspergillus species. Die Verbindung ist ein biosynthetischer Vorläufer der Aflatoxine und kommt häufig gemeinsam in Gegenwart von Aflatoxinen vor. Sie wirkt stark lebertoxisch und karzinogen (Induktion von Leberkrebs nach oraler Applikation an Ratten); aber auch die Nieren werden betroffen. Die LD_{50} Ratte p. o. beträgt 120 mg/kg KG.
Die toxische Wirkungsweise ist aufgrund der Strukturanaloga identisch mit denen der zuvor beschriebenen Aflatoxine.

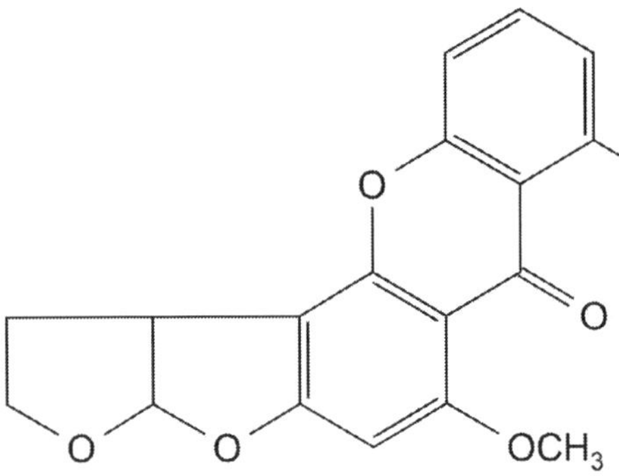

Sterigmatocystin

Ochratoxine
Das sind Mycotoxine, die zu Mycotoxikosen führen können und von den Schimmelpilzen Aspergillus ochraceus, Aspergillus meleus und Penicillium viridicatum v. a. auf Getreide (Mais, Weizen), Reis, ölhaltigen Samen und Nüssen gebildet werden. Außerdem sind sie in Kaffee, Wein und Bier nachweisbar. Über kontaminiertes Futter können Ochratoxine auch in tierische Produkte gelangen. Sie sind in Lebensmitteln weit verbreitet und lassen sich im Blut nahezu aller Menschen in Europa nachweisen. Die Verbindungen wirken hauptsächlich nierenschädigend. Im Tierversuch erwiesen sich die Verbindungen als kanzerogen und teratogen. Die tägliche Aufnahme in Deutschland wird auf etwa 0,9 ng/kg KG und Tag geschätzt, wobei der Konsum von „einigen ng/kg" als tolerabel angesehen wird. Eine abschließende Risikobewertung liegt derzeit noch nicht vor, da eine synergistische Wirkung durch weitere Umweltkontaminanten nicht ausgeschlossen wird.

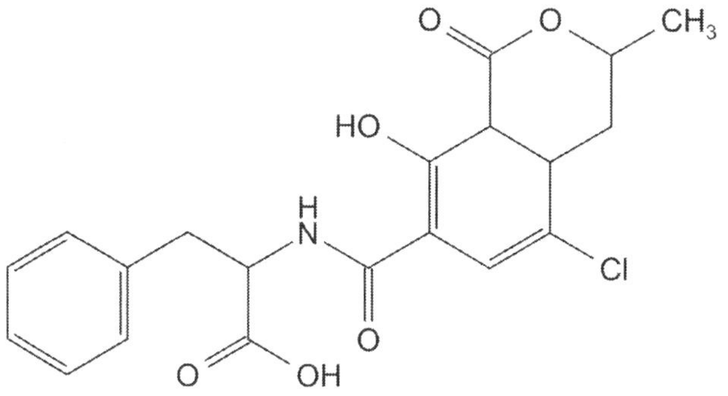

Ochratoxin A

Patulin
Ein Stoffwechselprodukt, das von zahlreichen Aspergillus- und Penicillium-Arten sowie von weiteren Pilzen in Lebensmitteln, vor allem in Früchten und Fruchtsäften, gebildet wird. Die Verbindung hat eine hohe Affinität zu SH-Gruppen und schädigt vor allem Zellmembranen und hemmt membran-gebundene ATPasen. Orale Aufnahme kann zu Übelkeit, Erbrechen und Durchfällen führen. Patulin wirkt antibiotisch; bei Hühnerembryonen teratogen, bei Säugetieren nicht teratogen. Die LD_{50} (Ratte) oral beträgt 30 mg/kg KG.
Im Lebensmittelbereich ist Patulin in Produkten, überwiegend Apfelprodukten, die aus Fallobst mit verschimmelten Anteilen hergestellt werden, feststellbar. Die Verbindung dient in der Lebensmittelanalytik als „Marker", um die Verwendung von Äpfeln sowie Apfelsaft in diversen Säften und Fruchtmischungen nachweisen zu können; die dort nachgewiesenen Mengen unterliegen der Höchstmengen-VO und lösen innerhalb dieses Bereiches nicht die o. g. Symptome aus.

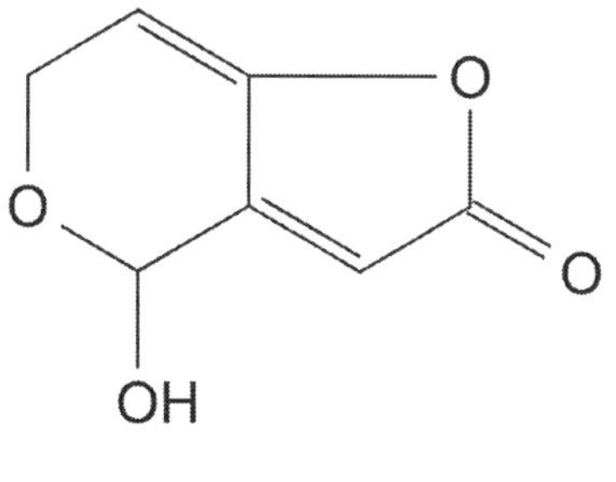

Patulin

Fusarientoxine

Fusarien sind Feldpilze, dementsprechend kommen ihre Toxine überwiegend in Lebensmitteln pflanzlicher Herkunft vor. Es werden drei Hauptgruppen von Fusarientoxinen unterschieden: Trichothecene, Fumonisine und das Zearalenon.

Trichothecene
Zu dieser Verbindungklasse gehören Deoxynivalenol, Nivalenol und T2-Toxin. Es handelt sich um cyclische Sesquiterpene, die aufgrund der Hemmung der Proteinbiosynthese stark zytotoxisch wirken

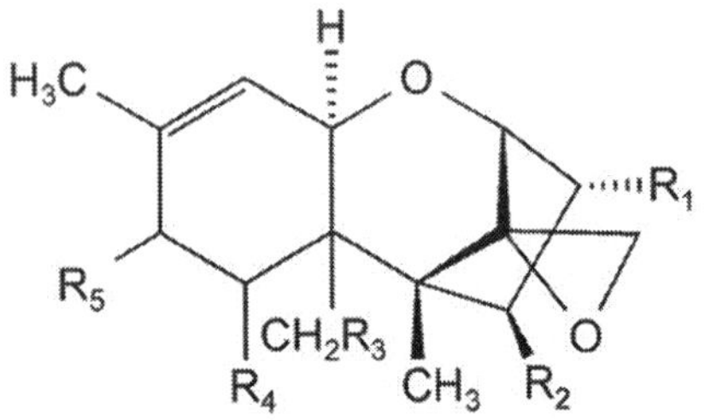

Trichothecen-Grundgerüst

	R_1	R_2	R_3	R_4	R_5
Deoxynivalenol	OH	H	OH	OH	O
Nivalenol	OH	OH	OH	OH	O
T_2-Toxin	OH	$-O-C(=O)-CH_3$	$-O-C(=O)-CH_3$	H	$-O-C(=O)-CH_2-CH(CH_3)_2$

Fumonisine
Diese Verbindungklasse kontaminiert vornehmlich Maispflanzen. Sie hemmen das Enzym Ceramid-Synthase und verhindern somit die Bildung von Sphingolipiden, Fettbegleitstoffe der Zellmembranen. Die Toxizität für den Menschen ist noch nicht abschließend klassifiziert worden; bei Pferden führt dieser Effekt zu Gehirnerkrankungen, bei Schweinen zu Lungenödemen und bei Ratten zu Leberkrebs. Fumonisine werden als tumorpromovierend eingestuft.

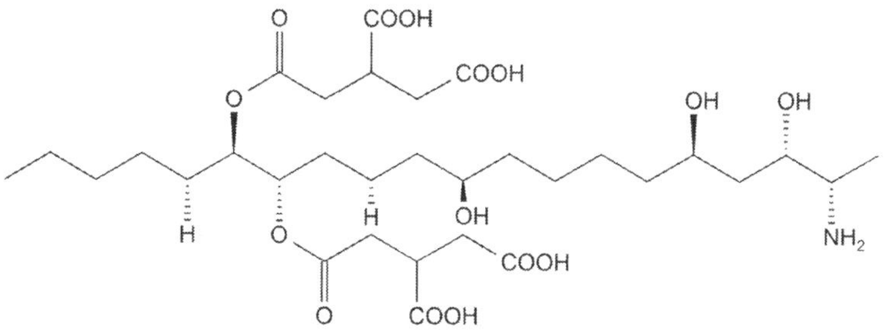

Fumonisin B_1

Zearalenon

Zu dieser Verbindungklasse gehören Zearalenon und α-Zearalenol.
Die Verbindungen, die Getreide und deren Produkte kontaminieren, zeigen ausgeprägte unerwünschte östrogene Wirkungen, die bei Nutztieren zur Verminderung der Fertilität führen können. Durch eine Wasserstoffanlagerung an den doppelt gebundenen Sauerstoff kann aus Zearalenon die wesentlich toxischere Alkoholverbindung α-Zearalenol gebildet werden.

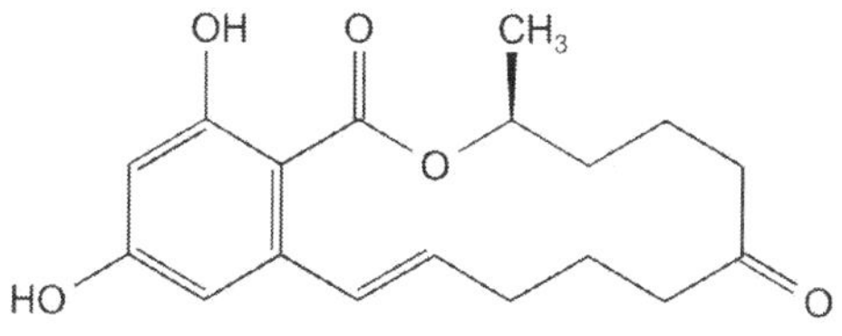

Zearalenon

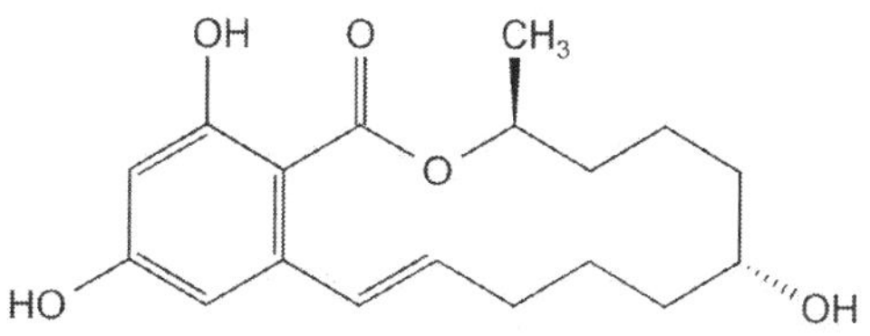

α-Zearalenol

Ergotamin

Mutterkornalkaloid, ist die Dauerfruchtform, das sog. Sklerotium des zu den Ascomyceten gehörenden Pilzes Claviceps purpurea. Erst ab dem Jahre 1853 gelangte man zu der Erkenntnis, dass es sich bei den Getreideauswüchsen nicht um missgeformte übergroße Getreidekörner, sondern um ein Pilzmycel handelt. Das Sklerotium enthält die Alkaloide, die zu Ergotismus (Antoniusfeuer) führen können. Vergiftungssymptome sind Schädigungen des ZNS, die sich äußern in Kribbeln und Verwirrtheit, des Weiteren treten Bewusstlosigkeit, Durchblutungsstörungen und Geschwürbildungen auf. Ergotamin zählt zu den Ergolin-Alkaloiden und ist ein Amid der D-Lysergsäure (LSD). 5-10 mg frisches Mutterkornalkaloid sind tödlich. Lebensmittelrechtlich ist der Mutterkornanteil in Mehl mit maximal 0,1 % eingegrenzt; technologisch lassen sich die Sklerotien aufgrund ihres gegenüber dem Korn höheren Gewichts gut entfernen. Mutterkornalkaloide auf Weidengräsern stellen, je nach Befall, aufgrund ihrer teratogenen Eigenschaft, ein gesundheitliches Risiko für Weidetiere dar.

Bakterientoxine

Es wird unterschieden nach Exo- und Endotoxinen. Exotoxine sind Proteine, die im Bakterium gebildet und freigesetzt werden. Endotoxine sind überwiegend Lipopolysaccharide gramnegativer Bakterien, die aus deren Membran stammen. Nach Absterben des Bakteriums werden sie freigesetzt und stimulieren Makrophagen zur Ausschüttung von Mediatoren wie Interleukinen, Prostaglandinen, Leukotrinen und Thromboxane. Diese Mediatoren können zu Fieber, Gerinnungsstörungen und Kreislaufversagen führen. Lebensmittelrelevante Bakterien sind aufgrund ihrer Toxizität: Bacillus cereus, Campylobacter jejuni, Clostridium botulinum, Clostridium perfringens, Escherichia coli, Lysteria monocytogenes, Salmonellen, Shigellen und Staphylococcus aureus sowie Yersinia enterocolitica. Des Weiteren wird auf Helicobacter pylori eingegangen.

Bacillus cereus
Hierbei handelt es sich um grampositive, sporenbildende aerobe Stäbchen, deren natürliches Habitat der Erdboden ist. Über Lebensmittel kann dieser Erreger übertragen werden und zu Enteritis und Sepsis führen. Lt. aktuellem Ernährungsbericht 2012 war der Keim im Zeitraum 2006 bis 2009 bei der Bundeswehrverpflegung zu 40% der lebensmittelbedingten Ausbrüche beteiligt.

Campylobacter jejuni
Campylobacter jejuni gehört weltweit zu den häufigsten Erregern von Enteritiden. In Deutschland war die Campylobacter-Enteritis über den Zeitraum 2007 bis 2011 mit 62.789 bis 71.308 gemeldeten Fällen die häufigste bakterielle Infektionserkrankung des Menschen. (Ernährungsbericht 2012) Sie werden von Tieren über Lebensmittel und Trinkwasser auf den Menschen übertragen. Es handelt sich um gramnegative, aerob/mikroaerophile, bewegliche, helikal/vibroid geformte Stäbchenbakterien. Das Bakterium verursacht eine Enterokolitis, die mit wässrigem, gelegentlich auch blutigem Durchfall, Unterbauchkrämpfen und Fieber einhergeht. Neben Campylobacter-Bakterien sind Salmonellen die häufigste Ursache für bakterielle infektiöse Magen-Darm-Erkrankungen beim Menschen. Die Keime sind häufig in hohen Zahlen im Darmtrakt von Haus-, Wild-, Nutztieren und Geflügel vorhanden. Aufgrund der Übertragungsform „Tier zu Mensch" gehört der Erreger zu den Zoonosen. Die Inkubationszeit beträgt 2-5 Tage und heilt i.d.R. auch ohne Antibiotikatherapie nach ca. einer Woche aus; in schwerwiegenden Fällen kann es zu einer Erkrankung des Nervensystems, dem sog. Guillain-Barre-Syndrom (GBS) kommen. Die häufigste Übertragungsrate, deren Tendenz weiterhin steigend ist, vollzieht sich über kontaminierte Lebensmittel tierischen Ursprungs wie Fleisch, Wurstwaren, Geflügel, Eier und Milch. In der Lebensmitteltechnologie wirken erst Temperaturen von 60-74°C zuverlässig abtötend, darunter liegende Temperaturen von 52-60°C wirken lediglich wachstumshemmend. Campylobacter sind gegen konservierende Maßnahmen wie Säuerung, Trocknung und Salzung empfindlich.

Literatur:

Steinmüller R; Ernährungs-Umschau aktuell 2; 2011; B5-B8

Clostridium botulinum

Clostridium botulinum ist ein anaerober Sporenbildner, der bei pH-Werten über 4,5 und anaeroben Bedingungen sein Wachstumsoptimum erreicht. Die Bakterien lösen aufgrund der Botulinumtoxine den sog. Botulismus aus. Die Botulinumtoxine A, B, E und F führen zu Vergiftungserscheinungen beim Menschen, die Botulinumtoxine C und D bei Säugetieren/Nutztieren. Bei Nutztieren wird unterschieden zwischen akutem Botulismus, der Auslösung der Erkrankung nach Aufnahme des Toxins und chronisch viszeralem Botulismus, bei dem sich der Erreger im Magen-Darmtrakt des Nutztieres anreichert. Botulismus ist eine meldepflichtige Lebensmittelvergiftung, ausgelöst nach Aufnahme neurotoxischer Exotoxine. Clostridium botulinum zählt zu den gefährlichsten Lebensmittelvergiftern. Das Botulinus-Toxin ist das wirksamste biologische Toxin! Bei peroraler Aufnahme können 0,01 mg Toxin beim Menschen tödlich wirken. Sie hemmen die Freisetzung des Neurotransmitters Acetylcholin aus den Speichervesikeln in der Körperperipherie, wodurch die Reizübertragung an den Nervenendplatten auf den Muskel verhindert und Lähmungen ausgelöst werden. Das hochgiftige Polypeptid, die LD_{50} bei Mäusen, beträgt 0,000004 mg/kg, wird durch 30-minütiges Erhitzen auf 80 °C denaturiert. Zur Hemmung der Auskeimung von Clostridium botulinum-Sporen in Pökelware (Kassler, Schinken, Rohwürste etc.) sind mindestens 100 mg Nitrit/kg nötig (zur toxischen Wirkung des Nitrits; siehe Kapitel 5.2 Konservierungsstoffe). Die Toxinbildung erfolgt im typischen Fall nur unter anaeroben Bedingungen, in aufbewahrten Lebensmitteln (z. B. Vakuumverpackungen, in anaeroben Kernzonen von Fleisch und Wurstwaren, Rollbraten, Schinken, auch bei pflanzlichen Lebensmitteln, die vornehmlich in Konservendosen abgefüllt werden, erkennbar an der Ausbildung von Bombagen). Die 2009 und 2011 jeweilig gemeldeten Einzelfälle des Säuglingsbotulismus konnten auf den Verzehr von Honig zurückgeführt werden. Die Toxine konnten sich aufgrund der noch nicht voll entwickelten Darmflora bilden. Symptome treten beim Menschen gewöhnlich 12-36 h, teilweise schon 4 h oder bis zu 4 Tage nach dem Verzehr toxinhaltiger Speisen auf. Typisch sind Speichelfluss, Müdigkeit, Kopfschmerzen, Übelkeit, Erbrechen sowie Lähmungserscheinungen (z. B. der Schlund- und Zungenmuskulatur). Der Tod tritt, wenn das Antiserum nicht rechtzeitig verabreicht wird, durch Atemlähmung zwischen dem 3. und 6. Tag ein.

Auf einen Eintragspfad in die Nahrungskette über chronisch erkrankte Nutztiere wird zu achten sein. Bei akutem Botulismus liegt ein Schlachtverbot vor, bei chronischem Botulismus erfolgt eine Einstufung in „noch schlacht-tauglich“. Bei Milchkühen treten folgende Symptome auf: Verdauungsstörungen, Labmagenverlagerungen, Pansenverfestigungen, Abmagerung, Gelenkerkrankungen, gehäuft fieberhafte Euterentzündungen, Schluckstörungen und abschließend Tod durch Atemlähmung. Die Erkrankung entwickelt sich über die Dauer von ca. 3 Jahren. Der Erkrankungsstand der Nutztiere, insbesondere Euterentzündungen der Milchkühe, ist derzeit zunehmend. Die Fütterungspraxis sowie die Futtermittelherstellung muss vorsorglich in den Fokus genommen werden. Der Keim findet überall dort, wo anaerobe Wachstumsbedingungen und tierische Abfälle vorhanden sind, optimale Wachstumsbedingungen.

Folglich ist mit einem Botulinumeintrag bei mangelnder Futtermittelhygiene zu rechnen, so bei:

- Überdüngung der Weiden mit Gülle
- Herstellung von Silageballen, die Kleinstkadaver wie Schnecken, Mäuse, Frösche etc. enthalten
- Verwendung von Geflügeleinstreu, das aus Sägemehl, Geflügelkot und einem gewissen Anteil an Eintagsküken besteht
- Dungaustrag auf Weideflächen, der Bestandteile von tierischen Abfällen (Schlachtung; Nachgeburt etc.) enthält

Clostridium perfringens
Clostridium perfringens zählt zu den grampositiven, sporenbildenden, anaerob wachsenden Stäbchen und ist im Unterschied zu den anderen Species dieser Gattung nicht begeißelt. Das natürliche Habitat der Clostridien ist der Erdboden; die Toxizität, die Gasbrand und Clostridien-Zellulitis verursachen kann, basiert auf der Produktion von gewebezerstörenden Enzymen sowie Exotoxinen und/oder Endotoxinen. Speziell Clostridium perfringes bildet das Alpha-Toxin aus, das aufgrund der molekularen Wirkung der Phospholipase gegen viele Zellarten aktiv ist und die Lyse von Zellen sowie Gewebeschäden verursacht. Diese Mikroorganismen können unter Umständen in einer anaeroben Mischflora überleben. Ein Kontaminationsrisiko ausgehend von pflanzlichen Lebensmitteln muss beachtet werden; von daher ist eine ausreichende Erhitzung notwendig. Die optimale Vermehrungstemperatur liegt zwischen 43°C und 47°C; dies ist insbesondere bei der Speisen-Warmhaltung zu beachten. Generell werden die Sporen dieses Keims durch Erhitzen/Garen nicht abgetötet.

Escherichia coli
Der natürliche Lebensraum dieses Keimes ist der Darm von Mensch und Tier. E. coli ist der häufigste Erreger bakterieller Infektionen des Menschen. Er ist in der Analytik der Leitkeim für fäkale Verunreinigungen des Trinkwassers, der Lebensmittel und der Badegewässer. Es handelt sich um gramnegative, fakultativ anaerobe, petrisch begeißelte grade Stäbchen. Die komplexe Antigenstruktur beruht auf O-, K- und H-Antigenen und wird entsprechend als Serovare mit Angabe der Zahlen, wie beispielsweise O18:K1:H7 bezeichnet. Die wichtigsten lebensmittelrelevanten E.coli-Pathovare sind EPEC, d. h. Enteropathogene E. coli; ETEC, d. h. Enterotoxische E.coli; EIEC, d. h. Enteroinvasive E.coli und EHEC, d. h. Enterohämorrhagische E.coli. In der Gesamtheit werden sie als enterovirulente E.cloi (EVEC) bezeichnet.

E.Coli-Serovare und ihre Wirkungsweisen

Pathovar	Wirkungsweise
EPEC	Epidemisch o. sporadisch in Entwicklungsländern auftretende Säuglingsdiarrhö; der Erreger kann, analog einer Typ-III-Sekretion, in einer Zielzelle die Ausbildung einer Pore in die Zellmembran initiieren und somit zelltoxische Moleküle in das Zytosol einschleusen.
ETEC	Massive Durchfallerkrankung, in allen Alterstufen auftretend; die gebildeten Toxine sind sowohl hitzelabil als auch hitzestabil; es kann eine Hemmung oder Absorption von Natrium bzw. Steigerung der Chlorid-Sekretion kommen. Des Weiteren ist es ihnen möglich, sog. Fimbrien auszubilden, über die sie sich an den Enterozyten des Dünndarms binden können.
EIEC	Können die Schleimhaut des Kolons angreifen und Entzündungen nebst Geschwürbildung verursachen. Sie führen zu ruhrähnlichen Infektionen des Dickdarms.
EHEC	Erreger verursachen kolikartige Darmkrämpfe und wässrigen bis blutigen Durchfall; bei 5 % der EHEC-Infektionen kommt es zum lebensbedrohlichen HUS (hämolytisch-urämisches Syndrom). Das Syndrom ist gekennzeichnet durch eine hämolytische Anämie, Nierenversagen mit Anurie, Verotoxinbildende Coli-Stämme; die eine zytotoxische Wirkung auf Verozellen – Affennierenfibroblastenzelllinie – haben, bilden Toxine analog den Shigatoxinen der Shigellen.

Als Infektionswege sind zum einen der Verzehr von roher Milch und rohem Rindfleisch sowie von Lebensmitteln ohne Wärmebehandlung (Wurstwaren, Käse, Joghurt, Gemüse, Trinkwasser, Getreidekeime) bekannt. Zum anderen erfolgt die Infektion als fäkal-orale Schmierinfektion durch infizierte Menschen und durch asymptotische Ausscheider. Der Krankheitsausbruch im Jahr 2011 durch EHEC-Infektionen in Deutschland mit 2.987 Fällen von blutigem Durchfall, 855 HUS-Fällen, stellt weltweit den Größten dar. Es starben 53 Personen infolge der Infektion. Auslöser war kontaminierter Bockshornklee, der aus einem Drittland, Ägypten, zur Sprossenproduktion eingeführt worden war.

Literatur: Steinmüller R., Ernährungs-Umschau, Aktuell 4; 2010

Lysteria monocytogenes

Lysteria monocytogenes sind petrisch begeißelte grampositive Stäbchen. Sie kommen im Erdboden, Oberflächengewässern, Pflanzen und Tieren ubiquitär vor. Listeriose stellt eine seltene Erkrankung dar und tritt meist sporadisch auf; eine epidemiologische Ausbreitung ist über kontaminierte Lebensmittel wie Milch, Milchprodukte, Käse, Fleischprodukte, Kohl möglich. Lysterien zählen zu den klassischen Opportunisten; die häufigsten Infizierungen verlaufen stumm. Ab Konzentrationen von 106-109 Erregern, die über die Nahrung in den Verdauungstrakt gelangen, treten bei einigen Personen fieberhafte Symptome auf. Eine massive Infektion kann zu einer Gastroenteritis führen; eine primäre Sepsis und/oder Meningoenzephalitis kann sich manifestieren, i.d.R reicht eine Antibiotikatherapie; dennoch verlaufen ca. 10% tödlich.

Salmonellen

Sie gehören zur Familie der Enterobacteriacaen und sind gramnegative, fakultativ anaerobe Stäbchen. Da es über 2000 Serovare gibt, werden die Salmonellen entsprechend ihrer Pathogenese in typhöse oder enteristische Erreger eingeteilt Die Infektionsquelle für typhöse Salmonellen ist ausschließlich der Mensch (Kranke und Dauerausscheider). Eine Übertragung erfolgt indirekt über Wasser bzw. kontaminierte Lebensmittel oder direkt über Schmierinfektionen. Die Infektionsdosis ist klein und liegt bei ca. 102-103-Bakterien. Die Inkubationszeit beträgt 1-3 Wochen; es liegt eine systemische Infektion sowie ein septisches Krankheitsbild vor. Weitere Symptome können u. a. Benommenheit, Diarrhö, Milzschwellung und Darmblutungen sein. Bei vorliegender Erkrankung wird eine Therapie mit Antibiotika durchgeführt. Ca. 2-5 % der typhös Erkrankten verbleiben nach Genese als Stuhl-Dauerausscheider typhöser Salmonellen; die Keime sind in der Gallenblasenwand manifestiert.

Hingegen ist die Infektionsquelle der enteristischen Salmonellose hauptsächlich das Nutztier, hier überwiegend das Geflügel. Die Übertragung erfolgt über das kontaminierte Lebensmittel. Die Infektionsdosis ist mit > 106 groß; es kommt im Lebensmittel zur Anreicherung der Erreger. Die Inkubationszeit beträgt 1-2 Tage. Es tritt ein akuter Brechdurchfall begleitet von Fieber auf. Bei empfindlichen Menschen ist Sepsis möglich. Häufig tritt diese Erkrankung aufgrund des gemeinsamen Lebensmittelverzehrs in Gruppen, Familien, Kantinen, Seniorenheimen, Kindergärten etc. auf. Eine symptomatische Therapie, Ruhigstellung des Darmes, Ausgleich des Elektrolythaushaltes sind i.d.R. erfolgreich.

Shigellen

Shigellen gehören zur Familie der Enterobacteriacaen und sind gramnegative, fakultativ anaerobe, unbewegliche Stäbchen. Die Gattung der Shigellen besteht aus vier Species, die anhand ihrer O-Antigene in diverse Serovare eingeteilt werden. Die Infektionsquelle ist ausschließlich der Mensch. Die Übertragung der Erreger erfolgt entweder direkt über den Ausscheider oder aber indirekt über Trinkwasser und Lebensmittel. Das Krankheitsbild der bakteriellen Ruhr wird durch das sog. Shiga-Toxin ausgelöst, das die Proteinsynthese eukaryontischer Zellen hemmt und zu Epithelschäden im Kolon, seltener zum hämolytischen Urämiesyndrom, führen kann. Eine Therapie mit Antiinfektiva ist i.d.R. erfolgreich.

Staphylococcus aureus

Staphylococcus aureus zählt zur Familie der grampositiven, fakultativ anaeroben Micrococcaceae. In Krankenhäusern ist er als Erreger nosokomialer Infektionen problematisch. In Lebensmitteln bilden sich Enterotoxine aus, die bei Verzehr innerhalb weniger Stunden zu Übelkeit, Erbrechen und Diarrhö führen. Die durch Staphylococcen ausgelösten Krankheiten können als invasive Infektionen, reine Toxikosen sowie deren Mischformen auftreten. Die für die Toxikosen verantwortlichen diversen Enterotoxine lassen sich nicht durch Erhitzen auf 100°C über eine Dauer von 15-30 Minuten deaktivieren, sie sind exogene Superantigene, die zum toxischen Schock-Syndrom führen können. Eine Therapie mit Antibiotika, speziell penicillinasefeste Penicilline, ist i.d.R. beim gesunden Menschen erfolgreich.

Yersinia enterocolitica

Yersinia enterocolitica sind pleomorphe, peritrich begeißelte Kurzstäbchen, die vom Tier auf den Menschen übertragen werden können und überwiegend über die Lebensmittel aufgenommen werden. Kranke und latent infizierte Warmblüter sind für die Kontamination des Bodens, des Oberflächenwassers und somit für die Ausbreitung verantwortlich. Die Zahl der gemeldeten Yersiniose-Fälle nahm über den Zeitraum 2007 bis 2011 von 4988 auf 3396 deutlich ab. Haupteintragspfad sind Schweinefleisch und Schweinefleischprodukte. Die auslösenden Krankheitsbilder werden unterteilt nach: intestinalen Yersiniosen (Enteritis begleitet von mesenterialer Lyphadenitis, sowie bei Jugendlichen Ileitis, entsprechend Pseudo-Chron) und extraintestinalen Yersiniosen (Sepsis, selten Hepatitis sowie lokale Infektionen). Je nach Erkrankungsgrad erfolgt die Therapie mit Antibiotika oder Cephalosporine, Fluorchinolone, u. a.

Helicobacter pylori

Helicobacter pylori kommt ausschließlich nur beim Menschen vor und wird durch Schmierinfektionen auf fäkaloralem Weg, aber auch durch kontaminierte Lebensmittel und Trinkwasser übertragen. Das Bakterium ist ein spiralig gekrümmtes lophotrisch begeißeltes gramnegatives Stäbchen. Der Erreger besiedelt vorwiegend die oberste Schleimschicht der Magenmukosa, da die in den tiefer gelegenen Schichten sich befindlichen Verbindungen, die Glykosaminoglykane (Mucopolysaccharide), hemmend wirken. Wenn diese Barriere allerdings überschritten ist, kann der Erreger in die tieferen Schichten vordringen und die Mukosazellen zerstören. Die Stoffwechselleistung des Bakteriums setzt Urease aus Harnstoff und Ammoniak frei und wirkt neutralisierend auf den pH-Wert des Magens. Weitere, noch in der Aufklärung befindliche Prozesse veranlassen eine Änderung des Zytoskeletts und induzieren die Bildung von Zytokinen. Hieraus können sich folgende Krankheitsbilder ergeben: Gastritis Typ-B; Ulzera des Duodenums und Magens, chronisch atrophische Gastritis, Adenokarzinom des Magens. Die Diagnose ist anhand von Magenbiopsien, dem Nachweis des Helicobacter-Antigens im Stuhl bzw. über einen Atemtest, bei dem zuvor eine Mahlzeit mit 13C- oder 14C-markiertem Harnstoff verabreicht wurde, möglich. Eine Dreifachtherapie mit einem Protonenpumpenblocker und zwei Antibiotika über die Dauer von 7 Tagen ist in über 90 % der Erkrankungen erfolgreich.

BSE

BSE-Rinderwahnsinn, bovine spongiforme Enzephalopathie, ist eine übertragbare neurodegenerative Erkrankung bei Rindern, die sog. Prionenkrankheit. Aufgrund der typischen schwammartigen Veränderungen des Gehirns zählt BSE zur Krankheitsgruppe der Transmissiblen Spongiformen Enzephalopathien. Ausgelöst wurde seinerzeit die Epidemie durch Verfütterung unsachgemäß hergestellten Tiermehls, das darüber hinaus an Wiederkäuer verfüttert wurde. Erkrankte Rinder zeigen Gewichtsverluste und geringe Milchleistung, sie fallen zunächst durch ihre besondere Aggressivität und Ängstlichkeit auf. Ferner kann vermehrte Schmerzempfindlichkeit auftreten. Die Tiere verlieren schließlich die Kontrolle über ihre Gliedmaßen; sie torkeln, knicken ein, bis sie zu Boden stürzen. Die ersten Krankheitszeichen sind somit nicht unbedingt BSE-spezifisch, so dass sie oft übersehen werden können. Die Inkubationszeit für BSE beträgt im Schnitt 3-7 Jahre. Rinder erkranken frühestens im Alter von etwa zwei Jahren, meist zwischen dem vierten und fünften Lebensjahr, innerhalb von ein bis fünf Monaten versterben die Tiere. Die Erkrankung der Tierbestände war der Auslöser für die Gesetzesänderung des deutschen Lebensmittelrechts, seit diesem Zeitpunkt steht die Rückverfolgbarkeit, „from farm to fork“ im Vordergrund. Der BSE-Test ist bei Rindern in Deutschland ab dem 48. Monat vorgeschrieben, bei anderen Mitgliedstaaten der EU ist dieser Zeitpunkt unterschiedlich fixiert. Risikopartien wie Gehirn und Rückenmark sind von der Fleischzubereitung ausgenommen. Derzeit liegt allerdings der gesetzlich fixierte Schlachtzeitpunkt von Kälbern vor dem Zeitpunkt, zu dem die Erfassung einer BSE-Infizierung analytisch möglich ist. Darüber hinaus wird der überwiegende Anteil der Schlachttiere (Jungbullen) vor Erreichen des gesetzlich vorgeschriebenen Alters der BSE-Testung der Nahrungskette zugeführt. Die Übertragung vom Tier auf den Menschen wird in Zusammenhang gebracht mit einer – bislang ausschließlich in Großbritannien – aufgetretenen neuen Variante der Creutzfeld-Jakob-Krankheit. Hierbei liegt das Durchschnittsalter bei ca. 30 Lebensjahren, es treten beidseitige Veränderungen im hinteren Thalamus auf, außerdem befinden sich floride Amyloidplaques im gesamten Gehirn. In der Folge treten schwere Gedächtnisstörungen auf.

Fisch- und Muscheltoxine

Aufgrund der Toxine und deren Auslöser können Fischvergiftungen wie folgt unterschieden werden:

a) Toxine im Blut des Fisches
Hierzu zählen u. a. Aal und Neunauge. Ichthyotoxin ist ein fischeigenes Gift oder kann aufgrund bakterieller Verunreinigungen enthalten sein. Es kommt im Blut oder einzelnen Organen vor. Ichthyotoxismus (Barbencholera). Das gebildete Toxin kann auch durch den Verzehr von Muscheln, Austern, Hummern und Garnelen aufgenommen werden. Es löst Empfindungsstörungen, Übelkeit, Erbrechen, Fieber und Hautjucken aus. Durch Hitzeeinwirkung wird das Toxin zerstört.

b) Toxine in einzelnen Fischorganen:

Tetrodotoxin
Tetrodotoxin ist das Gift des Kugelfischs; es blockiert selektiv die Natrium-Kanäle von Nerven- und Muskelmembranen. Bei Verzehr treten innerhalb von 30 Minuten Empfindungsstörungen und Lähmungen, überwiegend des Atemzentrums und des Zwerchfells, auf. Der Tod tritt innerhalb von 24 h ein. Die kleinste tödliche Dosis (bei Mäusen) liegt bei 8 mg/kg. Eine spezifische Therapie ist nicht bekannt.

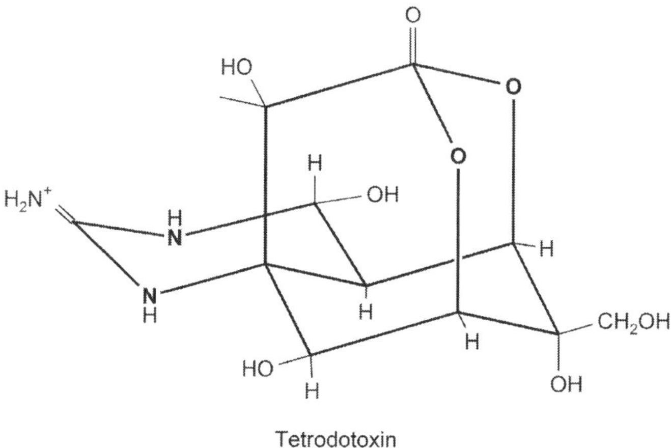

Tetrodotoxin

Clupeotoxin
Das Clupeotoxin der sog. Clupeiden-Vergiftung, auftretend bei Heringen, Sprotten und Sardinen, ist noch nicht abschließend aufgeklärt.

Ciguatoxin
Das Ciguatoxin stammt aus Algen und wird über die Nahrungskette zunächst von kleinen Fischen aufgenommen, die von größeren Raubfischen gefressen werden und sich dort überwiegend in den Eingeweiden (Leber) und Gonaden anreichern. Aber auch das Fleisch kann toxische Mengen enthalten. Bei Verzehr treten gastro-intestinal-neurologische Beschwerden auf. Die Symptome sind: Irritationen der Mundschleimhäute, allgemeine Schwäche, Diarrhö und Erbrechen sowie Schüttelfrost, Fieber und Atemnot. Der Tod durch Atemlähmung ist möglich.
Das Gift greift im spannungsabhängigen Natriumkanal an, steigert hier die Permeabilität für Na+-Ionen und löst so exzitatorische Reaktionen aus. Darüber hinaus hemmt es die Cholinesterase. Die LD_{50} bei der Maus beträgt nur 45 ng /kg i.p., für den Menschen können 20 ng/kg KG letal wirken.

Saxitoxin
Das Toxin, aus giftigen Dinoflagellaten stammend, gelangt über die Nahrungskette in Muscheln und Austern und löst bei deren Verzehr die Muschelvergiftung aus. Der

Gehalt des Saxitoxins schwankt entsprechend der Population der Dinoflagellaten. Die durch das Alkaloid 3,4,6-Trialkyltetrahydropurinderivat ausgelösten Vergiftungserscheinungen basieren auf der selektiven Blockierung der Na+-Kanäle in den Membranen. Die LD_{50} der Maus i. p. liegt bei 10 mg/kg KG. Erkrankungen des Menschen: Taubheitsgefühle, Lähmungen werden ab 200 mg/kg Muschelfleisch beobachtet. 1 mg kann für Erwachsene tödlich sein; ca. 8 % der Vergiftungen enden tödlich. Saxitoxin ist hitzestabil und geht beim Kochen in das Wasser über.

c) Toxinbildung aufgrund unsachgemäßer Handhabung
Zersetzungsprodukte des Lebensmittels lösen bei Verzehr Intoxikationen aus. Durch den Verzehr von verdorbenem Thunfisch oder Makrele (Auslöser: Enterobacteriaceae, Enterokokken, Streptokokken, Lactobacillus-Arten) kann es zu Histaminvergiftungen kommen. Die Folge ist die sog. Scombroid-Vergiftung. Es wurden Gehalte von 2000-5000 ppm festgestellt. In der Analytik wird Histamin, das biogene Amin der Histidinsäure, als Leitsubstanz mikrobieller Abbauprodukte verwendet. Als Grenzwert für Lebensmittel gelten allgemein 80-100 mg/kg. Die EU-Fischhygiene-Richtlinie schreibt einen Grenzwert von 200 mg Histamin/kg Fisch vor. Intoxikationserscheinungen, die ab 500 ppm Histamin im Lebensmittel auftreten können, sind Erbrechen, Übersäuerung, Kopfschmerzen, Spasmen u. a.

d) Schwermetallvergiftungen
Aufgrund der sich fortsetzenden Anreicherung der Schadstoffe in der Nahrungskette sind Fische häufig mit Schwermetallen belastet. 1924 wurde erstmals im Ostseebereich die Haff-Krankheit beobachtet, eine akute Fischvergiftung, ausgelöst durch den Verzehr schwermetallhaltiger Fische, deren Organe bzw. des daraus gewonnenen Lebertrans. Zu akuten Quecksilbervergiftungen kam es nach dem Verzehr schwermetallhaltiger Fische in der Minimata-Bucht Japans. Der Verzehr cadmiumbelasteter Fische in Japan löste die sog. Itai-itai-Krankheit aus. Symptome sind: Muskelfunktionsstörungen, Myoglobin- und Methämoglobinurie.

Darüber hinaus ist beim Fischverzehr auf die Belastung durch sich ubiquitär ausbreitende Pestizide sowie Rückstände von Arzneimitteln bei der Fischzucht sowie auf regional auftretende radioaktive Kontaminationen zu achten.

5.2 Wirkungen von Zusatzstoffen

Zusatzstoffe dürfen nur verwendet werden, wenn sie ausdrücklich durch das LFGB (Lebensmittel- und Futtermittel-Gesetzbuch) für das jeweilige Lebensmittel zugelassen sind. Die Genehmigung ist eingegrenzt und wird nur erteilt, wenn der Zusatzstoff:

- technologisch notwendig ist
- für den Verbraucher gesundheitlich unbedenklich ist
- beim Verbraucher zu keiner Irreführung und Täuschung führen kann

Es wird unterschieden zwischen technologischem Hilfsstoff und Zusatzstoff. Technologische Hilfsstoffe sind beispielsweise Trinkwasser und Ethanol, Dichlormethan, eingesetzt zur Entcoffeinierung, oder Hexan, verwendet zur Isolierung des Speiseöls aus Pflanzen, Bentonit, ein Vulkangestein zur Klärung trüber Flüssigkeiten, Calciumcarbonat, um ein Verklumpen zu verhindern, oder um die Formstabilität von Fruchteinlagen in Milchprodukten zu gewährleisten, Kulturen, um Fermentationsprozesse zu bestimmen, Aktivkohle zur Entfärbung, Enzyme zur Reaktionsbeeinflussung der Käsereifung sowie der Steigerung der Saftausbeute von Obst, Schutzatmosphären für Fleisch und abgepackte Salate. Die Art der Anwendung sowie verbleibende Rückstände und Reinheit der verwendeten Substanzen sind für die jeweiligen Lebensmittelprodukte gesetzlich eingegrenzt. Da diese Hilfsstoffe bei der weiteren Lebensmittelverarbeitung bis auf technologisch unvermeidbare Reste, die gesetzlich auch eingegrenzt sind, nicht im Lebensmittel verbleiben, entfällt deren Deklarierung. Zusatzstoffe hingegen verbleiben im verzehrsfertigen Lebensmittel und unterliegen somit der Deklarierungspflicht. Es dürfen für die jeweiligen Lebensmittel nur zugelassene technologische Hilfsstoffe als auch nur zugelassene Zusatzstoffe, entsprechend den gesetzlichen Vorgaben, verwendet werden.

Lt. Technischer Hilfsstoff-Verordnung, zuletzt geändert am 13. Dezember 2011, sind Extraktionsmittel Stoffe, die bei der Herstellung von Lebensmitteln zur Extraktion verwendet und aus dem Enderzeugnis wieder entfernt werden, die jedoch unbeabsichtigte, aber technisch unvermeidbare Rückstände oder Umwandlungsprodukte im Lebensmittel hinterlassen können.

Beschränkt zugelassene Extraktionsmittel sind nachfolgender Tabelle zu entnehmen:

Extraktionsmittel	Anwendungsgebiet	max. Restgehalt im Lebensmittel
Hexan[1)]	(Fraktionierung, Entfettung)	
	Fette, Öle, Kakaobutter	1 mg/kg
	Proteinerzeugnisse, entfettetes Mehl	10 mg/kg
	Sojaerzeugnisse	30 mg/kg
	Getreidekeime	5 mg/kg
Methylacetat	(Entfernung von Coffein, Reiz- und Bitterstoffen)	
	Kaffee, Tee	20 mg/kg
	Zucker aus Melasse	1 mg/kg
Ethylmethylketon[1)]	(Fraktionierung)	
	Fette, Öle	5 mg/kg
	(Entfernung von Coffein, Reiz- und Bitterstoffen)	
	Kaffee, Tee	2 mg/kg

Extraktionsmittel	Anwendungsgebiet	max. Restgehalt im Lebensmittel
Dichlormethan	(Entfernung von Coffein, Reiz- und Bitterstoffen)	
	Kaffee, geröstet	2 mg/kg
	Tee	5 mg/kg
Methanol	Lebensmittel allgemein	10 mg/kg
Propan-2-ol	Lebensmittel allgemein	10 mg/kg
Dimethylether	(Entfettung)	
	tierische Proteinerzeugnisse	0,009 mg/kg

[1] Hexan und Ethylmethylketon dürfen nicht gleichzeitig verwendet werden.

Beachtenswert sind neben den maximal erlaubten Restgehalten im Lebensmittel die möglichen „Umwandlungsprodukte“. Hier ist nicht nur auf die Lebensmittelmatrix zu achten, sondern auch auf die Verträglichkeit der Lösemittel sowie deren Reaktionsprodukte mit den in Berührung kommenden Materialien (Anlagen, Schläuche, Kunststoffe, Bedarfsgegenstände etc.). Die lebensmitteltechnologischen Einrichtungen und die Verpackungen sollten derart beschaffen sein, dass beispielsweise ein Herauslösen von Weichmachern möglichst ausgeschlossen werden kann.

Zusatzstoffe werden in der Lebensmitteltechnik genutzt zur Herstellung, Verarbeitung, Zubereitung, Behandlung, Verpackung, Beförderung und/oder Lagerung der Lebensmittel, um den Nährwert, die Lagerfähigkeit, die sensorischen und sonstigen Eigenschaften von Lebensmitteln zu erhalten, zu verbessern und technologische Prozesse möglich zu machen bzw. zu erleichtern. Vom Gesetzgeber wird für die unterschiedlichen Lebensmittel, bei denen die Verwendung von Zusatzstoffen erlaubt ist, sowohl die Auswahl dieser Zusatzstoffe eingegrenzt, als auch die jeweilige Höchst-, bzw. Mindestmenge vorgeschrieben. Wenn letztere Mengenvorgaben nicht existieren, gilt das sog. Quantum-satis-Prinzip, d. h. so viel wie nötig.
Zusatzstoffe müssen entsprechend ihren mengenmäßigen Anteilen auf dem Etikett in absteigender Reihenfolge gekennzeichnet werden. Die Bezeichnung „E“ steht für „edible“ und bedeutet essbar.

In Anlehnung an Schwedt, G. Taschenatlas der Lebensmittelchemie, kann folgende Einteilung der Lebensmittelzusatzstoffe formuliert werden:

- Stoffe zur Verbesserung des Aussehens (Lebensmittelfarbstoffe, Mehlbehandlungsmittel, Überzugsmittel)
- Stoffe zur Verbesserung von Aroma und Geschmack (Aromastoffe, Süßungsmittel, Geschmacksverstärker)
- Stoffe zur Konsistenzverbesserung und Stabilisierung (Stabilisatoren, Überzugsmittel, Emulgatoren, Geliermittel, Trennmittel, Antioxidationsmittel, Konservierungsmittel, Konsistenzverbesserer, Backtriebmittel, Schaumverhüter, Kaumassen, Schmelzsalze)
- Stoffe zur Verlängerung der Haltbarkeit (Antioxidationsmittel, Konservierungsmittel, Säuerungsmittel, Säureregulatoren)

Je nach überwiegendem Verwendungszweck erfolgt die Einstufung des einzelnen Zusatzstoffes in die jeweilige o.a. Rubrik. Die meisten Zusatzstoffe sind als nicht kritisch einzustufen. Bedenkenswerte Aspekte ausgewählter E-Nummern sind jeweilig abschließend erläutert.

Nachfolgend eine Auflistung der zugelassenen Zusatzstoffe

Die Zusatzstoffe sind in der Auflistung wie folgt unterteilt:

Farbstoffe
Konservierungsstoffe
Säuerungsmittel und Säureregulatoren
Antioxidantien
Stabilisatoren (Emulgatoren, Dickungsmittel, Geliermittel)
Süßstoffe
Zuckeraustauschstoffe
Phosphate
Feuchthaltemittel
Mittel zur Erhaltung der Rieselfähigkeit
Backtriebmittel
Trennmittel
Geschmacksverstärker
Überzugsmittel
Trübstabilisatoren
Natürliche und modifizierte Stärken
Schaumstabilisatoren
Trägerstoffe
Festigungsmittel
Packgase/Schutzgase
weitere Zusatzstoffe

Farbstoffe

Ab dem 20. Juli 2010 müssen die sog. „Southhampton-Farben“ (Azofarbstoffe), die unter dem Verdacht stehen, die Hyperaktivität von Kindern zu verstärken, mit dem Warnhinweis: „kann die Aktivität und Aufmerksamkeit bei Kindern beeinträchtigen“ deklariert werden. Zu diesen deklarierungspflichtigen Farbstoffen zählen:
E 102, E 104, E 110, E 122, E 124, E 129

Die Azofarbstoffe, in der nachfolgenden Liste als solche ausgewiesen, haben das chemisch gemeinsame Merkmal des Vorhandenseins konjugierender Azoverbindungen. Eine Vielzahl der früher erlaubten Azofarbstoffe wurde wegen ihrer kanzerogenen Wirkung aus dem Verkehr gezogen. Aufgrund der o.g. chemischen Strukturähnlichkeiten dieser Verbindungsklasse ist ein Restrisiko der noch zugelassenen Azoverbindungen anzunehmen. Darüber hinaus stehen Azofarbstoffe im Fokus der Auslösung von Intoleranzen.

E.Nr.	Name	natürlich	synthetisch	Farbe	Anmerkung
100	Kurkumin	x		orange/gelb	gewonnen aus der Kurkumawurzel
101	Riboflavin	x	x	gelb/orange gelb	Vitamin B2
101a	Riboflavin 5-Phosphat	x	x	gelb	Vitamin B2
102	Tartrazin		x	zitronengelb	Azofarbstoff; umstritten
104	Chinolingelb		x	gelb	Azofarbstoff, umstritten
110	Gelborange S		x	gelborange	Azofarbstoff, umstritten
120	Cochenille oder Echtes Karmin	x		rot	Naturfarbstoff, aus Läusen gewonnen
122	Azorubin		x	rot	Azofarbstoff, umstritten
123	Amaranth		x	rot	Azofarbstoff
124	Cochenillerot A		x	rot	Azofarbstoff, umstritten
127	Erythrosin		x	rosa	Azofarbstoff
128	Rot2G		x	rot	Azofarbstoff
129	Allurarot		x	rot	Azofarbstoff, umstritten
131	Patentblau S		x	blau	synthetischer Triphenylmethanfarbstoff
132	Indigotin		x	blau	natürlicher, chemisch leicht veränderter Farbstoff

E.Nr.	Name	natürlich	synthetisch	Farbe	Anmerkung
133	Brillantblau		x	blau	synthetischer Farbstoff
140	Chlorophyll	x		grün	Blattfarbstoff, aus Brennesseln u.ä. gewonnen
141	Chlorophylle kupferhaltig	x		grün	Kupferverbindung Blattgrün
142	Brillantsäure-grün, GrünS		x	grün	synthetischer Triphenylmethan-farbstoff
150a	Zuckerkulör	x	x	braunschwarz	erhitzte Zuckerlösung
150b	Sulfitkulör		x	braunschwarz	
150c	Ammoniakkulör		x	braun	
150d	Ammoniaksulfitkulör		x	braun	
151	Brillantschwarz		x	schwarz	Azofarbstoff
153	Kohlenschwarz	x		schwarz	Holzkohle
154	Braun FK		x	braun	Azofarbstoff
155	Braun HAT		x	braun	Azofarbstoff
160a	Carotin	x		orange/gelb	Vitamin-A-Vorstufe, aus Pflanzenextrakten wie Möhren oder Aprikosen gewonnen
160b	Bixin/Norbixin	x		orange	aus den Samen des Annatto-baumes
160c	Paprika Oleoresine	x		orangerot	aus Paprika
160d	Lycopin	x		rot	aus Tomatenschalen
160e	Carotinal			orangerot	naturidentisch hergestellt
160f	Carotinsäureethylester			orangerot	naturidentisch hergestellt
161b	Lutein	x		gelb	Blütenfarbstoff
161g	Canthaxanthin			orangerot	naturidentisch hergestellt
162	Betanin	x		rot	aus Roter Beete
163	Anthocyane	x			aus Rotweintrester
170	Calciumcarbonat				mineralischer Farbstoff
171	Titandioxid				mineralischer Farbstoff
172	Eisenoxide; -hydroxide				mineralischer Farbstoff
173	Aluminium				mineralischer Farbstoff
174	Silber				mineralischer Farbstoff
175	Gold				mineralischer Farbstoff
180	Rubinpigment				Azofarbstoff
579	Eisengluconat				
585	Eisenlactat				

Sudan-Farbstoffe sind in Deutschland aufgrund ihres kanzerogenen Potenzials lebensmittelrechtlich nicht mehr zugelassen. Zu diesen Farbstoffen zählen u. a. Sudanrot, 1-(2-Methoxy-phenylazo)-2-naphthol sowie Sudanblau, 1,4 Di-n-butylaminoanthrachinon. Dem europäischen Schnellwarnsystem für Lebensmittel und Futtermittel ist die häufige Kontamination mit Sudan, insbesondere die von Gewürzmischungen (Curry) aus deutschen und fremden Ursprungsländern, zu entnehmen.

Malachitgrün ist ein lebensmittelrechtlich nicht mehr zugelassener Aminotriphenylmethanfarbstoff. Da er als Antiparasitika wirkt, ist er laut EU-Schnellwarnsystem häufig als Kontaminat im Fischfleisch gezüchteter Fische (Pangasius) aus Drittländern nachweisbar.

Konservierungsstoffe

Konservierungsstoffe verlängern die Haltbarkeit von Lebensmitteln, indem sie vor Wachstum und schädlichen Auswirkungen durch Mikroorganismen schützen. Ihre Wirkung beruht auf Stoffwechsel- und Wachstumshemmung bei Bakterien, Schimmelpilzen und Hefen; insofern nehmen sie Einfluss auf die genetische Feinstruktur der Protoplasten, die Proteinsynthese, die Enzymaktivität sowie den Aufbau der Zellmembran und Zellwand.

Die Wirkung der überwiegenden Konservierungsstoffe ist pH-abhängig .

E-Nr.	Zusatzstoff
E 200	Sorbinsäure
E 202	Kaliumsorbat
E 203	Calciumsorbat
E 210	Benzoesäure
E 211	Natriumbenzoat
E 212	Kaliumbenzoat
E 213	Calciumbenzoat
E 214	p-Hydroxybenzoesäure-ester
E 215	p-Hydroxybenzoesäure-ethylester-Natriumverbindungen
E 216	p-Hydroxybenzoesäure-n-propylester
E 217	p-Hydroxybenzoesäure-n-propylester-Natriumverbindungen
E 218	p-Hydroxybenzoesäure-methylester
E 219	P-Hydroxybenzoesäure-methylester-Natriumverbindungen
E 220	Schwefeldioxid
E 221	Natriumsulfit
E 222	Natriumhydrogensulfit
E 223	Natriummetabisulfit
E 224	Kaliummetabisulfit
E 226	Calciumsulfit
E 227	Calciumhydrogensulfit
E 228	Kaliumbisulfit
E 230	Biphenyl
E 231	Orthophenylphenol
E 232	Natriumorthophenolat
E 233	Thiabendazol
E 234	Nisin
E 235	Natamycin
E 239	Hexamethylentetramin
E 242	Dimethyldicarbonat
E 249	Kaliumnitrit
E 250	Natriumnitrit
E 251	Natriumnitrat
E 252	Kaliumnitrat
E 280	Propionsäure
E 281	Natriumpropionat
E 282	Calciumpropionat
E 283	Kaliumpropionat
E 284	Borsäure
E 285	Natriumtetraborat
E 1105	Lysozym

Ergänzende Angaben:

Benzoesäure E 210: Kann Intoleranzen hervorrufen. Benzoesäure und deren Derivate E210-213: wirken bereits ab Konzentrationen von 0,5 % antimykotisch und bakteriostatisch.

Schwefeldioxid E220: Wird zur Konservierung von Wein, Trockenobst, kandierten Früchten eingesetzt. Des Weiteren verhindert die Verbindung in Gemüse- und Pilz-Konserven sowie bei Meerrettichkonserven die enzymatische Bräunung. Ebenfalls zur Farbstabilisierung wird SO_2 in Kartoffelprodukten (Kartoffelflocken) eingesetzt. Zur Schwefelung des Weins sind folgende SO_2-Gehalte erlaubt: Rotwein 175 mg/l; Weißwein 225 mg/l; Auslese 300-400 mg/l. Der ADI-Wert wird häufig bereits mit dem Verzehr von 1-2 Gläsern Wein erzielt. Ein 70 kg schwerer Mensch hat mit 49 mg (70 x 0,7 mg) Sulfit oder Schwefeldioxid die tolerierbare Tagesdosis erreicht. Den höchsten zulässigen Gehalt an schwefeliger Säure darf bei Trockenobst (Aprikosen, Rosinen etc) mit 2000 mg SO_2/kg verwendet werden. Lebensmittel, die nicht explizit aufgeführt sind, dürfen maximal 10 mgSO_2 /kg bzw./l enthalten. Das Risiko der Grenzwertüberschreitung bei der Zufuhr von geschwefelten Weinen und Trockenfrüchten ist gegeben, technologische bzw. lebensmittelrechtliche Maßnahmen sollten ergriffen werden. Empfindliche Personen reagieren ab einer Aufnahme von 20 mg SO_2 mit Kopfschmerzen, Übelkeit und Erbrechen.

E221-228: Sulfite reagieren mit Lebensmittelinhaltstoffen, sie spalten Disulfidbrücken der Proteine und verringern den Vit-B_1 Gehalt um ca. 40 %.

E230-233: Diese aufgeführten Verbindungen wirken konservierend auf Oberflächen von Zitrusfrüchten. Ein Verzehr ist auszuschließen. Auf die Technologie der Saftherstellung, insbesondere beim Auspressen von Citrusfrüchten ist zu achten. Thiabendazol darf zur Konservierung von Zitrusfrüchten und Bananen verwendet werden.

Nisin, E 234: Die Verbindung ist ein Polypeptid-Antibiotikum. Sie hemmt das Auskeimen von grampositiven Bakterien und Clostridien. Nisin wird u. a. zur Schmelzkäseherstellung hinzugefügt. Für die Humanmedizin gilt die Verbindung als gesundheitlich unbedenklich, da es im Körper proteolytisch vollständig abgebaut wird. Nisin ist kein Humanantibiotikum, folglich wird keine Antibiotikaresistenz erwartet (ADI 0,13 mg).

Natamycin, E 235: Natamycin ist ein fungistatisch wirkendes Antibiotikum und wird zur Konservierung der Oberflächen von Hartkäse und Hartwurst eingesetzt. Der Ausschluss des Verzehrs, generell ausreichendes Entfernen der Rinde bzw. Wursthülle, kann nicht erbracht werden. In Form von Pimaricin wird die Verbindung zur lokalen Behandlung von Candidosen an Haut, Schleimhäuten, Darm und Auge medizinisch verwendet. Eine abschließende Beurteilung, insbesondere im Hinblick auf eine sich bildende Antibiotikaresistenz, steht derzeit noch aus.

Pökelsalze, E 249-252: Hierzu zählen E 249 Kaliumnitrit, E 250 Natriumnitrit, E 251 Natriumnitrat und E 252 Kaliumnitrat in Verbindung mit Kochsalz. Mit dem Pökeln von Fleisch und Fleischwaren werden folgende Effekte erzielt: konservierende und keimabtötende Wirkung, insbesondere von Clostridium botulinum, Umrötung, Farbstabilisierung Geschmackseindruck/Aromabildung.

ADI-Wert Natriumnitrit: 0,1 mg Natriumnitrit/kg KG. Laut Prof. Elmfada, entnommen dem GU-Kompass, hat 50 g Rohschinken einen Restnitritgehalt von 150 mg/kg; d. h. in 50g Rohschinken befinden sich 7,5 mg Nitrit. Unter Einbeziehung des ADI-Wertes ergibt sich für einen 70 kg schweren Erwachsenen eine gesundheitlich unbedenkliche Höchstmenge von 7,0 mg/Tag, analog der Berechnung: 70 x 0,1 mg = 7,0 mg. Gepökelt werden neben Fleisch (Kassler, Schinken etc.), Fleischwaren/Wurstwaren auch Käse und Fischprodukte. Eine Überschreitung der täglich empfohlenen maximalen Verzehrsmenge ist bei ausgewogener und vielseitiger Ernährung, unter Einbeziehung zuvor genannter Lebensmittel, wahrscheinlich. Stoffwechselphysiologisch bildet sich bei der Nahrungsaufnahme bereits in der Mundhöhle, durch Einwirkung der Speichelenzyme, aus Nitrat die Verbindung Nitrit; jene Verbindung, die im weiteren Stoffwechselweg in Kombination mit biogenen Aminen (Eiweißabbauprodukten) im Körper zu Nitrosaminen umgesetzt werden. Nitrosamine und die sich daraus bildenden Carbokationen sind kanzerogen, insbesondere das in Fleischwaren häufig vorkommende N-Nitrosodimethylamin (NDMA). Zu beachten ist, dass ebenfalls in pflanzlichen Lebensmitteln (Salat etc.) und imTrinkwasser Nitrate vorkommen. Bislang fehlt die Darstellung der täglichen durchschnittlichen Zufuhr der Verbindungen Nitrat und Nitrit; siehe Kapitel 5.3 Nitrosoverbindungen.

Borsäure E 284/Natriumtetraborat E 285: Diese Zusatzstoffe dürfen ausschließlich zur Konservierung von Störrogen eingesetzt werden.

Säuerungsmittel und Säureregulatoren

Säuerungsmittel bewirken neben der geschmacklichen Veränderung eine pH-Wert-Absenkung im Lebensmittel. Niedrige pH-Werte hemmen das Wachstum vieler Mikroorganismen und vermögen somit einen Lebensmittelverderb zu verhindern bzw. zu verlangsamen. Der überwiegende Anteil der aufgelisteten Säuerungsmittel hat einen arteigenen Geschmack und muss von daher entsprechend ausgewählt werden. Zur pH-Wert-Einstellung befinden sich in dieser Liste neben den Säuren auch diverse Laugen. Verwendet werden sie u. a. für Feinkostsalate, Fischpräserven, Sauerkonserven, Obstprodukten, alkoholfreien Erfrischungsgetränken, Desserts und Süßwaren.

E-Nr.	Zusatzstoff	E-Nr.	Zusatzstoff
E 260	Essigsäure	E 507	Salzsäure
E 261	Kaliumacetat	E 508	Kaliumchlorid
E 262	Natriumacetat	E 509	Calciumchlorid
E 263	Calciumacetat	E 511	Magnesiumchlorid
E 270	Milchsäure	E 513	Schwefelsäure
E 290	Kohlendioxid	E 514	Natriumsulfate
E 296	Äpfelsäure	E 515	Kaliumsulfate
E 297	Furmarsäure	E 516	Calciumsulfate
E 330	Zitronensäure	E 517	Ammoniumsulfate
E 334	Weinsäure	E 524	Natriumhydroxid
E 338	Orthophosphorsäure	E 525	Kaliumhydroxid
E 350	Natriummalate	E 526	Calciumhydroxid
E 351	Kaliummalate	E 527	Ammoniumhydroxid
E 352	Calciummalate	E 528	Magnesiumhydroxid
E 354	Kaliumtartrat	E 529	Calciumoxid
E 355	Adipinsäure	E 574	Gluconsäure
E 356	Natriumadipate	E 575	Glucono-Delta-Lacton
E 357	Kaliumadipate	E 576	Natriumgluconat
E 363	Bernsteinsäure	E 577	Kaliumgluconat
E 380	Ammoniumcitrate	E 578	Calciumgluconat

Die aufgeführten Säuerungsmittel nehmen unmittelbaren Einfluss auf den Säure-Base-Haushalt; siehe Kapitel 2.2.

E 260-263; 296-297, E 354	Natürliche oder naturidentisch hergestellte Säuerungsmittel.
E 350-352; 363; 380	Naturidentisch hergestellte Säuerungsmittel.
E 338; Orthophosphorsäure	Synthetisch hergestellt; hemmt die Calciumresorption.
E 353; 355-357; 507-517; 524-529	Synthetisch hergestellte Säuerungsmittel bzw. Säureregulatoren.
E 574	Gluconsäure, fermentativ gewonnen.
E 575-578	natürliche Säureregulatoren.

Auf die chemische Reinheit der hergestellten und isolierten Säuerungsmittel ist zu achten. Die Aggressivität der Säuren und Laugen wird während des Herstellungsprozesses der Lebensmittel auf den physiologisch verträglichen pH-Wert reduziert und eingestellt.

Antioxidantien

Antioxidantien verhindern den oxidativen Verderb von Lebensmitteln, wie beispielsweise das Ranzigwerden von Fett, indem sie den Sauerstoff binden. Verwendet werden sie in Speisefetten, Suppen, Soßen, Würzen, Knabberwaren, Kartoffelerzeugnissen, Marzipan, Nougat, Erdnusscremes, Kaugummi etc.

E-Nr.	Zusatzstoff
E 270	Milchsäure
E 300	L-Ascorbinsäure; Vit-C
E 301	Natrium-L-Ascorbat
E 302	Calcium-L-Ascorbat
E 304	6-Palmitoyl-L-Ascorbinsäure
E 306	Vitamin E
E 307	Alpha-Tocopherol
E 308	Gamma-Tocopherol
E 309	Delta-Tocopherol
E 310	Propylgallat
E 311	Octylgallat
E 312	Dodecylgallat
E 315	Isoascorbinsäure
E 316	Natriumisoascorbat
E 320	BHA, Butylhydroxyanisol
E 321	BHT, Butylhydroxytoluol

E-Nr.	Zusatzstoff
E 322	Lecithin
E 325	Natriumlactat
E 326	Kaliumlactat
E 327	Calciumlactat
E 330	Citronensäure
E 331	Natriumcitrat
E 332	Kaliumcitrat
E 333	Mono-, Di- und Tri-Calciumcitrat
E 334	Weinsäure
E 335	Mono- und Di-Natriumtartrat
E 336	Kaliumtartrat
E 337	Natriumkaliumtartrat
E 339a	Mono-Natriumorthophosphat
E 339b	Di-Natriumorthophosphat
E 339c	Tri-Natriumorthophosphat
E 340a	Mono-Kaliumorthophosphat
E 340b	Di-Kaliumorthophosphat
E 340c	Tri-Kaliumorthophosphat
E 341a	Mono-Calciumorthophospat
E 341b	Di-Calciumorthophosphat
E 341c	Tri-Calciumorthophosphat
E 385	Calciumdinatriumethylendiamintetraacetat
E 472c	Mono- und Diglyceride von Speisefettsäuren, mit Citronensäure verestert
E 512	Zinn-II-chlorid

Zu den natürlichen Antioxidantien zählen:
Vitamin C und deren Derivate (E 300-306), Vitamin E und deren Derivate (E 306-309), Milchsäure (E 270), Lecithin (E 322), diverse Lactate (E 325-327), Zitronensäure und deren Salze (E 330-333), Weinsäure und deren Tartrate (E 334-337), Phosphate (E 339-341) sowie Glyceride von Speisefettsäuren mit Zitronensäure verestert (E 472c).

Zu den synthetischen Antioxidantien zählen:
Gallate (E 310-312), Isoascorbinsäure (E 315) und Natriumisoascorbat (E 316), BHA und BHT (E 320,321).
E300-309, 315, 316 wirken synergistisch und fangen Sauerstoff ab. E330, 336 wirken synergistisch, sie können Schwermetallionen komplex binden.

Darüber hinaus wirken viele Naturstoffe der Lebensmittel antioxidativ, so die Sekundärmetabolite: Kaffeesäure, Ellag- und Ferulasäure, Quercitin, Myricetin, Rutin, Naringin, Hesperidin, Apigenin. Ebenso die Sulfide in Schnittlauch, Zwiebel, Knoblauch und Porree. Einige Kräuter – beispielsweise Rosmarin, Salbei, Majoran, Thymian und Gewürze wie Nelken und Ingwer – entfalten die gleiche Wirkung.

Stabilisatoren (Emulgatoren, Dickungsmittel und Geliermittel)

Hierzu zählen sowohl die Emulgatoren als auch Gelier- und Dickungsmittel. Aufgrund ihrer unterschiedlichen physikalisch technologischen Eigenschaften werden sie wie folgt unterschieden: Emulgatoren ermöglichen die Bildung von Dispersionen, Dickungsmittel erhöhen die Viskosität, Geliermittel verursachen eine Gelbbildung.

Emulgatoren

Sie sind amphiphile Moleküle, die sich sowohl mit wässrigen als auch mit lipophilen Bestandteilen innerhalb eines Gemisches verbinden können. Ein Zusatz von Emulgatoren verhindert eine Zweiphasenbildung wie beispielsweise Entmischungs-, Aufrahmungs- und Fettabscheidungsvorgänge. Es kann je nach Emulsionstyp unterschieden werden nach „Wasser in Öl-Emulsion“ (Margarine), bzw. „Öl in Wasser-Emulsion“ (Mayonnaise). Verwendet werden sie zur Herstellung folgender Lebensmittel: Mayonnaise, Dessertmischungen, Backwaren, Speiseeis, Suppen, Soßen, Wurstwaren, Schokoladenerzeugnisse, Trübgetränke, Margarinen, Backfetten.

Auflistung der lebensmittelrechtlich zugelassenen Emulgatoren:

E-Nr.	**Zusatzstoff**
E 322	Lecithin
E 432-436	Polysorbate; 5-Polyoxyethylen-(20)-sorbitsanfettsäureester
E 442	Ammoniumphosphatid
E 444	Saccharoseacetatisobutyrat
E 445	Glycerinester aus Wurzelharz
E 470a, 470b	Na-, K-, Ca-, Magnesiumsalze von Fettsäuren
E 471	Mono- und Diglyceride von Speisefettsäuren
E 472a-e	Mono- und Diglyceride von Speisefettsäuren, verestert mit Essig-, Milch-, Citronen-, Weinsäure Monoacetyl-Diacetylweinsäure
E 472f	gemischte Wein- u. Essigsäureester der Mono- u. Diglyceride
E 473	Zuckerester der Fettsäure
E 474	Zuckerglyceride
E 475	Polyglycerinester von Speisefettsäuren
E 476	Polyglycerinpolyricinoleat
E 477	Propylenglycolester der Fettsäuren
E 479b	Sojaöl verestert mit Monoglyceriden
E 481	Natriumstearoyllactylat
E 482	Calciumstearoyllactylat
E 483	Stearyltartrat
E 491-495	5-Sorbitan-Fettsäureester
E 570	Fettsäuren

E 322, Lecithin:	Bestandteil des Eidotters
E 491-495, Sorbitan-Fettsäureester:	Partialester des Zuckersorbits und der FS-Anhydride. Die Verbindungen werden im Stoffwechsel analog den Fettsäuren abgebaut.

Stabilisatoren (Dickungsmittel, Geliermittel)

Dickungs- und Geliermittel sind nicht fettlöslich; sie bilden eine Hydrathülle aus, d. h. sie vermögen Wasser zu binden und verursachen eine gelatinöse Produktausbildung. Sie sind alle natürlichen, d. h. pflanzlichen Ursprungs, und werden den Ballaststoffen zugeordnet. Verwendet werden sie in: Desserts, Cremespeisen, Puddings, Milchprodukten, Eiscreme, Dressings, Sahnespray. Aufgrund des Wasseraufnahmevermögens lässt sich die Energiedichte bestimmter Lebensmittel verringern und kann infolgedessen zur Herstellung von kalorienreduzierten Produkten (light Produkten) verwendet werden.

E-Nr.	**Zusatzstoff**
E 400	Alginsäure
E 401	Natriumalginat
E 402	Kaliumalginat
E 403	Ammoniumalginat
E 404	Calciumalginat
E 405	Propylenglykolalginat
E 406	Agar-Agar
E 407	Carragen
E 410	Johannisbrotkernmehl
E 412	Guarkernmehl
E 413	Traganth
E 414	Gummi arabicum
E 415	Xanthan
E 416	Karaya
E 417	Tarakernmehl
E 418	Gellan
E 440i	Pektin
E 440ii	Amidiertes Pektin
E 460	Pulvercellulose
E 461	Methylcellulose
E 463	Hydroxypropylcellulose
E 464	Hydroxypropylmethylcellulose
E 465	Methylethylcellulose
E 466	Carboxymethylcellulose
E 1404	oxidierte Stärke

E400-405, Alginate:	Verhindern oder verzögern die Mineralstoffresorption, vornehmlich die von Eisen, Mangan, Zink und Cobalt.
E406, Agar Agar:	Aus Algen gewonnen, auf die Reinheit des Naturprodukts ist zu achten.
E407, Carragen:	Die Verbindung wird aus Rotalgen gewonnen; bei der Herstellung ist auf die Reinheit des Naturprodukts zu achten. Eine immunsuppressorische Wirkung beim Menschen, die ein Entstehen von Tumoren fördern soll, ist beschrieben. Wissenschaftliche Studien sind ergänzend erforderlich.
E412, Guarkernmehl:	Die Verbindung kann Allergien auslösen.

Süßstoffe

Süßstoffe sind synthetische oder natürliche Verbindungen, die eine hohe Süßkraft und einen geringen Energiegehalt haben. Sie sind nicht vergärbar, nicht kariogen und wirken darüber hinaus konservierend. Ihre Süßkraft kann sich durch synergistische Effekte bei Verwendung von zwei Süßstoffen verstärken; technologisch ist allerdings zu beachten, dass ab einer bestimmten Dosierung keine weitere Steigerung der Süßkraft erzielt werden kann.

Nachfolgend eine Auflistung der zugelassenen Süßstoffe:

E 950 Acesulfam-K
E 951 Aspertam
E 952 Cyclamat und die entsprechenden Na- und Ca-Salze
E 954 Saccharin und die entsprechenden Na-,K-, und Ca-Salze
E 955 Sucralose
E 957 Thaumatin; Naturstoffisolierung
E 959 Neohesperidin, Naturstoffisolierung
E 960 Stevia, Naturstoffisolierung
E 961 Neotam

Der nachfolgenden Tabelle sind Eigenschaften, ADI-Wert, und gebräuchliche Süßstoffkombinationen zu entnehmen.

E-Nr.	häufig kombiniert mit	technologische Stabilität Hydrolyse	Temperatur	Lagerung	ADI mg/kg KG
950	951,952,954	x	x	x	9,0
951	950				40,0
952	950,954	x	x	x	7,0
954	952,950	x	x	x	5,0

E 950, Acesulfam: Hat in umfangreichen Testreihen keine toxischen Wirkungen aufgezeigt, der ADI-Wert sollte dennoch nicht überschritten werden.

E 951, Aspertam: Ist ein Dipeptidester und zerfällt bei der Verdauung in die Aminosäuren Asparaginsäure und Phenylalanin. Die Deklaration „enthält Phenylalanin" ist verpflichtend; siehe Phenylketonurie Kapitel 2.6 und 6.2.7. Der Brennwert beträgt 4 kcal/g. Die Diskussion bezüglich einer erwiesenen Kanzerogenität von Aspertam – im Tierversuch wurden in extrem hohen Dosierungen entsprechend 20 kg Zucker bzw. 4.000 Süßstofftabletten verabreicht – stellen kein auf den Menschen übertragbares Risikopotenzial dar. Beim katabolen Stoffwechselweg entsteht neben den erwähnten Aminosäuren auch das für den Organismus toxische Methanol. Methanol wird im Körper mittels Alkoholdehydrogenase über das ebenfalls toxische Zwischenprodukt Formaldehyd zu Ameisensäure abgebaut; siehe Kapitel 2.7. Aufgrund der enormen Süßkraft und der Tatsache, dass weder Aspertam noch das Abbauprodukt Methanol hitzebeständig sind, ist eine Dosierung, die an den toxischen Bereich grenzt, unwahrscheinlich.

E 952 Cyclamat: In den USA aufgrund eines kanzerogenen Potenzials des Urogenitaltraktes auf der GRAS-Liste. Darüber hinaus ist die Verwendung der Cyclamate in Frankreich, Großbritannien und Japan verboten. Der SCF hat den vorläufigen ADI-Wert von Cyclamat im März 2000 gesenkt, von 0-11 mg/kg KG auf 0-7 mg/kg KG. Die Höchstwerte für alkoholfreie Erfrischungsgetränke wurden angepasst und die Verwendung von Cyclamat in den Lebensmittelkategorien Kaugummi und Speiseeis verboten. Der ermittelte ADI-Wert, bezogen auf einen 70 kg schweren Erwachsenen, gilt als gesundheitlich unbedenklich. Auf Mehrfachexpositionen ist zu achten. In den Fokus genommen werden sollten die Personenkreise Kinder und Jugendliche, Sportler mit hohem Flüssigkeitsbedarf, Übergewichtige, die auf Kalorienreduzierung achten; eventuell nehmen diese Personen unkontrolliert hohe Mengen dieses Süßstoffs zu sich. Aromatisierte Getränke auf Wasserbasis, wie light-Getränke, Brausen Cola-Getränke und Limonaden dürfen eine Höchstmenge von 400 mg/l Cyclamat enthalten. Dies bedeutet, dass ein 70 kg wiegender Mensch bereits mit der Zufuhr von ca. 1¼ l den empfohlenen Wert überschritten hat! Ob eine Kausalität zwischen dem Anstieg der Hodenkrebserkrankungen und der überdurchschnittlichen Zufuhr dieses Süßstoffes besteht, bedarf der Klärung.

E 954 Saccharin: Weist einen metallisch bis bitteren Geschmack auf; wird deshalb mit anderen Süßstoffen kombiniert. Saccharin wird synthetisch aus o-Toluol-sulfochlorid hergestellt Eine Zwischenstufe ist die Verbindung o-Toluolsulfonamid, die ein kanzerogenes Potenzial hat; über die weitere Stufe o-Sulfamidobenzoesäure wird das Produkt gebildet. Folglich ist auf die chemische Reinheit des Syntheseprodukts zu achten.

E 955 Sucralose: ADI Wert 1mg/kg KG; die Verbindung wird vom Körper nicht verstoffwechselt und nach derzeitigem Kenntnisstand unverändert ausgeschieden.

E 957 Thaumatin: Ein Polypeptid, gewonnen aus afrikanischen Beerenfrüchten von Thaumatococcus daniellii. Die Verbindung hat eine stark verzögert einsetzende Süßkraft mit lakritzartigem Beigeschmack.

E 959 Neohesperidin: Eine natürlich vorkommende Verbindung, sie wird sowohl aus diversen Bromelienfrüchten, z. B. Ananas, gewonnen, oder aber mittels enzymatischer Entbitterung aus Pürees von Citrusfrüchten (Pomeranzen, Apfelsinen, Grapefruits) hergestellt. Die Süße setzt verzögert ein und weist einen mentholhaltigen Beigeschmack auf. Bei der Herstellung aus Citrusfrüchten ist auf die Rückstandsfreiheit von Oberflächenbehandlungsmitteln (Pestiziden) zu achten.

E 960 Stevia: Naturstoff, gewonnen aus der in Südamerika heimischen Composite Stevia rebaudiana. Bedenken existierten vor der Zulassung 12/2011 hinsichtlich der Peroxysequenz innerhalb des Moleküls und deren eventuellen Eigenschaften. ADI-Wert laut EFSA: 4 mg/kg KG. Stevia ist ca. 200-Mal süßer als Saccharose und weist einen kühlenden menthol- sowie lakritzartigen Beigeschmack auf.

E 961 Neotam Ein seit 20. Januar 2010 in der EU zugelassener Süßstoff; N-(N-3,3Dimethylbutyl-Lα-aspertyl)-L-phenylalanin-1methylester. Die Verbindung wirkt sowohl als Süßungsmittel, als auch als Geschmacksverstärker. ADI: 0-2 mg/kg KG. Aufgrund der Süßkraft wird bei den Dosierungen derzeit nicht davon ausgegangen, dass der Phenylalanineintrag beachtenswert ist; folglich fehlt der entsprechende Hinweis.

Laut Bundesinstitut für Risikobewertung wird die Verwendung der zugelassenen Süßstoffe innerhalb der Höchstmengen als gesundheitlich unbedenklich eingestuft. Es erscheint eine generelle Notwendigkeit zu bestehen, die festgelegten ADI-Werte, die sich auf den 70 kg wiegenden Erwachsenen beziehen, in Abhängigkeit der mit der Vielzahl der verzehrten Lebensmittel und deren differenten zulässigen Höchstmengen eines Zusatzstoffes in Relation zum Individuum zu setzen. Ein besonderer

Fokus muss auf Kinder gerichtet werden und auf jene, die Lebensmittel mit einem bestimmten Zusatzstoff bevorzugt verzehren.

Literatur:

Tombek A; Ernährungs-Umschau 4; Update Süßstoffe – Neues über Nutzen und Risiken; 2010; 196-199

Bundesinstitut für Risikobewertung; Bewertung von Süßstoffen. Bfr. bund.de

DGE-Stellungnahme vom 07.08.2007; www.dge.de

Zuckeraustauschstoffe

Zuckeraustauschstoffe werden insulinunabhängig metabolisiert, sie sind nicht kariogen. Die nachfolgend genannten Zuckeraustauschstoffe sind ausnahmslos hydrolyse-, temperatur- und lagerstabil.
Die Zuckeraustauschstoffe werden aus den entsprechenden Monosacchariden gewonnen. Fructose (Fruchtzucker) ist ebenfalls ein Zuckeraustauschstoff, stellt aber keinen Zusatzstoff dar und fällt daher nicht unter die Deklarierungsverpflichtung. Der Körper benötigt für den Stoffwechsel dieser Verbindungen kein Insulin, von daher sind sie zum Süßen von Diabetikerspeisen geeignet. Ihre freiwerdende Energiemenge ist ähnlich der des Zuckers mit 4 kcal/g beachtlich. Lebensmittel, die mehr als 10 % Zuckeraustauschstoffe enthalten, wie z. B. Kaugummi oder Marzipanprodukte, üben eine laxierende Wirkung aus, so dass die Hinweisverpflichtung: „kann bei übermäßigem Verzehr abführend wirken" verbindlich ist.

Auflistung der lebensmittelrechtlich zugelassenen Zuckeraustauschstoffe

E-Nr.	**Zusatzstoff**
E 420	Sorbit
E 421	Mannit
E 953	Isomalt
E 965	Maltit
E 966	Lactit
E 967	Xylit

E 420 Sorbit: Zuckeralkohol aus Glucose hergestellt. Kommt in Äpfeln, Kirschen, Pflaumen und der Vogelbeere natürlich vor. Sorbit kann auch als Feuchthaltemittel verwendet werden.

E 42 Mannit: Zuckeralkohol aus Mannose synthetisch hergestellt, oder aus Algen bzw. der Mannaesche gewonnen. Überempfindlichkeitsreaktionen in Form von Erbrechen und Durchfall sind möglich. Kann auch als Feuchthaltemittel verwendet werden.

E 953 Isomalt: Synthetisch aus Saccharose hergestellt.

E 965 Maltit: Zuckeralkohol aus Maltose synthetisch mittels Hydrierung hergestellt.

E 966 Lactit: Zuckeralkohol aus Lactose synthetisch mittels Hydrierung hergestellt.

E 967 Xylit: Zuckeralkohol aus Xylose synthetisch mittels Hydrierung hergestellt. Beim Auflösen in Wasser wird Wärme gebunden, vermittelt ein kühlendes Mundgefühl.

Alle aufgelisteten Zuckeraustauschstoffe gelten stoffwechselphysiologisch als unbedenklich.

Phosphate

Es kann zwischen Mono-, Di-, und Polyphosphaten unterschieden werden. Monophosphate sind Salze der Orthophosphorsäure (Phosphorsäure); sie haben ein spezielles Lösevermögen für Proteine, erhöhen deren Quellvermögen und wirken infolgedessen als Stabilisatoren. Orthophosphate dienen zur Wasserbindung in Fleisch- und Fischerzeugnissen. Sie sind Bestandteile von Schmelzsalzen, da sie Calcium-Ionen der Milch inaktivieren. Sie wirken stabilisierend bei Milcherzeugnissen, Desserts und Speiseeis. Weitere Anwendungsfelder sind: Kochsalzersatz, Säuerungsmittel, Säureregulatoren, Komplexbildner, Backtriebmittel, Trägerstoffe, Rieselhilfs- und Aufschlussmittel.
Diphosphate haben die höchste Komplexierungswirkung auf eiweißgebundenes Calcium. Deshalb dienen sie als Komplexbildner und finden Verwendung als Schmelzsalze, Kutterhilfsmittel und Farbstabilisatoren. Sie sind weiterhin wichtige Säuerungsmittel und Säureregulatoren. Poly(Tri)-Phosphate besitzen ebenfalls ein Lösevermögen für Proteine und erhöhen somit deren Quellvermögen. Sie wirken als Stabilisierungsmittel für Gele und Emulsionen, des Weiteren als Kutterhilfsmittel und Schmelzsalze. Zusätzlich können sie als Säureregulatoren eingesetzt werden.

Unter ernährungsphysiologischer Sicht ist das Calciumbindungsvermögen als unerwünschter Effekt anzusehen, da es bei zu hohen Dosierungen zu einer deutlichen Calciumreduzierung im Knochengerüst führen kann. Bei diesem Prozess werden sowohl der Calcium- als auch der Phosphatgehalt reduziert. Das Phosphat/Calcium-Verhältnis sollte im Bereich 1,2:1 liegen. Phosphat selbst ist als entscheidender Bestandteil des ATP für den Stoffwechsel lebensnotwendig. Eine Hyperphosphatisierung wird in diversen Studien mit der Hyperaktivität von Kindern in Zusammenhang gebracht; allerdings steht hierbei die abschließende wissenschaftliche Beurteilung derzeit noch aus. Aufgrund der oben dargelegten gravierenden Mehrfachexpositionen kann die Calcium/Phosphat-Balance allerdings gestört sein. Insbesondere ist die ausreichende Calciumzufuhr bei Personen, die eine ovo-vegetarische oder streng vegetarische Ernährungsweise bevorzugen, problematisch. Die Limonaden und Colagetränken zuführbaren Konzentrationen der Orthophosphorsäure, die bis zu 700 mg/l betragen können, wird meist innerhalb des Getränkes über den im Wasser vorhandenen Calciumgehalt ausgeglichen. Verzehrsstudien sollten die Calcium-Phosphat-Balance kontrollieren.

Monophosphate

E-Nr.	Zusatzstoff
E 338	Orthophosphorsäure
E 339a	Mono-Natriumorthophosphat
E 339b	Di-Natriumorthophosphat
E 339c	Tri-Natriumorthophosphat
E 340a	Mono-Kaliumorthophosphat
E 340b	Di-Kaliumorthophosphat
E 340c	Tri-Kaliumorthophosphat
E 341a	Mono-Calciumorthophosphat
E 341b	Di-Calciumorthophosphat
E 341c	Tri-Calciumorthophosphat
E 343a	Mono-Magnesiumorthophosphat
E 343b	Di-Magnesiumorthophosphat
E 541	saures Natriumaluminiumphosphat

Diphosphate

E-Nr.	Zusatzstoff
E 450	Kaliumdiphosphat
E 450i	Di-Natriumdiphosphat
E 450ii	Tri-Natriumdiphosphat
E 450iii	Tetra-Natriumdiphosphat
E 450iv	Di-Kaliumdiphosphat
E 450v	Tetra-Kaliumdiphosphat
E 450vi	Di-Calciumdiphosphat
E 450 vii	Calciumdihydrogendiphosphat
E 451	Triphosphate, Natrium- u. Kaliumsalze

Polyphosphate

E-Nr.	Zusatzstoff
E 452i	Natriumpolyphosphat
E 45211	Kaliumpolyphosphat
E 452iii	Natriumcalciumpolyphosphat
E 452iv	Calciumpolyphosphat

Schmelzsalze

Sie werden verwendet zur Herstellung von Schmelzkäse und cremigen glatten Käsemassen und Käse-Fondue-Fertigmischungen.

E-Nr.	Zusatzstoff
E 450	Diphosphate
E 451	Triphosphate
E 452	Polyphosphate

Feuchthaltemittel

Feuchthaltemittel haben die Eigenschaft, das im Lebensmittel befindliche Wasser zu binden. Sie werden u. a. Feingebäck zugesetzt; um eine Retrogradation, das „Altbackenwerden" zu verzögern; hierbei ist auf eine luftdichte Verpackung zu achten, da sie auch die Feuchtigkeit aus der Luft/Umgebung anziehen. Ernährungsphysiologisch sind sie als unproblematisch einzuschätzen.

E-Nr.	Zusatzstoff
E 420	Sorbit
E 421	Mannit
E 422	Glycerin
E 640	Glycerin und dessen Natriumsalze
E 422; 640	Glycerin kann sich bei ungünstiger thermischer Belastung zersetzen und das unerwünschte Maillardprodukt Acrolein bilden; siehe 5.3 Reaktionsprodukte und Rückstände

Mittel zur Erhaltung der Rieselfähigkeit

Diese Zusatzstoffe verhindern ein Verkleben bzw. Zusammenballen von getrockneten Substanzen/Pulvern, indem sie eine schützende Hülle um das Produkt bilden. Sie sind lagerungs- und druckstabil. Technologisch wird insbesondere E 530 verwendet zur Herstellung von rieselfähigem Soßenpulver, Backpulver, Speisesalz, Instantsuppen, Süßwaren, Puderzucker, Gemüse- und Fruchtpulver sowie diversen Granulaten.

E-Nr.	Zusatzstoff
E 530	Magnesiumoxid
E 535	Natriumhexacyanoferrat (II)
E 536	Kaliumhexacyanoferrat (II)
E 538	Calciumferrocyanid
E 541	saures Natriumaluminiumphosphat
E 535,536	Natriumhexacyanoferrat, Kaliumhexacyanoferrat
E 538	Calciumferrocyanid

Die cynidhaltigen Verbindungen dürfen bei der Herstellung von Kochsalz und Kochsalzersatz mit einer Konzentration bis zu 20 mg/kg verwendet werden,.
Bei diesen Verbindungen wird davon ausgegangen, dass sie als stabile Komplexe im Lebensmittel vorliegen und nach Verzehr nicht resorbiert werden können. Die Gefahr einer Blausäureintoxikation wird bei den zugelassenen Mengen ausgeschlossen. ($K_3(Fe(CN)_6) + H^+ \rightarrow HCN\uparrow$). Bei der Lebensmittelherstellung ist unbedingt sowohl auf die Dosierung als auch auf die homogene Verteilung innerhalb des Lebensmittels zu achten! Die ernährungsphysiologische Stabilität sollte in Abhängigkeit der diversen Lebensmittelmatrices in einer vergleichenden Studie abgesichert werden.

Kochsalzersatz ist gesetzlich in der Diät-Verordnung definiert. Zugelassen sind als Kochsalzersatz folgende Zusatzstoffe:

1. Verbindungen des Kaliums, Calciums, Magnesiums mit Adipin-Berstein-, Glutamin-, Kohlen-, Milch-, Salz-, Wein- und Citronensäure; Monokaliumphosphat, Adipinsäure und Glutaminsäure.
2. Kaliumsulfat
3. Cholinsalze der Essig-, Kohlen-, Milch-, Salz-, Wein- und Citronensäure
4. Kaliumguanylat und Kaliuminosinat.Die Gehalte der einzelnen Stoffe sind ebenfalls in der Diät-Verordnung vorgeschrieben.

Backtriebmittel

Die Backtriebmittel E 500, E 501, E 503, E 504 beruhen auf der gleichen Wirkungsweise wie natürliche Hefen aufgrund der Freisetzung von Kohlendioxid. Die sich freisetzenden Gasblasen werden von der Teigmasse nur erschwert freigegeben, so dass die sich ausbreitende Teiglockerung während des Backprozesses fixiert wird. Die Verbindungen werden auf Carbonat- und Phosphatbasis hergestellt. Bis auf Ammoniumcarbonat (typische Lebkuchenzutat) sind sie geschmacksneutral.

E-Nr.	Zusatzstoff
E 341a	Mono-Calciumorthophospat
E 341b	Di-Calciumorthophosphat
E 341c	Tri-Calciumorthophosphat
E 500	Natriumcarbonat (Natron)
E 501	Kaliumcarbonat (Pottasche)
E 503	Ammoniumcarbonat (Hirschhornsalz)
E 504	Magnesiumcarbonat

Trennmittel

Diese Zusatzstoffe verhindern das Aneinanderkleben von Fruchtgummis, Bonbons, Kaugummis und erleichtern das Herauslösen aus formgebenden Schablonen (Fruchtgummis, Geleefrüchte) und das Trennen von Backwaren (Brot, Brötchen). Die Zusatzstoffe E 551-555 sind Salze der Kieselsäure, die weiteren Verbindungen sind pflanzlichen und tierischen Ursprungs.

E-Nr.	Zusatzstoff
E 551	Siliciumdioxid
E 552	Calciumsilikat
E 553a	Magnesiumsilikat
E 554	Aluminiumsilikat
E 555	Kaliumaluminiumsilikat
E 556	Calciumaluminiumsilikat
E 570	Fettsäure
E 901	Bienenwachs
E 902	Candelillawachs
E 903	Carnaubawachs

E 551-555 Silikate:	Diese Verbindungen sind Salze der Kieselsäure. Sowohl bei der Herstellung als auch bei der Verarbeitung ist auf die Exposition der Nanostäube dieser Verbindung zu achten; siehe Kapitel 5.4 Technologische Eintragspfade. Ernährungsphysiologisch sind sie in den eingesetzten Mengen unauffällig.
E 554-556	Aluminium hat ein antinutritives Potenzial; siehe Kapitel 5.3 Metalle und Schwermetalle.
E 570 Fettsäuren:	Verbindung pflanzlichen Ursprungs.
E 901-903 Wachse:	Diese Verbindungen sind Wachse pflanzlichen und tierischen Ursprungs.

Geschmacksverstärker

Sie sind geeignet, bestimmte Geschmacksrichtungen in Lebensmitteln besonders hervorzuheben. Bei technologischen Verfahren wie Extraktionen, Destillationen, Aufkonzentrierung durch Hitzeeinwirkung, etc. gehen mit dem Brühen ein Teil der lebensmittelspezifischen Aromakomponenten verloren. Geschmacksverstärker vermögen diesen sensorischen Verlust auszugleichen. Überwiegend eingesetzt werden die Verbindungen E 621-628, E 630-635 in Fleisch-, Gemüse- und Fertiggerichten, Würzmittel, Soßen und Suppen. Mit der Nahrung wird i.d.R. eine Menge von 0,4-4 g/Tag aufgenommen.

E-Nr.	Zusatzstoff
E 620	Glutaminsäure
E 621	Natriumglutamat
E 622	Kaliumglutamat
E 623	Calciumglutamat
E 624	Ammoniumglutamat
E 625	Magnesiumglutamat
E 626	Guanylsäure
E 627	Di-Natriumguanylat
E 628	Di-Kaliumguanylat
E 630	Inosinsäure
E 631	Di-Natriuminosinat
E 632	Kaliuminosinat
E 633	Calciminosinat
E 634	Calcium-5-ribonucleotid
E 635	Di-Natrium-5-ribonucleotid
E 640	Glycin und dessen Natriumsalze
E 951	Aspertam

E 620-625 Glutaminsäure und deren Salze:
Glutaminsäure ist eine Aminosäure, die entsprechenden Mineralglutamate sind deren Salze. Sie sind die überwiegend eingesetzten Geschmacksverstärker. Oft verwendet in Kombination mit Guanylsäure und Inosinsäure und deren jeweiligen Salzen. Eine genaue Dosierung ist entscheidend, eine Steigerung der Zugabemenge bewirkt keine Aromaverbesserung. Die Verbindungen werden eingesetzt bei der Herstellung von Würzmitteln, Suppen, Soßen, Fleischprodukten, Gemüseerzeugnissen und Convenience-Produkten. Der Verzehr glutamathaltiger Lebensmittel kann bei 1-3 % der Bevölkerung aufgrund einer „Glutamat-Intoleranz" das sog. „China-Restaurant-Syndrom" auslösen und zu Reaktionen des Kreislaufsystems führen. Dieser Effekt basiert auf einer ungünstigen Relation zwischen Aufnahmemenge und der vom Körper, zwecks Resorption, zu produzierender Monoaminooxidase. Die Symptomatik klingt ab, wenn das Enzym in ausreichender Menge vorliegt. Glutamat wird in der chinesischen Küche in hohen Dosierungen verwendet und wird dort in der Geschmacksrichtung als Umami (bouillonartig) bezeichnet.

E 626-635 Diese Verbindungen werden im Körper bis zur Harnsäure abgebaut. Wenn die Ausscheidungskapazität überschritten wird, kommt es zu Ablagerungen in Gelenken, Knochen, Knorpel und Nieren (Gicht).

E 626-628 Guanylsäure und deren Salze:
Die Verbindungen (GMP) wirken 10-20-Mal stärker als Glutaminsäure und wirken mit Glutaminsäure synergistisch. Guanylsäure und ihre Salze sind Purinbasen und gehören zu den Ribonukleotiden. Sie kommen natürlicherweise in allen lebenden Zellen vor und können vom Körper selbst synthe-

tisiert werden. Die Wirkung eines Hefezusatzes anstelle der aufgelisteten Geschmacksverstärker beruht auf dem natürlichen Vorhandensein dieser Verbindungen. Deklariert wird die Zutat: Hefe. Als Abbauprodukt entsteht die schwer wasserlösliche Harnsäure, die bei zu hohen Konzentrationen auskristallisiert und zu Gelenkentzündungen führen kann.

E 630 Inosinsäure
E 631-633 deren Salze:
Die Bezeichnung wird als Synonym für Inosin-5-monophosphat (IMP) verwendet. Ihre geschmackverstärkende Wirkung ist 10-20-Mal stärker als die der Glutaminsäure (E 620). Zur Verbindungsklasse der Glutaminsäure weist sie eine synergistische Wirkung auf. IMP sind ebenfalls Purinbasen und weisen physiologisch die gleichen Eigenschaften wie die erwähnten GMP-Salze auf. Inosinphosphate werden entweder aus Fleischextrakten isoliert, durch Hydrolyse von Hefenucleinsäuren gewonnen oder großtechnisch fermentativ mittels konditionierter Mikroorganismen der Spezies Brevibacterium ammoniagenes, Corynebacterium glutamicum produziert.

E 640 Glycin:
Die Aminosäure hat einen deutlichen Süßgeschmack und intensiviert im Lebensmittel den Geschmack. Glycin wird verwendet zur Herstellung für Suppen, Soßen und Würzen. Die Angabe auf der Etikettierung kann variieren, da die Substanz auch als Feuchthaltemittel wirkt.

E 951 Aspertam:
Die Aminosäuren dieser Verbindung, siehe auch Süßstoffe, wirken ebenfalls geschmacksintensivierend.

Des Weiteren haben folgende Verbindungen geschmacksverstärkende Eigenschaften:

Ethylmaltol: Die Verbindung ist 4-6-Mal stärker karamellartig als Maltol; sie kann u. a. den Geschmack und Geruch von würzigen Lebensmitteln optimieren.

Eiweißhydrolysate: Sie werden durch saure oder enzymatische Hydrolyse aus eiweißreichen Rohstoffen wie Casein, Fleisch, Molkenprotein oder Kleber gewonnen. Sie weisen ein bouillonartiges Aroma auf.

Überzugsmittel

Die Verwendung von Überzugsmitteln schränkt Austrocknungs- und Aromaverluste spezieller Lebensmittel ein. Sie können unterschieden werden nach natürlich vorkommenden Zusatzstoffen (E 901-904, E 912); Candelillawachs und Carnaubawachs sind isolierte pflanzliche Naturstoffe; Schellack ist das Ausscheidungsprodukt der Lackschildlaus, und synthetischen Kunststoffwachsen auf Polyethylenbasis (E 914). Montansäureester wird aus Braunkohle isoliert und kann auf Zitrusfrüchten, Mangos etc. angewendet werden, und bedarf des Hinweises „gewachst“. Überzugsmittel werden beispielsweise bei Süßwaren, Kaugummimassen und Zitrusfrüchten verwendet. (Die glänzende Wachsschicht auf Äpfeln ist natürlichen Ursprungs).

E-Nr.	Zusatzstoff
E 901	Bienenwachs
E 902	Candelillawachs
E 903	Carnaubawachs
E 904	Schellack
E 912	Montansäureester
E 914	Polythylenwachsoxidate

Trübstabilisatoren

Diese Zusatzstoffe verhindern ein Absetzen von Trübstoffen in Getränken, wie beispielsweise Fruchtpartikel bei der Obstsaftherstellung. Diese Erzeugnisse dürfen als „naturtrüb" bezeichnet werden.

E-Nr.	Zusatzstoff
E 444	Saccharoseacetatisobutyrat
E 445	Glycerinester aus Wurzelharz

Natürliche und Modifizierte Stärken

Modifizierte Stärken weisen im Vergleich zu natürlichen Stärken eine höhere Wärme- und Gefrier-, Hydrolyse- und mechanische Stabilität auf; sie sind gegenüber niedrigen pH-Werten ebenfalls stabiler, weisen ein besseres Dickungsvermögen auf und haben eine höhere Viskosität. Zur Modifizierung der Stärken werden natürliche Stärken chemisch umgesetzt, d. h. verestert. Monostärkephosphat wird durch Reaktion von nativer Stärke mit Alkaliphosphaten oder Phosphoroxichlorid bei 120-170°C hergestellt. Acetylierte Stärken werden durch Umsetzung nativer Stärken mit Essigsäure oder deren Salzen hergestellt

E-Nr.	Zusatzstoff
E 1410	Monostärkephosphat
E 1412	Distärkephosphat
E 1413	phosphatiertes Distärkephosphat
E 1414	acetyliertes Distärkephosphat
E 1420	Stärkehydrat mit Essigsäureanhydrid verestert
E 1422	acetyliertes Distärkeadipat
E 1440	Hydroxypropylstärke
E 1450	Stärkenatriumoctenylsuccinat
E 1410-1414	Stärkephosphate:

Phosphate binden sowohl das Calcium des Lebensmittels als auch physiologisch das für den Knochenaufbau notwendige Mineral. In Form von ATP und dessen Derivate liefern Phosphate Energie für die unterschiedlichsten Stoffwechselleistungen.

Schaumstabilisatoren

Verwendung bei schaumartigen Zubereitungen von Back- und Süßwaren.

E-Nr.	**Zusatzstoff**
E 432-436	Polysorbate; 5-Polyoxyethylen-(20)-sorbitanfettsäureester
E 491-495	5-Sorbitan-Fettsäureester

Trägerstoffe

Trägerstoffe werden technologisch verwendet, um eine homogene Verteilung von Minorkomponenten ermöglichen zu können. Hierbei wird die Zutat, die lediglich in äußerst geringen Mengen dosiert werden soll, an den Trägerstoff gebunden. Dies geschieht häufig in Form von entsprechend hergestellten Lösungen, die anschließend entweder gefrier- oder sprühgetrocknet werden. Abschließend liegt in diesem Pulver die Minorkomponente in feinverteilter Form vor. Aufgrund der vergrößerten Masse, bzw. des vergrößerten Schüttvolumens, ist nun eine exakte Dosierung für die weitere Lebensmittelverarbeitung gewährleistet. Verwendet werden diese Trägerstoffe z. B. zur Feinverteilung von Süßungsmitteln, Farbstoffen und Vitaminen.

E-Nr.	**Zusatzstoff**
E 553b	Talcium
E 558	Bentonit
E 559	Aluminiumsilikat, Kaolin
E 1201	Polyvinylpyrrolidon
E 1202	Polyvinylpolypyrrolidon
E 1410	Monostärkephosphat
E 1412	Distärkephosphat
E 1413	phosphatiertes Distärkephosphat
E 1414	acetyliertes Distärkesphosphat
E 1420	Stärkehydrat mit Essigsäureanhydrid verestert
E 1422	acetyliertes Distärkeadipat
E 1440	Hydroxypropylstärke
E 1442	Hydroxypropyldistärkephosphat
E 1450	Stärkenatriumoctenylsuccinat
E 1505	Triethylcitrat
E 1518	Glycerinacetate

E 558 Bentonit:
Vulkanischer Ton, der stark in Wasser aufquillt. Die Schlämme vermögen Trübstoffe, Eiweiße zu adsorbieren; wird u. a. verwendet bei der Wein-, Fruchtsaftherstellung. Es ist auf die Reinheit des Produkts und der natürlich vorhandenen Strahlendosis zu achten.

E 559	Aluminiumsilikat
E 553b	Talcium: Bei beiden Verbindungen ist sowohl bei der Herstellung als auch bei der Verarbeitung auf die Exposition der Nanostäube zu achten; siehe Kapitel 5.4 Technologische Eintragspfade.

Festigungsmittel

Diese Zusatzstoffe werden verwendet, um das Zellgewebe von Früchten und Gemüse zu festigen; eingesetzt werden sie auf kandiertem und/oder glasiertem Obst und Gemüse.

E-Nr.	Zusatzstoff
E 520	Aluminiumsulfate
E 521	Aluminium-Natriumsulfat
E 522	Aluminium-Kaliumsulfat
E 523	Aluminium-Ammoniumsulfat

Das Element Aluminium hat ein antinutritives Potenzial; siehe Kapitel 5.3 Schwermetalle, Aluminium-Problematik.

Packgase/Schutzgase

Diese Gase schützen das Lebensmittel vor oxidativen mikrobiologischen und anderen unerwünschten Veränderungen; von daher wirken sie ebenfalls als Antioxidationsmittel. Sie werden entweder vor, während oder nach der Einfüllung des Lebensmittels zugefügt. Kohlendioxid und Stickstoff werden häufig in Mischungen miteinander bei der Abpackung von Gemüse, Obst, Käse in Kleinpackungen, Fertiggerichten, Suppen, Kaffee, Snacks u. a. zugeführt. Sauerstoff wird zur Fleischabpackung aufgrund seiner farbstabilisierenden Eigenschaft zugeführt. Voraussetzung sind gasdichte Verpackungsmaterialien; die Packgase dürfen weder entweichen, noch Sauerstoff von außen diffundieren.

E-Nr.	Zusatzstoff
E 290	Kohlendioxid
E 938	Argon
E 939	Helium
E 941	Stickstoff
E 942	Distickstoffmonoxid
E 948	Sauerstoff

Bei der Verwendung ist auf die Reinheit der eingesetzten Gase zu achten; ernährungsphysiologisch werden die Gase u. a. aufgrund ihrer Flüchtigkeit als unbedenklich eingestuft.

Weitere Zusatzstoffe

E-Nr.	Zusatzstoff	
E 900	Dimethylpolysiloxan	Entschäumer
E 927b	Carbamid	Konsistenzverbesserung Kaugummi
E 999	Quillajaextrakt	Ginger Ale-Extrakt Extrakt aus der Rinde des Quillaja saponaia; er ist saponinhaltig und von daher sind Verwendung und Menge lebensmittelrechtlich eingeschränkt
E1200	Polydextrose	Verbindung aus Glucose, Sorbit und Zitronensäure; ist sowohl Trägerstoff, Feuchthaltemittel und Füllstoff

Vitamine

Übersicht der Vitamine, chemische Bezeichnung, zugelassene Vitaminverbindungen, analog dem LFGB Lebensmittel- und Futtermittel Gesetzbuchs bzw. der Nahrungsergänzungsmittel-Verordnung:

Vit-A	Retinol, Retinylacetat, Retinylpalmitat, Beta-Carotin
Vit-D	Cholcalciferol, Ergocalciferol
Vit-E	D-α-Tocopherol,DL-α-Tocopherol,D-αTocopherolacetat, DL-αTocopherolacetat, D-α-Tocopherylsäuresuccinat
Vit-K	Phyllochinon (Phytomenadion)
Vit-B_1	Thiaminhydrochlorid, Thiaminmononitrat
Vit-B_2	Riboflavin, Riboflavin-5´-phosphat-Natrium
Vit-B_3 (Niacin):	Nicotinsäure, Nicotinamid
Vit-B_5 (Pantothensäure):	Calcium-D-pantothenat; Natrium-D-pantothenat, D-Panthenol
Vit-B_6	Pyridoxinhydrochlorid, Pyridoxin-5´-phosphat
Vit-B_7(Folsäure):	Pteroylmonoglutaminsäure
Vit-H	D-Biotin
Vit-B_{12}(Cobalamin):	Cyanocobalamin, Hydroxocobalamin
Vit-C	L-Ascorbinsäure, Natrium-L-ascorbat, Calcium-L-ascorbat, Kalium-L-ascorbat, L-Ascorbyl-6-palmitat

5.3 Lebensmittelherstellung und -zubereitung, Reaktionsprodukte und Rückstände

Im Folgenden wird auf unerwünschte Verbindungen eingegangen, die unter ungünstigen Bedingungen während des Verarbeitungsprozesses im Lebensmittel entstehen.

Maillard-Produkte

Maillard-Produkte entstehen bei der Reaktion von Aldehyden mit Aminogruppen nach einer Amadori-Umlagerung. Die Aldehyde befinden sich in den Lebensmitteln u. a. in reduzierenden Zuckern (z. B. Maltose, Fructose, Lactose, Isomaltose), die entsprechenden Aminogruppen sind in Lebensmitteln beispielsweise in Form freier Aminosäuren bzw. desaminierter Aminosäuren enthalten. Basische Aminosäuren wie Lysin, Thryptophan, Histidin reagieren bevorzugt.
Die Reaktion verläuft autokatalytisch und führt zu einem Gemisch dunkelbrauner, aromaintensiver Kondensations- und Polymerisationsprodukten, so beispielsweise zu Melanoidinen, Reduktonen, Alkylpyrazine; Furanone; Furfuralderivate, 5-Hydroxymethylfurfural, Furfural.
Sie sind verantwortlich für Verfärbung, Aroma und Kochgeschmack beim Backen, Braten und Rösten, bei der Herstellung von Fleischextrakten sowie beim Darren von Braugerste. Toxische Nebenprodukte entstehen, insbesondere bei ungünstigen Verarbeitungsbedingungen. Die Maillard-Produkt-Analytik ist äußerst umfangreich, im Folgenden wird lediglich exemplarisch auf einige dieser Verbindungen eingegangen. Die Aromanoten bzw. Aromavorstufen können sowohl erwünscht als auch unerwünscht sein:

a) erwünschte Aromanoten, z. B. beim Braten von Fleisch, Rösten bzw. Dämpfen von Kaffee oder Kakao

Alkylpyrazine
Alkylpyrazine sind potente Aromastoffe; geschmacksgebend in rohen Kartoffeln, Paprika, Erbsen und in einigen Röstaromen. Im Kaffee sind sie Schlüsselaromastoffe wie: 2-Isobutyl-3-methoxypyrazin IBMP (IBMP grün erdiger Geruch), 2-Ethyl-3,5-dimethylpyrazin, 2,3-Diethyl-5-methylpyrazin, 2-Ethenyl-3,5-dimethylpyrazin und möglicherweise auch 2-Ethenyl-3-ethyl-5-methylpyrazin. Sauerstofffreie Alkylpyrazine riechen meist erdig-röstig.

Furanone
Furanone (Oxogruppe im Furanring):
Aromenvielfalt von fruchtig-süß bis karamellartig-röstig oder würzig. Im Röstkaffee sind die Schlüsselaromastoffe 4-Hydroxy-2,5-dimethyl-3(2H)-furanon, 3-Hydroxy-4,5-dimethyl-2(5H)-furanon, 5-Ethyl-3-hydroxy-4-methyl-2(5H)-furanon und 2-Ethyl-4-hydroxy-5-methyl-3(2H)-furanon. HMF; 5-Hydroxy-methylfurfural, entsteht u. a. bei der Karamellisierung.

b) unerwünschte Aromanoten: z. B. bei der Lagerung von Milchpulver; es kommt zur Bildung von Fehlaromen.

Toxische Nebenprodukte der Maillard-Reaktion:
Toxische unerwünschte Nebenprodukte sind beispielsweise Acrylamid, diverse heterocyclische aromatische Amine (Imidazolcholine, -chinoxaline, -pyridine); β-Carboline und Furan.

Acrylamid

$$H_2N - \overset{\overset{\displaystyle O}{\|}}{C} - CH = CH_2$$

Acrylamid bildet sich in der Maillard-Reaktion analog der Strecker-Reaktion aus der Aminosäure Asparagin; siehe Kapitel 2.7 Wirkstoffe und Toxikokinetik

heterocyclische aromatische Amine

MeIQx:	2-Amino-3,8-dimethylimidazo-(4,5-f)chinoxalin
4,8-DiMeIQx:	2-Amino-3,4,8-trimethylimidazo-(4,5-f)chinoxalin
PhIP:	2-Amino-1-methyl-6-phenylimidazo-(4,5-b)pyridin

Co-mutagene β- Carboline

Harman:	1-Methyl-9H-pyrido(3,4-b)indol
Norharman:	9H-pyridol-(3,4-b)indol

Furan

Aufgrund thermischer Einflüsse kann aus fett-, kohlenhydrat- und proteinreichen Lebensmitteln Furan gebildet werden.

Abb.: Mechanismus der Furanbildung

Die internationale Agentur für Krebsforschung (IARC) hat Furan als erwiesenermaßen karzinogen in Versuchstieren und möglicherweise krebserregend für den Menschen eingestuft. Darüber hinaus gilt Furan als erbgutverändernd. Laut EU-Verordnung REACH (Registration, Evaluation; Authorisation of Chemicals), in Kraft getreten am 01.06.2007, zählt Furan zu den krebserzeugenden Stoffen der Kategorie 2; EG-Nr. 203-727-3.

Die Reaktionsgeschwindigkeit der Maillard-Reaktion ist von folgenden technologischen Parametern abhängig:

- Temperatur; eine Temperaturerhöhung um 10 °C bewirkt eine um das 4fache gesteigerte Maillardproduktbildung; infolgedessen sind Erhitzungstemperaturen und -dauer auf 180°C für maximal 15 Minuten z. B. bei der Frittierung eingegrenzt worden
- Dauer der Hitzeeinwirkung

- pH-Wert ein Anstieg führt zur vermehrten Produktbildung; niedrige pH-Werte (Zitrone) schützen vor Maillardreaktionen
- Wassergehalt, optimal bei 7–15 %, Stillstand bei < 3 % Wasser
- Molekulargewicht des Zuckers, je kleiner, desto rascher. Besonders reaktionsfreudig sind die Pentosen Ribose und Xylose

Wirkungsweise:

- Abbau der Kohlenhydrate unter Freisetzung flüchtiger Komponenten den sog. „thermischen Aromen"
- Blockierung von Proteinen zu unverdaulichen Verbindungen
- Abbau freier Aminosäuren (Strecker-Abbau)
- Reaktion zu farbigen Melanoidinen

Entstehung und Aufnahme der toxischen Produkte sollten minimiert werden; primär ist es notwendig, die technologischen Verfahren dahingehend soweit möglich zu ändern.

Fetterhitzung - Entstehung weiterer Nebenprodukte

Acrolein (Propenal)

Ensteht bei der thermischen Zersetzung überhitzter Fette aus dem Triglyceridbestandteil Glycerin unter Wasserabspaltung. Hochtoxisches DNS-Adukt, reizt die Schleimhäute.

CH_2 =CH-CHO

Polycylische aromatische Kohlenwasserstoffe, pak's

Zu der Substanzgruppe der polycylischen aromatischen Kohlenwasserstoffe gehören ca. 250 verschiedene Verbindungen. Sie bestehen aus mindestens drei kondensierten Benzolringen und entstehen im Lebensmittelbereich durch unvollständige Verbrennung vorwiegend bei den Prozessen Räuchern, Rösten und Grillen. Bei den Erhitzungsprozessen gelangt die aus dem Lebensmittel austretende Flüssigkeit auf die sich unterhalb befindliche Temperaturquelle und wird dort unvollständig verbrannt; hierbei bilden sich die pak's, die sich anschließend mit dem aufsteigenden Rauch/Schwaden auf dem Lebensmittel niederschlagen. Lebensmitteltechnologisch wurden diesbezüglich die Verfahren des Räucherns geändert; die Temperaturquellen werden seitwärts angeordnet, so dass die herabtropfende Flüssigkeit nicht unmittelbar verbrannt wird. Laut Fleisch-VO existiert ein Grenzwert von 1 µg Benzo(a) pyren/kg Lebensmittel.

Benzo(a)pyren

Ein wichtiger Vertreter und Leitsubstanz dieser toxischen Verbindungsklasse ist Benzo(a)pyren.

①

Cytochrom

P450

Benzo(a)pyren

Benzo(a)pyren-7,8-oxid

②

Cytochrom

P450

HO

OH

HO

OH

Benzo(a)pyren-7,8-dihydrodiol-9,10-epoxid

Benzo(a)pyren-7,8-dihydrodiol

beteiligte Enzyme: ① MFO und Cytochrom P450
② mikrosomiale Epoxidhydrolase

Bei den Biotransformationsreaktionen des Körpers bildet sich im ersten, Cytochromoxidase P450 katalysierten Schritt, mithilfe des Enzyms MFO (Mischfunktionelle Oxidase), ein Epoxid aus. Bei der anschließenden Hydrolisierung bilden sich Dihydrodiolepoxide aus. Epoxide sind chemisch instabile und äußerst reaktive Molekülsequenzen. Diese Substanzklasse ist hauptverantwortlich für die kanzerogene Wirkung; siehe Kapitel 2.7 Biotransformation I und II. Aufgrund der ringstabilisierenden Wirkung kann das Dihydrodiolepoxid mit nucleophilen Zentren der DNS unter Aduktbildung reagieren.

In der EG-Kontaminanten-VO 1881/2006 sind Benzo(a)pyren-Höchstgehalte für Lebensmittel festgelegt. Die Ausbildung polycyclischer aromatischer Kohlenwasserstoffe und deren Verbreitung ist nicht auf die dargelegte Verbindung Benzo(a)pyren begrenzt. Es wurden eine Vielzahl weiterer pak's in Lebensmitteln detektiert, so dass Benzo(a)pyren (BaP) nicht mehr als alleiniger Marker in der Analytik eingesetzt wird. Der wissenschaftliche Ausschuss der EFSA (1) schlug ergänzend folgende analytische Leitsubstanzen vor: (CHR) Chrysen, (BaA) Benz(a)antrhacen, (BbF) Benzo(b)fluoranthen, und/oder (BkF) Benzo(k)fluoranthen, (BgP) Benzo(ghi)perylen, (DhA) Dibenz(a,h)anthracen, (IcP) Idenol(1,2,3-cd)pyren.

Eine vergleichende Studie von Ölen, Gewürzen und anderen Lebensmitteln der Jahre 2007-2009, durchgeführt im Lebensmittelinstitut Braunschweig, lieferte u. a. folgende Ergebnisse:

pak	Lebensmittelprobe	Gehalt
höchste Gehalte von BaP,BbF,BkP,BgP,DhA,IcP	Speiseölproben nachgewiesen	5-9 µg/kg
höchste Gehalte von CHR	Paprikagewürz nachgewiesen	41 µg/kg
höchste Gehalte von BaA	Paprikagewürz nachgewiesen	27 µg/kg
hohe Gehalte von BbF	Schinken nachgewiesen	8 µg/kg
hohe Gehalte von BgP	Ingwerpulver nachgewiesen	7 µg/kg

pak's kommen annähernd ubiquitär vor; sie entstehen beim Rauchen, Teerverarbeitung, in Verbrennungsanlagen, Heizkraftanlagen, beim Verbrennen von Mineralölen etc. und sind infolgedessen auch als Rückstände auf pflanzlichen Lebensmitteln nachweisbar, womit sie in die Nahrungskette gelangen. Der Grenzwert für Trinkwasser beträgt 0,01 µg/l entsprechend der WHO-Leitlinie.
Laut EU-Verordnung REACH (Registration, Evaluation; Authorisation of Chemicals), in Kraft getreten am 01.06.2007, zählt Benzo(a)pyren zu den krebserzeugenden und erbgutverändernden Stoffen der Kategorie 2; EG-Nr. 200-028-5.

Literatur:

Scientific Opinion of the Panel on Contaminants in the Food Chain on a request from the European Commission on Polycyclic Aromatic Hydrocarbons in Food; The EFSA Journal 724: 1-114; 2008

Reinhold L., Reinhardt K.; Lebensmittelinstitut Braunschweig; Polyzyklische aromatische Kohlenwasserstoffe (PAK) in Ölen, Gewürzen und anderen Lebensmitteln. Untersuchungsergebnisse der Jahre 2007-2009; Zeitschrift Lebensmittelchemie; Wiley-VCH, Vol. 65; No.3-2011

Nitrosoverbindungen

Nitrosamine

Nitrate, u. a. vorkommend in Pökelsalz, Blattsalat und Trinkwasser, werden durch die Enzyme des Speichels analog der Biotransformation I zu Nitrit reduziert. Durch die nachfolgende Reaktion mit sekundären Aminen bilden sich N-Nitrosamine. Nahrungsrelevante N-Nitrosamine sind vor allem N-Nitrosodimethylamin; N-Nitrosopiperidin und N-Nitrosopyrrolidin. Zu den relevanten nitrosierten Aminosäuren gehören N-Nitrosohydroxyprolin, N-Nitrosoprolin und N-Nitrososarkosin. Im sauren Milieu des Magens bzw. des durch Bakterien im Darm hervorgerufenen sauren pH-Wert-Bereichs, läuft dieser Reaktionsschritt bevorzugt ab. Die gebildeten N-Nitrosamine werden, katalysiert durch Cytochrom P 450, zu reaktiven Carbokationen umgesetzt. Letztere sind hochreaktiv und greifen die nucleophilen Zentren der DNA und RNA an. Die Toxizität der Nitrosamine verursacht beim Menschen schwere Leberschädigungen (Verfettung, Nekrosen). Im Tierversuch weisen laut Nau 90 % aller untersuchten N-Nitrosamine eine kanzerogene Wirkung auf. Vorsorglich sollte davon ausgegangen werden, dass die Ergebnisse dieser Tierversuchsstudien annähernd auf den Menschen übertragbar sind; siehe Kapitel 2.6 Ernährungsphysiologie, Biogene Amine – Empfindlichkeiten. Die Verzehrsempfehlungen des World Cancer Research Founds widmen sich dieser Problematik an zwei Stellen, zum einen bezüglich der Begrenzung des „Verzehrs von rotem Fleisch", und zum anderen bezüglich der Einschränkung des Verzehrs von „verarbeitetem Fleisch"; siehe Kapitel 7.2. Rotes Fleisch bezeichnet das Fleisch von Rind, Schwein und Schaf und hat im Gegensatz zum weißen Fleisch des Geflügels und Fischs einen erhöhten Anteil an Methämoglobin. Rotes Fleisch, das überwiegend mittels Pökelsalz zusätzlich umgerötet wird, weist ebenso wie gerötetes Fleisch eine erhöhte Met-Hämoglobinkonzentration auf und begünstigt folglich die oben dargelegte N-Nitrosamin-Bildung mit ihrem humanphysiologisch hohen kanzerogenen Potenzial. Zur Wurstherstellung wird überwiegend rotes Fleisch von Rind und Schwein verwendet. Der Zusatzstoff Ascorbinsäure wird als Pökelhilfsstoff eingesetzt und vermag wie Vit-E (Tocopherole) die Nitrosierungsreaktion zu hemmen, indem Nitrit zu Stickstoffmonoxid reduziert wird. Dieser Ascorbinsäurezusatz wirkt sich allerdings auf die erwünschte Umrötung negativ aus, indem die Rötung blockiert wird und das Produkt Farbfehler aufweist; von daher ist die Verwendung begrenzt; siehe Kapitel 5.2 Zusatzstoffe.

Ca. 90 % aller in Deutschland hergestellten Fleischerzeugnisse sind gepökelt Ein völliger Verzicht auf Pökelsalz ist derzeit, insbesondere bei Rohwürsten, Rohschinken und Halbkonserven, aufgrund des durch Clostridium botulinum ausgehenden Risikos, nicht gegeben; siehe Clostridium botulinum Kapitel 5.1 Bakterientoxine.

Aufgrund des hohen kanzerogenen Potenzials (Darmkrebs) ist es unerlässlich, sowohl den Gehalt der lebensmitteltechnologisch verwendeten nitrosierbaren Verbindungen auf das notwendige Mindestmaß zu reduzieren als auch neue Verfahren, bei denen auf Nitrat-/Nitrit-Pökelsalz verzichtet werden kann, zu entwickeln.

Literatur: Mann H., Steinberg P., Kietzmann M: Lebensmitteltoxikologie, Parey-Verlag 2003

Nitratgehalt im Trinkwasser

Der laut Trinkwasser-Verordnung vom 21.05.2001 vorgegebene Grenzwert für Nitrat mit 50 mg/l muss seitens der zentralen Wasserversorgungsinstitute gegenüber dem Verbraucher gewährleistet werden. Bei Überschreitung dieses Grenzwertes oder des aus Nitrat und Nitrit zusammengefassten Summen-Grenzwertes, bei dem die Beträge aus Nitratkonzentration in mg/l geteilt durch 50 und Nitritkonzentration geteilt durch 3 nicht größer als 1 mg/l sein darf, ist das jeweilige Wasserversorgungsinstitut verpflichtet, darüber zu entscheiden, ob hierdurch eine Gefährdung der Gesundheit der betroffenen Verbraucher ausgeht und die Versorgung entweder „weitergeführt" bzw. „befristet weitergeführt" werden kann. Wenn die aufgeführten Grenzwerte, einzeln oder gemeinsam, überschritten werden, existiert eine Meldepflicht. Es müssen sowohl das örtliche Gesundheitsamt als auch Eltern und Erziehungsberechtigte informiert werden, um sicherzustellen, dass Säuglinge mit weniger als 10 kg/KG, ab Überschreitungsdatum aufgrund der drohenden Gefahr einer Cyanose dieses Trinkwasser nicht mehr erhalten.
Der Anstieg der Nitratbelastung des Grundwassers ist signifikant und wird auf die Verwendung von organischen Düngemitteln zurückgeführt. Durch technologisch aufwendige Wasseraufbereitungsverfahren oder aber durch Verdünnen des belasteten Trinkwassers mit weniger bzw. unbelastetem Trinkwasser wird derzeit dieser Grenzwertbelastung entgegnet. Es ist dringend erforderlich, die Eintragspfade der Nitrat-Belastung zu stoppen, da, unterstützt durch Bodenakkumulationen, ein weiterer Anstieg der Grund- und Quellwasserbelastung absehbar ist.

Biogene Amine

(siehe Kapitel 2.6 Biogene Amine und Thyraminempfindlichkeit)

Rückstände

Es wird im Folgenden auf die nachstehend genannten unerwünschten Rückstande in Futter- sowie Lebensmitteln eingegangen: Pestizide, Thiabendazol, Orthophenylphenol, Biphenyl, polychlorierte Biphenyle, Tierarzneimittel, Futterzusatzstoffe, Metalle (Quecksilber, Blei, Cadmium), Aluminium-Problematik, Radionuklide, Flammschutzmittel und Fluorkohlenwasserstoffe, Arzneimittel im Trinkwasser.

Pestizide

Die Anzahl der Pestizide, die sich in der Nahrungskette anreichern, sind in ihrer Anwendung innerhalb der EU drastisch reduziert worden; Höchstmengen sind festgelegt. Aufgrund ihrer Persistenz, der Anreicherung innerhalb der Nahrungskette sowie die anhaltende Verwendung außerhalb des EU-Bereichs ist dieser Eintragspfad fortlaufend existent. Insbesondere Früchte, Gemüse, Tee-, Kaffee-, Kakaorohwaren sowie Fisch bedürfen der fortlaufenden chargenbezogenen Eingangskontrolle. Eine vergleichende Untersuchung auf Pflanzenschutzmittelrückstände in Salat, durchgeführt durch das Landeslabor Berlin-Brandenburg 2009, ergab folgende Sachverhalte:

Lebensmittel	Anzahl/ Herkunft	Rückstande nicht nachweisbar	Rückstände nachweisbar	< zulässiger HM
Eisbergsalat	2 Deutschland	x		
	2 Spanien	x		
	12 Spanien		1-6	x
Kopfsalat	6 Belgien		x	x
	2 Belgien		8	x
	1 Italien		x	x
	1 Italien		9	x
	1 Italien		8	x
	11 Deutschland	x		
	7 Deutschland		x	x
Rucola	13 Italien/ Deutschland		x	x

Tabelle: Rückstände in Salat, Bestandsaufnahme von 59 Proben (untersucht wurden 59 Salatproben; davon 16 Proben Eisbergsalat, 29 Proben Kopfsalat, 14 Proben Rucola auf mehr als 500 Pestizide und Metaboliten)

Rückstände waren: Fungizide: Metalaxyl, Iprodion, Boscalid, Propamocarb
Insektizide: Demeton-S-Methylsulfon; Imidacloprid

Die Studie zeigt, dass in ¾ der untersuchten Proben Pestizidrückstände, häufig auch mehrfach belastet, nachgewiesen werden konnten; alle Rückstandskonzentrationen befanden sich unterhalb der festgesetzten Höchstmenge.

Literatur:
Witt, G; Brand, I; Hemmerling C., Warschewske G.; Landeslabor Berlin-Brandenburg; Zeitschrift Lebensmittelchemie; Wiley-VCH; Vol.65 No. 4-2011

Thiabendazol, Orthophenylphenol, Biphenyl
Die aufgeführten Verbindungen zählen als Oberflächenbehandlungsmittel von Zitrusfrüchten bzw. Bananen zu den Konservierungsmitteln E230-233. Von einem Verzehr wird nicht ausgegangen, da die Schalen jeweils entfernt werden. Auf eine mögliche Kontamination ist vor allem bei der Saftauspressung zu achten.

Polychlorierte Biphenyle PCB
PCB entstehen durch Chlorierung von Biphenyl, das bei der Destillation von Steinkohlenteer anfällt. Je nach Anzahl und Position der Chloratome im Molekül können bis zu

209 Kongenere gebildet werden, die nach dioxinähnlichen PCB (DL-PCB) und nicht-dioxinähnlichen PCB (NDL-PCB) unterschieden werden. Sie finden Verwendung als Schmiermittel, Flammschutzmittel, Weichmacher in Kunststoffen, Bestandteil in Klebstoffen sowie als Kühl- und Hydraulikflüssigkeiten. Obwohl seit 1989 in Deutschland keine polychlorierten Biphenyle mehr in den Verkehr gebracht oder verwendet werden dürfen, befinden sich noch beachtliche Mengen in den Restbeständen, des Weiteren sind sie umweltpersistent und reichern sich in der Nahrungskette, überwiegend in Fettgewebe, an, so dass sie weiterhin einen toxikologisch relevanten Faktor darstellen. Laut Reichl beträgt die tägliche Aufnahme über die Nahrung 0,1 µg PCB/kg KG, entsprechend 10 % des ADI-Wertes. Über Staubpartikel, Ausdünstungen von Fugen- und Dichtmassen sowie weiteren Emissionsquellen gelangen BCB zusätzlich über die Atemwege in den Körper. PCB weisen eine geringe akute, allerdings eine starke chronische Toxizität auf. Aufgrund der sog. „Reisölkrankheit" (sowohl in Japan als auch in China ausgelöst durch den Verzehr mit PCB-haltigem Mineralöl kontaminiertem Reisöl) wird das sog. „fetale polychlorierte Biphenyl-Syndrom" beschrieben, eine abnorme Verknöcherung des Schädelknochens sowie ein vermindertes Geburtsgewicht. Zurückgeführt wird dies auf Störungen des Steroidhormon- sowie Calciumhaushalts. Die Toxizität unterscheidet sich nach Chlorierungsgrad, d. h. nach Anzahl und Position der Chloratome im Molekül; Verbindungen mit 5-10 Chloratomen gelten als sehr persistent. Die PCB's werden im Darm annähernd vollständig aufgenommen und über die Blutzirkulation im ganzen Körper verteilt. Vorwiegend reichern sie sich im Fettgewebe an, sie gelangen aber auch in die Organe Leber, Niere und Gehirn. Im Tierversuch wirken sie als Tumorpromotoren; laut WHO werden sie zu den „vermutlich kanzerogenen Verbindungen für den Menschen" eingestuft.
Die Höchstgehalte sind in der entsprechenden Kontaminanten-VO für Dioxine in Lebensmitteln geregelt.

PCB-Verbindungen in der Nahrung:

Lebensmittel	Gesamt PCB-Gehalt in mg/kg	
Nordseefisch	0,1	Frischgewicht
Aal Havel/Berlin	2,2	Frischgewicht
Roggen	0,01	Trockengewicht
Milch, Milchprodukte	0,14	Fett
Muttermilch	1,4	Fett

Polychlorierte Dibenzodioxine und Dibenzofurane
Von diesen beiden Stoffklassen gibt es, abhängig von der Anzahl und Position der Chloratome innerhalb des Moleküls, 75 Polychlordibenzo-p-dioxin (PCDD)- und 135 Polychlordibenzofurane (PCDF)-Kongenere. Dioxine entstehen bei unvollständiger Verbrennung chlorhaltiger Verbindungen – beispielsweise bei der Verbrennung des Kunststoffs PVC, wenn die Temperaturen unterhalb 1200°C liegen. In den kommu-

nalen Müllverbrennungsanlagen sind vorsorglich Filter nachgeschaltet, die derzeit zur Entsorgung abschließend endgelagert werden. Die für den Menschen stärksten Belastungsquellen sind Milch, Milchprodukte, Eier und Fleisch, gefolgt von pflanzlichen Lebensmitteln, da sie über die Nahrungskette eingetragen werden. Die toxinhaltigen Stäube breiten sich ubiquitär aus und kontaminieren Boden, Pflanzen und Wasser. Aufgrund ihrer Lipophilie und des sehr langsam verlaufenden enzymatischen Abbaus reichern sich diese Toxine bevorzugt im Fettgewebe und in der Leber an. Die Halbwertszeit des 2,3,7,8-Tetrachlordibenzodioxin beträgt beim Menschen 5-11 Jahre. Alle Verbindungen dieser Stoffklassen sind placentagängig und in der Muttermilch nachweisbar. Die International Agency for Research on Cancer hat diese Verbindung als Humankarzinom eingestuft.
Insgesamt werden diese Dioxin- und Furanverbindungen den Tumorpromotoren zugeordnet, d. h. sie beschleunigen die Tumorentwicklung vorgeschädigter Zellen. Seitens des Bundesinstituts für gesundheitlichen Verbraucherschutz und Veterinärmedizin ist als duldbare tägliche Aufnahmemenge ein Zielwert von 1 pgWHO-TEQ/kg KG (TEQ; Toxizitätsäquivalenzfaktor) formuliert worden. Die Gesamtzufuhr über tierische und pflanzliche Lebensmittel betrug 1992: 127 pg I-TEQ/Person/Tag und sank bis 2000 auf: 43,8 I-TEQ/Person/Tag; allerdings stagniert die abfallende Tendenz. Um die in der EU mehrfach aufgetretenen Vorfälle des Dioxineintrags über kontaminierte Futtermittel, die mit Transformatoren- bzw. Schmierölen belastet waren, künftig ausschließen zu können, wurde die räumliche Trennung zur Herstellung von Futterfetten und Mineralölen angeordnet. Zudem sind in Deutschland zum Fetten lebensmitteltechnologischer Maschinen pflanzliche Öle/Fette in der Nutzung.

Monochlorpropan-Verbindungen
Die Verbindungen 3-Monochlorpropan-1,2-diol (3-MCPD) und 3-Monochlorpropan-1,2-diolester (3MCPD-Ester) sind Lebensmittelkontaminanten die sich in fett- und salzhaltigen Lebensmitteln bei hohen Temperaturen ausbilden. Bei der Raffination von Pflanzenölen, insbesondere beim Desodorierungsschritt, bei dem Temperaturen bis zur 260°C eingesetzt werden, bilden sich Fettsäureester des 3-MCPD, d. h. 3-MCPD-FS oder Glycidylester.
Wirkungsweise sowie Risikobewertung bzgl. Gesundheitsgefahr sind noch nicht verbindlich, Verfahren zur Reduzierung dieser Verbindungen sind in der Testphase. Für hydrolisierte Pflanzenproteine und Sojasoße ist laut EU-VO ein Höchstgehalt von 20 µg/kg festgelegt.

Literatur: Franke et al: Food Sci Technol, 42, 1751, 2009; Reichl, Taschenatlas der Toxikologie, 2008

Tierarzneimittel und Futtermittelzusatzstoffe

Die in der Nutztierzucht verwendeten Futtermittelzusatzstoffe sowie Arzneimittel, deren Verwendung rechtlich eingeschränkt ist, können bei Verabreichung und unsachgemäßem Umgang in höheren Dosierungen in die Nahrungskette gelangen.

Eingesetzt werden u. a. Substanzen mit hormoneller Wirkung als sog. Masthilfsmittel (Thyreostatika etc.), Antibiotika, Antiparasitika und Sedativa, Antiphlogistika, Vitamine, Mineralien, Spurenelemente und ungesättigte Fettsäuren. Generell muss bei der Verabreichung von Arzneimitteln die Wartezeit, bis das Tier geschlachtet und dem Lebensmittelsektor zugeführt werden darf, eingehalten werden. Neben tierärztlich vorgenommenen Medikationen, die überwiegend der Einzeltherapie gelten, dürfen bestimmte Arzneimittel als sog. „Hofmischungen“ in Form von Fütterungsarzneimitteln den Tierbeständen zugeführt werden. Hierzu zählen u. a. die Antibiotika der Sulfonamide und Tetracycline. Aufgrund der meist vor Ort unzureichend realisierbaren homogenen Verteilung des Wirkstoffs im Futtermittel und der exakten Verfütterung der vorgesehenen Dosierung ist diese Applikationsmethode als kritisch zu betrachten. Dies betrifft auch individuell hergestellte Futtermischungen, die mit ausgewählten Zusatzstoffen wie beispielsweise fettlöslichen Vitaminen, ungesättigten Fettsäuren, Selen etc. angereichert werden.
Die Wirkungsweise einiger Substanzen ist mehrfach belegt. Antibiotika können beim Menschen zu Resistenzen oder Allergien führen. Thyrostatika bewirken eine Gewichtszunahme der Tiere, das Abbauprodukt Thioharnstoff wirkt beim Menschen kanzerogen. Vitamine werden als Therapeutikum und Masthilfsmittel eingesetzt, die fettlöslichen, insbesondere Vitamin-A, kann sich in der Nutztierleber anreichern und zu Vergiftungen (Hypervitaminosen) führen.

Antibiotika

Zur Therapie und Prophylaxe bakterieller Infektionen bei Tieren, die der Nahrungskette zugeführt werden, gehören überwiegend Tetracycline und Sulfonamide. Darüber hinaus werden β-Lactame (Penicilline, Cephalosporine) und Makrolide eingesetzt.

Tetracycline

Tetracycline sind Breitbandantibiotika, sie stehen bei der Prophylaxe und Therapie von Infektionskrankheiten der lebensmittelliefernden Tiere an erster Stelle. In der EU sind vier Tetracycline zugelassen: Chlortetracyclin, Doxycyclin, Oxytetracyclin, Tetracyclin. Bei belasteten Tieren werden die höchsten Rückstandskonzentrationen in Niere und Leber gemessen. Die gesetzlichen Höchstmengen (MRL, maximum residue limit) liegen für Muskel bei 100 µg/kg, für Leber bei 300 µg/kg und für Niere bei 600 µg/kg.
Tetracycline weisen eine lange Persistenz, vor allem im Knochengewebe der Tiere auf; so konnte nachgewiesen werden, dass praktisch jedes zur Schlachtung kommende Schwein in seinem Leben einmal oder mehrfach behandelt wurde.

Literatur:

Verordnung EU; NR. 37/2010 der Kommission vom 22.12.2009 über pharmakologische Stoffe und ihre Einstufung hinsichtlich der Rückstandshöchstmengen in Lebensmitteln tierischen Ursprungs ABl.L15

Lippold R.: Chemisches Veterinäruntersuchungsamt Freiburg; Rückstände (Tierarzneimittel, Pestizide) und Kontaminanten in Fisch. Zeitschrift Lebensmittelchemie; Wiley VCH; Vol. 65, No. 3-2011

Sulfonamide

Diese Substanzklasse wird trotz der ungünstigen Resistenzlage überwiegend bei der Schweine- und Geflügelhaltung eingesetzt. Sulfonamid-Kombinationspräparate erzielen eine Potenzierung des Wirkstoffs und minimieren somit die Sulfonamid-Belastung. Insgesamt ist die Verabreichung, insbesondere im Hinblick auf die Wartezeiten und Resistenzbegünstigungen, zu überdenken, zumal die Kombinationen überwiegend vorsorglich bei „Aufstallmischungen" verabreicht werden.

β-Lactame

In Anlehnung an die galenische Verabreichungsform sind die Abbauraten der β-Lactame unterschiedlich. Längere Wartezeiten ergeben sich bei nicht oral verabreichten Präparaten; einerseits am Ort der Injektionen und andererseits bei der Verwendung von Depot-Präparaten.

Aminoglykoside/Makrolide

Diese Präparate – Erythromycin, Tylosin, Lincomycin, Tilmicosin, Spiramycin, Kitasamycin, Ansamycin – werden entweder aus Streptomyces species gewonnen oder synthetisch hergestellt. Neben ihrer eigentlichen antibiotischen Funktion weisen sie als Rückstand ein beachtliches toxisches Wirkpotenzial auf. Sie verteilen sich im Organismus überwiegend extrazellulär und werden renal nicht in metabolisierter Form ausgeschieden, sondern reichern sich insbesondere im Nieren- und Lebergewebe der Tiere in hohen Konzentrationen an; die Wartezeiten sind entsprechend lang und können im Fall von Gentamycin 90 Tage betragen.

Fluochinolone (Enrofkloxacin, Danafloxacin, Marofloxacin, u. a.)

Diese Verbindungsklassen werden in besonderem Maße in der Humanmedizin angewandt. Prophylaktische Gaben sollten aufgrund des Resistenzpotenzials in großem Rahmen bei Nutztieren, aber auch in Shrimps-Farmen, gemieden werden.

Malachitgrün und Kristallviolett

Diese Substanzen wirken gegen Pilze und Parasiten bei Fischen. Die Behandlung der Fische mit diesen Verbindungen ist verboten, dennoch sind in Drittländern bei aus Aquakulturen stammenden Fischen (Pangasius etc.) Rückstände festgestellt worden, siehe EU-Schnellwarnsystem. Laut LFGB ist Malachitgrün aufgrund seines kanzerogenen Potenzials nicht mehr als Farbstoff zugelassen.

Isoeugenol

In der Verordnung (EU) Nr. 363/2011 vom 13.04.2011 ist der Wirkstoff Isoeugenol für Lachs- und Regenbogenforellen neu zugelassen worden. Isoeugenol ist das etherische Öl der Gewürznelken und wird bei der Fischzucht als Anästhetikum zur Ruhigstellung der Fische vor der Tötung verabreicht. Die Rückstandshöchstmenge beträgt 6000 µg/kg in Muskel und Haut im natürlichen Verhältnis. Das (BfR) Bundesinstitut für Risikobewertung hat in der Information zur Chemischen Lebensmittelsicherheit am 26.01.2011 mitgeteilt, dass Isoeugenol (neben Safrol und Estragol) in Tierversuchen krebserzeugend ist. Zur Erfassung des kanzerogenen Potenzials dieses Naturstoffs müssen konzentrationsabhängige Studien durchgeführt werden.

β-Sympathomimetika (β-Antagonisten)
Diese Verbindungen sind Adrenozeptoragonisten, die ähnlich der Sympathikuswirkung fungieren. Sie erregen entweder unmittelbar, analog zum Adrenalin bzw. Noradrenalin, die andrenergenen Rezeptoren oder führen indirekt zu einer Freisetzung von Noradrenalin aus den Vesikeln präsynaptischer Neurone. Zu diesen Verbindungen zählen Clenbuterol, Cimaterol und Salbutomol. Ihre Verwendung ist in Deutschland hinsichtlich der Nutztierzucht verboten.

Fazit

In Anbetracht der Rückstandproblematik von Arzneimitteln in Nutztieren, korrelierend mit der sich gehäuft entwickelnden humanen Anitbiotika-Resistenz, ist es erforderlich, den Gesundheitszustand in der Massentierhaltung zu verbessern, um den Arzneimitteleinsatz verringern zu können. Prophylaktisch angewendete „Aufstallmischungen" bei Neueinstellungen der Tiere, bzw. „metalaktische" Verabreichungen sollten auf ein medizinisch notwendiges Maß reduziert werden. Hinsichtlich der bei Rindern gehäuft auftretenden Euterinfektionen gibt es dringenden Bedarf, durch optimierte Tierhaltungsstandards, Anpassung der Melktechnik, Auswahl des Futters und der Fütterungstechnik, etc. die Ursächlichkeit zu erkennen und zu minimieren. Problematisch entwickelt sich der Einsatz sog. Trockensteller-Präparate, die Rindern vor der Geburt zur Einstellung ihrer Milchproduktion verabreicht werden, da sich die antibakterielle Wirkung über einen mehrwöchigen Zeitraum erstreckt. Die in Deutschland anhaltende Salmonellenproblematik bei der Geflügelzucht bedarf einer umfassenden Änderung der Tierhaltung und -fütterung. Die Ursachen für die Einschleppungen von Clostridien botulinumtoxinen sollten geklärt und ausgegrenzt werden. Die Einführung von GMP-Standards (Good manufactoring praxis) bzgl. der Futtermittelherstellung würde die Qualität der Futtermittel beachtlich optimieren. Bei der Verwendung von angereicherten Futtermitteln, sog. Kraftfutter, mit Selen, fettlöslichen Vitaminen, pflanzlichen GVO- sowie tierischen Proteinquellen und Arzneipflanzenextrakten etc. wird auf Anreicherungen und eventuelle gesundheitliche Auswirkungen zu achten sein. Im Bereich der Tierhaltung, könnten GMP-Standards, in Anlehnung an deren natürlichen Lebensweise, die fäkale Eigen- bzw. Fremdverschmutzung und somit die Infektionsgefahr des Tierbestands drastisch minimieren. Eintragspfade unerwünschter Kontaminanten, die über Futtermittel, Trinkwasser, Stalleinrichtungen etc. in den Nahrungskreislauf gelangen, ließen sich reduzieren. Der Platzbedarf sollte dem tierartnatürlichen Bedarf angepasst werden. Ebenso sollte das Futtermittel der tierartspezifischen natürlichen Auswahl entsprechen, um die Gesunderhaltung des Tierbestandes optimal gewährleisten zu können. Hierzu sind große Auslaufflächen/Weiden mit einer hohen Biodiversität, die nicht mit Düngemitteln, Gülle und Arzneimittelrückständen belastet sind, erforderlich. Ein reduziertes, dafür qualitativ höherwertiges Fleischangebot entspricht den Ernährungsempfehlungen der DGE und des WCRF.

Metalle und Schwermetalle

Aluminium-Problematik

Diverse Lebensmittel enthalten mineralisches Aluminium in unterschiedlichen Konzentrationen. Bei der Nahrungsaufnahme wird im Magen $AlCl_3$ gebildet, das sich bei der weiteren Reaktion mit Phosphat zum schwerlöslichen $AlPO_4$ umsetzt und ausgeschieden werden kann. Bei erhöhter Aluminiumkonzentration können die im Magen gebildeten Al^{3+}-Ionen über den Gastro-Intestinaltrakt resorbiert werden. Ein Anstieg der Aluminium-Serumkonzentration > 200 µg/l kann Krankheitssymptome auslösen; von daher sind in der Medizin die Aluminium-Gehalte von Dialyseflüssigkeiten auf 30 µg Al/l begrenzt. Ein weiterer möglicher Aluminiumeintrag ist über die hohe Affinität des Aluminiums zu Transferrin gegeben. Der an das Plasmaprotein gebundene Teil wird von der Niere nicht filtriert, es kann zu Akkumulationen führen. Einer möglichen Dialyseenzephalopathie wird durch die Gabe von phosphatbindendem Calciumcarbonat vorgebeugt. Ab 200 µg Al/l Serum löst Aluminium Demenz, Sprachstörungen, Krämpfe, Osteopathie, Obstipation aus und hemmt die Resorption von Fluorid, Eisen, Calcium, Phosphat und Cholesterin.
Derzeit wird eine täglich zugeführte Menge von 3-5 mg veranschlagt, von der lediglich 16-85 µg/Tag wieder renal ausgeschieden werden; dies entspricht etwa nur 1 % der Aufnahmemenge! Nach derzeitigem Kenntnisstand speichert sich das überschüssige Aluminium hauptsächlich in Leber, Nieren und Knochen. Von daher führt eine überhöhte Aluminiumzufuhr zu Osteomalazie. Ob eine Kausalität zwischen Aluminiumgehalt im Serum und der Erkrankung an Morbus Alzheimer existiert, bedarf der Untersuchung und ist aufgrund der dargelegten Dialyseenzephalopathie derzeit nicht auszuschließen. Über den Lebensmittelbereich ist ein Eintrag von Aluminium, überwiegend in Spuren, über einzelne Lebensmittel (Pilze, Teeblätter, diverse Kräuter), über Zusatzstoffe E 559, 520-523, Kochsalz, Festigungsmittel E 554-556, Trennmittel, Migration von Aluminium aus Bedarfsgegenständen und Verpackungen etc. gegeben. Des Weiteren wird auf den Eintrag von Aluminium bei Verwendung von Grill- und Backschalen, die bei überhöhter Erhitzung Aluminiumoxid freisetzen, zu achten sein.

Quecksilber

Der Haupteintragspfad liegt im Verzehr mit Quecksilber belasteter Meerestiere. Hierbei wird anorganisches Quecksilber durch Bakterien gebunden, zu Methylquecksilber umgewandelt und in den Meerestieren angereichert. Die Verbindung ist lipophil, ihre Resorptionsrate liegt bei 90-95 %, sie reichert sich hauptsächlich in der Leber und in den Nieren an. Die biologische Halbwertszeit beträgt ca. 70 Tage, da die über die Galle sezernierte Verbindung erneut vom Körper resorbiert wird, bevor sie in die Leber gelangt. Aufgrund der hohen Affinität von Quecksilber-Ionen zu Sulfhydrylgruppen werden eine Vielzahl von Proteinen, insbesondere Enzyme, inaktiviert. Starke ausgeprägte Intoxikationen, wie in der japanischen Minimata-Bucht nach einem Chemieunfall aufgetreten, schädigen das Zentrale Nervensystem und sind stark fetotoxisch. Dem Europäischen Schnellwarnsystem für Lebensmittel und Futtermittel (RASFF) ist die Häufigkeit der Höchstmengenüberschreitungen diverser Ursprungsländer zu entnehmen.

Blei

Insgesamt konnte die Bleibelastung durch Einführung des bleifreien Benzins/Katalysator drastisch reduziert werden. Aufgrund industrieller Emissionen verbreitet sich Blei als Staub ubiquitär und schlägt sich auf Nutzpflanzen sowie Futtermittelpflanzen und dem Erdreich nieder. Hierüber und über die Nutzung alter Trinkwasserleitungen aus Blei ist der Eintragspfad in die menschliche Ernährung weiterhin gegeben. Laut WHO liegt die wöchentlich tolerierbare Aufnahmemenge bei 25 µg/kg/KG. Bleiverbindungen werden unterschiedlich resorbiert; überwiegend werden sie an Hämoglobin gebunden und über das Blut im Körper verteilt. Anorganische Bleiverbindungen werden < 10 % resorbiert, mit Ausnahme von Kindern, die bis zu 50 % der Dosis im Gastrointestinaltrakt umsetzen. Organische Bleiverbindungen sind lipophil und werden rasch durch Haut, Lunge und Darm aufgenommen. Sowohl anorganische als auch organische Bleiverbindungen führen zu Störungen des Zentralen Nervensystems, als Spätfolge treten Parkinson und Lähmungen auf. Bei chronischen Vergiftungen mit anorganischen Bleiverbindungen wird außerdem die Hämoglobin-Biosynthese gehemmt. In der Folge kommt es zur Reifestörung der Erythrozyten und zur Entwicklung einer Anämie.

Blei hemmt folgende Enzyme der Hämoglobin-Synthese:

- α-Aminolevulinsäure-Dehydratase
- Coproporhyrinogen-Oxidase
- Ferrochelatase

Infolge dieser Enzyminaktivierung kommt es zur Anreicherung der α-Aminolevulinsäure, dem diagnostischen Marker für eine vorliegende Blutvergiftung. Des Weiteren bildet Blei in Gegenwart von Phosphaten schwerlösliches Bleiphosphat, das sich in den Knochen und Zähnen ablagert; die biologische Halbwertzeit beträgt ca. 30 Jahre. Die Bleieliminierung erfolgt zu 75 % renal, 15 % fäkal und zu 10 % über Haare, Nägel und Schweiß.

Cadmium

Cadmium hat unter den Schwermetallen die größte toxikologische Bedeutung. Die durchschnittliche Aufnahmemenge eines 70 kg schweren Erwachsenen beträgt in Deutschland ca. 30 µg/Tag. Die WHO hat einen tolerierbaren Grenzwert von 70 µg/Tag formuliert.

Cadmium gelangt als anthropogene Verunreinigung in Form von Batteriebestandteilen, Legierungen, Glasuren, Farbpigmenten, Verunreinigungen von Dünger etc. in die Umwelt und somit in die Nahrungskette. Rauchen erhöht die Cadmiumbelastung um ca. 2 µg/20 Zigaretten zusätzlich. Die diversen Verbindungen werden bis zu 50 % als Aerosole über die Lungen und zu ca. 5 %, je nach Lebensmittelbelastung, über den Gastrointestinaltrakt resorbiert. Bei vorliegendem Eisen- bzw. Calciummangel erhöht sich die Cadmiumresorption auf ca. 10 %. Im Blut wird Cadmium überwiegend an das Protein Albumin gebunden und hierüber zur Leber und Niere transportiert. Aufgrund der hohen chemischen Affinität zu Sulfid bindet sich das Schwermetall an Metallothionin, ein niedermolekulares Protein mit einem 30 %igen Cysteinanteil, und bildet das Cd- Metallothionin aus. Die exakte Funktionsweise dieses Proteins ist nicht abschließend aufgeklärt, es wird davon ausgegangen, dass sie die Depotform für die Spurenelemente Zink und Kupfer ist. Die toxische Wirkung des Cadmiums führt zur Degeneration der Schleimhäute im Nasen- Rachenraum und Lunge sowie zu Nierenschädigungen. Aufgrund des hohen Calciumbindungsvermögens kommt es zu Cadmiumeinlagerungen im Knochengerüst und führt zu Osteomalazien und Osteoporosen. Außerdem wird der Eisenanteil von Hämoglobin gesenkt. Erstmals traten diese dargelegten Symptome bei der Itai-Itai-Krankheit in Japan auf. Lebensmittelrelevante Eintragspfade sind: Austern, Kaviar, Tintenfisch, Schweinenieren, Kakao und Schokolade mit hohem Kakaoanteil. Cadmiumpigmente dürfen Bedarfsgegenständen aus Kunststoff sowie Keramikglasuren, entsprechend des LFGB, denen in der EU hergestellten Waren, nicht mehı zugeführt werden. Lebensmittelrechtlich wurde die Kontaminanten-Verordnung (EU) 420/2011 vom 29.04.2011 in Bezug auf Cadmium-Gehalte angepasst. Für Nahrungsergänzungsmittel, gewonnen aus getrockneten Muscheln oder Seetang, gilt ein Grenzwert von 3 mg/kg. Neu aufgenommen wurde ein Cadmium-Höchstwert für Blattkohl mit 0,2 mg/kg.

Radionuklide

Es wird unterschieden nach natürlich und künstlich erzeugten Radionukliden. Zu den natürlichen Radionukliden gehören die Zerfallsprodukte der Uranium-, Radium-, Thorium-Reihe: Polonium-210, Kalium-40 und Rubidium-87. Sie kommen im Erdboden, Gestein von Vulkanausbrüchen sowie in Form kosmischer Strahlung vor. Zu den künstlich erzeugten Radionukliden gehören Plutonium-239, Strontium-90, Cäsium-134, Cäsium-137, Jod-131, Zirkonium-95, Krypton-85 und Barium-140. Sie werden erzeugt durch Kernspaltung und Kernfusion. Die von Radionukliden ausgehende ionisierende Strahlung verursacht dosisabhängig somatische und genetische Wirkungen, Aminosäuren und Enzyme der Zellen verändern sich, Wasser wird radiolysiert, es entstehen reaktive Peroxide; innerhalb der Zellen zerbrechen Moleküle und führen zu DNS-Schädigungen. Es wird unterschieden nach:

- somatischen Strahlenfrühschäden
  - bei einer Exposition von 0,25 Sv tritt die Zellteilungsrate von Knochenmark, Milz, Lymphknoten, Schleimhäuten, Gonaden und Haarpapillen verzögert ein
  - bei einer Exposition von 1-6 Sv entwickelt sich die Strahlenkrankheit
  - bei einer Exposition von 6-10 Sv ist die tödliche Strahlendosis erreicht
- somatischen Spätschäden
  - hinsichtlich der Dosis-Wirkungs-Beziehung nimmt die Wahrscheinlichkeit an Krebs oder Leukämie zu erkranken mit der Dosis zu
  - aufgrund der Verdrängung von Eisen entsteht Anämie, die weitere Folge sind Sterilität, Leukämie und Tumorausbildung
- genetischen Strahlenschäden
  - aufgrund von Keimzellenmutationen verändert sich die Nukleotidsequenz. Das Ausmaß dieser DNA-Schädigung steht in Korrelation zur Strahlendosis.

Dosis Sv		Symptome/Wirkungen
0,25 Sv	Schwellendosis	kurzzeitige Veränderungen im Blutbild; Absinken der Lymphozahl auf ca. 1.700 mm^3
1 Sv	subletale Dosis	Haarausfall, wunder Rachen, Appetitlosigkeit, Abnahme der Spermienproduktion
3 Sv	mittelletale Dosis	Absinken der Lymphozytenzahl auf ca. 1000 mm^3, innere Blutungen, Fieber, lebenslange Sterilität
5 Sv	hohe Dosis	50 %ige Todesrate
6-10 Sv	letale Dosis	tödlich

^{226}Radium; HWZ 1620 a

Das ^{226}Radium-Isotop lagert sich in die Knochensubstanz ein, ist kanzerogen und verursacht Knochen-, Bronchialkarzinome, Magen-, Darmbeschwerden und Störungen des Blutbilds. Das Zerfallsprodukt ist das Edelgas Radon. (Radon kommt in diversen Bergwerksstollen vor; es wird sowohl für kurative Anwendungen in Form der Inhalation als auch als radonhaltiges Heilwasser verwendet).

^{232}Thorium; HWZ 1,4 x 10^{10}a

Das Isotop ist kanzerogen, es wird in der Leber und im Knochenmark gespeichert. Es verursacht die Bildung von Hämangiosarkomen in der Leber und Knochensarkome.

^{90}Strontium; HWZ 28a

Das Nuklid ist kanzerogen; es lagert sich bevorzugt anstelle des Calciums in der Knochensubstanz ein. Es verursacht die Entstehung von Knochensarkomen.

^{137}Cäsium; HWZ 30a

Das Radionuklid ist kanzerogen; es verdrängt im Stoffwechsel bevorzugt die Position des Kaliums. Vornehmlich bilden sich Nierentumore.

^{235}Uran; HWZ 4,5x10^9 a

Das Isotop ist kanzerogen; es verursacht Nierenschäden und Lungenödeme.

^{239}Plutonium; HWZ 2,4x10^4 a

Das Isotop ist kanzerogen, es verdrängt im Stoffwechsel bevorzugt die Position des Eisens und verursacht folglich Leukämien, Schilddrüsen-, Leber-, Lungentumore und Osteosarkome.

^{131}Jod; HWZ 8d

Das Jod-Isotop reichert sich in der Schilddrüse an und verdrängt das natürliche Jod; es folgen Schilddrüsenerkrankungen.

Für Lebensmittel sind seit dem Tschernobyl-Gau Höchstmengen für Radionuklide in Lebensmitteln und Trinkwasser festgelegt worden. Insbesondere akkumulieren Waldpilze beachtliche Mengen dieser Radionuklide. Innerhalb der Nahrungskette kommt es zu Anreicherungen radioaktiver Nuklide, die zu Mehrfachexpositionen führen. Produkte aus Japan unterliegen seit der Reaktorkatastrophe in Fukushima verstärkten Kontrollen, es gelten die Grenzwerte der daraufhin am 13.04.2011 in Kraft getretenen EU-Durchführungsverordnung. Eintragspfade dürften vornehmlich Würz- und Sojasoßen, Wein, Tee, Mate und Backwaren sein. Im Jahr 2010 hat Japan 83.000 t getrocknete grüne Teeblätter produziert, derzeit liegt die radioaktive Belastung für grünen Tee aus dem Hauptanbaugebiet Shizuoka bei 679 Bq/kg. Darüber hinaus wird auf eine Kontamination durch den Verzehr von Meerestieren zu achten sein sowie auf eine Kontaminierung von Bedarfsgegenständen.
s. a. 5.4 Lebensmittel-Bestrahlung.

Flammschutzmittel

Hexabromocyclododecan (HBCD) und polybromierte Diphenylether (PBDE) werden zur Hemmung der Flammenentwicklung in zahlreichen Gegenständen (Elektronikgeräten, Computer, Kabelummantelungen, Möbeln, Dämmmaterialien etc.) und diversen Kunststoffen als Additive verwendet. HBCD wird vornehmlich in Verbindung mit Polystyrolschaum zur Wärmedämmung in beachtlichen Mengen hergestellt. In nahezu allen relevanten Umweltmatrices kann diese Verbindung nachgewiesen werden, selbst im Fettgewebe von Eisbären aus Alaska, Ostgrönland und der Arktis; letzteres zeigt den Ferntransportweg über die Atmosphäre auf (1). Inzwischen haben sich diese Verbindungen in der Umwelt ubiquitär ausgebreitet. Studien des Bayerischen Landesamtes für Umwelt in Augsburg wiesen auf Weidegräsern in der Nähe von Schredderanlagen sowie in Kompost- und Klärschlammproben Flammschutzmittel in zum Teil beachtlichen Mengen nach. Der Eintrag über Weideflächen in die Lebensmittelkette ist absehbar. Die Verbindungen weisen eine zum Teil hohe Bioakkumulation und Persistenz auf. Zwei technische Gemische der PDBE, Penta- und OCtaBDE wurden 2004 EU-weit aufgrund ihrer Toxizität, Persistenz und Anreicherung in der Umwelt verboten. Infolge der vielen Bromierungsmöglichkeiten innerhalb dieser chemischen Substanzklassen kann bei nachfolgenden Ersatzsubstanzen, wenn der Zulassungszeitraum der bisherigen Verbindungen abgelaufen ist, von Verbindungen mit ähnlich unerwünschten Eigenschaften ausgegangen werden, zumal deren Abbau zum Teil identisch ist mit den aufgeführten verbotenen Verbindungen. Für die gesundheitlich negativen Einschätzungen gibt es Studien zu folgenden Aspekten: neurotoxische Effekte im Tierversuch (2); Gedächtnisstörungen, Defekte im Lernverhalten im Tierversuch (3); Verdacht der Kanzerogenität (4); Hemmung von Enzymfunktionen (5). Im Hausstaub sind Konzentrationen von Flammenschutzmitteln im Bereich <0,3 bis 925 ng/g gefunden worden (6). Toxikologisch relevante Lebensmittelkontaminationen, die akkumulierend über die Nahrungskette eingeschleust werden, sind wahrscheinlich. Es ist dringend erforderlich, die Parameter Produktion und toxisches Potenzial ausgewählter Verbindungen einem nachhaltig orientierten Maß anzugleichen (7).

Perfluorierte Tenside (PFT)/Fluorkohlenwasserstoffe (FKW)

Die Substanzklasse der perfluorierten Tenside finden sich aufgrund ihrer wasser-, fett-, schmutz-, farb- und ölabweisenden Eigenschaften sowie hoher thermischer-, biologischer-, chemischer- und UV-Stabilität in sehr vielen Produkten und Anwendungen wieder. So werden sie als Kühlmittel, Komponenten von Reinigungsmitteln, Pharmazeutika und Feuerschutzmittel sowie zur Imprägnierung von Papier, Verpackungsmaterial, Textilien etc. verwendet. PFT sind persistent gegenüber biotischen und abiotischen Abbauprozessen und bioakkumulieren. Für Säugetiere werden diese Verbindungen als toxisch eingestuft. Die Verbindungen sind mittlerweile ubiquitär verbreitet, ihr Haupteintragspfad in die Umwelt sind die Abläufe von Klärwerken und letztlich die Anreicherung im verbleibenden Klärschlamm. Eine Versuchsreihe des Bundesinstituts für Risikobewertung (BfR) und des Instituts für Fische und Fischereierzeugnisse (IFF) hat in frei lebenden Aalen aus Berliner Gewässern PFOS-Gehalte von 8,22-226 µg/kg Filet ermittelt. In freilebenden niedersächsischen Fischen wurden zwischen n.n und 50,8 µg/kg detektiert. Aufgrund einer bislang fehlenden abgeschlossenen Risikobewertung wird der vorläufige TDI-Wert (TDI= tolerable daily intake) über eine bei Ratten durchgeführte 2-Generationen-Studie herangezogen. Der TDI-Wert bei Ratten liegt bei 0,1 µg PFOS/kg KG. Aufgrund dieses TDI-Wertes sind in der durchgeführten Studie 54 von 112 untersuchten Fischproben als gesundheitlich bedenklich einzustufen (8).
Polytetrafluorethylen (Teflon), Pentafluorethan, Tetraflurethan (Gore-Tex): Die Verbindungen dieser Stoffklasse sind nach bisherigen Erkenntnissen ausnahmslos anthropogenen Ursprungs. Da sie unmittelbar im Lebensmittelbereich Verwendung finden, z. B. als Antihaftbeschichtungen in Kochgeschirr und Backformen; wird auf ihre evtl. biologisch- und umweltrelevanten Wirkungen zu achten sein.

Literatur:

(1) Muir D.C.G., Backus S., et al; Brominated flame retardans in polar bears from Alaska, the Canadian Arctic, East Greenland, and Svalbard; Environ. Sci. Technol. 40; 449-255; 2006

(2) Mariussen E., Fonnum F.; The effect of brominated flame retardants on neurotransmitter uptake into rat brain synaptosomes and vesicles. Neurochem.Int, 42, 533-542; 2003

(3) Eriksson P., Viberg H., Fischer C., Wallin M., Fredriksson A.; A comparison on develmopmental neurotoxic effects of hexabromcyclododecane, PBDE and PCB. Organohalogen Compd. 57; 389-392; 2002

(4) Helleday T., Tuominen K.-L., Bergmann A., Jenssen D.; Brominated flame retardants induce intragenic recombination in mammalian cells. Res. 439, 137-147;1999

(5) Ronisz D., Farmen Finne E, Karlsson H., Förlin L.; Effects of the brominated flame retardants HBCDD, and tetrabromobisphenol A, on hepatic enzymes and other biomarkers in juvenile rainbow trout and feral ellpout. Aquat.Toxicol., 69, 229-245; 2004

(6) Stapleton H.M., Dodder N., Schantz M., Wise S.; Measurement oft he flame retardants polybrominated diphenyl ethers (PBDEs) and hexabromocyclododecane (HBCDD) in house dust. Organohalogen Comp., 66; 370- 374; 2004

(7) LFU-Augsburg; Landesamt für Umweltuntersuchungen; Augsburg

(8) Schütze, A., Heberer, T., Effkemann, S.; Hohe Rückstände von perfluorierten Tensiden (PFT) in Fischen aus abwasserbelasteten Binnengewässern; Zeitschrift der Lebensmittelchemischen Gesellschaft 64; 2010;29

Arzneimittelrückstände im Trinkwasser

Die Problematik der zunehmenden Arzneimittelrückstände, die bei der Trinkwasseraufbereitung entfernt werden müssen, ist in der Tendenz steigend. Zu den Eintragspfaden in den Wasserhaushalt zählen Abwässer aus Krankenhäusern, Gülleaustrag auf Weideflächen, Abwässer der Haushalte bei Medikamenteneinnahme. Zur Entfernung dieser Rückstände, die stichprobenweise kontrolliert werden, muss eine Reinigung des Trinkwassers über Aktivkohle erfolgen, ein Arbeitsschritt, der bisher die Ausnahme darstellt.

5.4 Einfluss technologischer, biologischer und biochemischer Verfahren der Lebensmittelherstellung

Technologische Eintragspfade von Kontaminanten:

Technische Hilfsstoffe: Lösemittel, Nanostäube (Filtrationsmittel, Rieselhilfsmittel), Schmiermittel, Desinfektionsmittel, Kunststoffe und deren Additive

Lösemittel

Organische Lösungsmittel werden bei diversen lebensmitteltechnologischen Verfahren angewendet – so beispielsweise Hexan bei der Fraktionierung von Fetten und Ölen, Ethylmethylketon zur Isolierung von Coffein, Diethylether zur Isolierung von Aromen, Kohlendioxid zur Extraktion von Hopfen und zur Desinfektion von Gewürzen. Seitens des LFGB ist geregelt, dass im Enderzeugnis „bis auf technologisch unvermeidbare" Rückstände der technische Hilfsstoff vollständig entfernt sein muss. Die zulässige Höchstmenge an Rückständen ist gesetzlich festgelegt. Aufgrund der Lösungsmitteleigenschaften und technologischer Möglichkeiten kann diese Forderung leicht erfüllt werden. Hingegen sind Umwandlungsprodukte, resultierend aus der Reaktion des Lösemittels mit dem Lebensmittel oder gar durch Kontakt zu den lebensmitteltechnologischen Geräten (Kunststoffen, Schläuchen, Gefäßen etc.) zu beachten und zu analysieren. Problematisch erscheint die Nutzung der verbleibenden Lösemittelrückstände (Pressrückstände) zu sein, die als Futtermittel Verwendung finden, und unter Umständen belastet sind. Bei Zuführung zur Futtermittellinie, und somit auch zum Nahrungskreislauf, muss auf die maximale technologisch unvermeidbare Restmenge und die eventuellen Umwandlungsprodukte geachtet werden.

Nanostäube (Filtrationsmittel, Rieselhilfsmittel)

Das Charakteristikum der Nanostäube ist ihre enorm winzige Partikelgröße: mit den einerseits als positiv zu bewertenden optimierten technologischen Anwendungsmöglichkeiten und andererseits den gesundheitsrelevanten Problematiken der Organgängigkeit. Als Trennmittel werden u. a. diverse Silikate verwendet; siehe Kapitel 5.2 Wirkungen von Zusatzstoffen/Trennmittel. Filtrationsmittel sind u. a. Bentonit unterschiedlicher Partikelgröße. Eine an der TU Berlin durchgeführt Studie zeigt, dass amorphes Siliciumdioxid und inertes Titandioxid in Zelllinientests, konzentrationsabhängig Einfluss auf die Lebensfähigkeiten der Zellen nehmen. Für die Untersuchungen wurden – entsprechend der

Hauptexpositionsorgane – Lungen-, Darm- und Hautzelllinien ausgewählt. Darm- und Hautzelllinien reagierten empfindlich auf eine Inkubation mit diesen Partikeln und „zeigten eine statistisch signifikante Abnahme der Lebensfähigkeit bei höchsten Konzentrationen“; am unempfindlichsten verhielten sich die Lungenzelllinien. In zellulären Systemen konnten partikelabhängige genotoxische Effekte beobachtet werden. Im Gegensatz zu amorphem Siliciumdioxid induzieren Titanoxid sowie Quarz in Abhängigkeit zur Konzentration Strangbrüche der DNA. Diese Studie weist auf die Notwendigkeit toxikologischer Untersuchungen von Nanopartikeln hin, die unmittelbar im Lebensmittelbereich verwendet oder über die Umwelt aufgrund anderer Anwendungsgebiete eingetragen werden können. Neben der substanzspezifischen Klassifizierung muss zukünftig die Partikeltoxizität getestet werden.
Für die Toxizität einzelner Verbindungen ist bereits die Partikelgröße ausschlaggebend, sie ist ein Maß dafür, ob inhalierte Substanzen wieder ausgeschleust werden können oder aber in der Lunge verbleiben und die dort befindlichen Alveolen des Lungengewebes zerstören. Typische Lungenstauberkrankungen sind die Bergwerkererkrankungen. Des Weiteren zählen hierzu die Silikose sowie Asbestose; bei letztgenannter Erkrankung kommt die substanzspezifische Toxizität des Asbests hinzu. Es tritt in Folge von Staubinhalationen die sog. Blählunge, das Lungenemphysem, mit einhergehend verminderter Atemvolumenkapazität, auf.

Literatur:

Semisch A., Lohmann R., Chodakowski K., Strehmel C., Teucher F., Hartwig A.; Technische Universität Berlin; Zeitschrift Lebensmittelchemie; Charakterisierung von Vergleichsmaterialien für die toxikologische Bewertung von nanoskaligen Partikeln; Wiley-VCH, Vol.65, No 4-2011

Schmiermittel

Bislang wurden für die Schmierung der lebensmitteltechnologisch verwendeten Maschinen überwiegend Mineralöle verwendet. Die Reinheitskriterien an diese Öle entsprechen in keinster Weise den in der Lebensmittelindustrie notwendigen Anforderungen; u. a. sind sie mit Dioxin belastet. Ihr Einsatz hat sich zugunsten der Verwendung von lebensmitteltauglichen, i.d.R. pflanzlichen Ölen und Fetten, verschoben. Von daher ist eine Kontamination von in Deutschland hergestellten Lebensmitteln zukünftig nur noch in Ausnahmefällen zu erwarten.

Desinfektions- und Reinigungsmittel

Zur Desinfektion und Reinigung im Lebensmittelbereich werden überwiegend Präparate auf Basis quartärer Ammoniumverbindungen (Tenside) eingesetzt. Sie haben die Eigenschaft, oberflächenaktiv zu sein, bilden einen Tensidfilm aus und haften daher gut auf Edelstahl und Kunststoffen. Gängige Desinfektionsmittel sind Wasserstoffperoxid und Formaldehyd. Problematisch sind Desinfektions- und Reinigungsmittel nur dann, wenn sie nach dem Reinigungsprozess unzureichend entfernt werden und in das Lebensmittel gelangen. Die Verfahren sind optimiert, so dass Rückstände selten detektiert werden.

Kunststoffe und deren Additive
Kunststoffe im Lebensmittelbereich zählen zu den Bedarfsgegenständen und sind hinsichtlich ihrer Eigenschaften, Verträglichkeiten und gesundheitlichen Unbedenklichkeit gesetzlich fixiert. Sie finden in großem Umfang bei der Lebensmittelherstellung (Gefäße, Leitungen) und Lebensmittelverpackung Verwendung. Die Vielfalt der Kunststoffe resultiert aus der Auswahl des Monomers und den zugesetzten Hilfs- und Zusatzstoffen, den sog. Additiven; sie werden mittels Polyadditions- oder Polykondensationsreaktion hergestellt. Die EU-Kunststoffrichtlinie hat mit Wirkung ab Mai 2008 in Deutschland festgelegt, welche Informationen über die jeweiligen Produkte in der sog. Konformitätserklärung aufgeführt sein müssen, um verkehrsfähig zu sein. Diese Erklärung soll es den Anwendern ermöglichen, die Eignung des Bedarfsgegenstandes für den jeweiligen Verwendungszweck zu bestimmen. Im Einzelnen erfordert dies eine Migrations- und Beständigkeitsprüfung der unterschiedlichen Stoffklassen der Rezepturbestandteile; Studien, die überwiegend noch ausstehen.

Kunststoffpolymere werden anhand ihrer Eigenschaften, dem Vernetzungsgrad und dem thermischen Verhalten wie folgt unterschieden:

Thermoplaste; lineare und verzweigte Ketten; thermisch verformbar

Abkürzung	Polymer	Monomer
ABS	Acrylnitril-Butadien-Styrol	Acrylnitirl, Styrol, Butadien
PA	Polyamid	Lactanderivate, Diamine, Dicarbonsäure
PC	Polycarbonat	Bisphenol-A
PE	Polyethylen	Etylen
PET	Polyethylenterephthalat	Dimethylterephthalat
PS	Polystyrol	Styrol
PP	Polypropylen	Propylen
PTFE/Teflon	Polytetrafluorethylen	Tetrfluorethylen
PVC	Polyvinylchlorid	Vinylchlorid

Duroplaste; stark vernetzt; thermisch nicht verformbar

Abkürzung	Polymer	Monomer
EP	Epoxidharz	Bisphenol-A, Epichlorhydrin
	Melaminharz	Melamin, Formaldehyd
PF	Phenolharz	Phenol, Formaldehyd
UP	ungesättigte Polyester	Hydroxy- oder Dicarbonsäure, Alkohole
PUR	Polyurethan	Isocyanate, Dicarbonsäuren, Polyolverbindungen

Elastomere; schwach vernetzt; teilweise thermisch verformbar

Abkürzung	Polymer	Monomer
BR	Polybutadien	Butadien
IR	Polyisopren	Isopren
CR	Polychlropren	Chloropren
SAN	Styrol-Acrylnitril-Co-Polymer	Styrol, Acrylnitril
SI	Silikone	Methylchorsilan
SB	Styrol-Butadien-Co-Polymer	Styrol, Butadien

Bei allen bisherigen Syntheseverfahren muss immer von einem technologisch nicht umgesetzten Restmonomergehalt ausgegangen werden. Das chemische Verhalten, die Stabilität der Kunststoffe, Hitze- und Froststabilität, Mikrowelleneignung, pH-Beständigkeit etc. muss den technologischen Erfordernissen entsprechen. Migrationen sowohl des Monomers und dessen Hydrolyseprodukte, als auch die der Additive in das Lebensmittel müssen ausgeschlossen werden.

Acrylnitril

Acrylnitril wird als Monomer für die Herstellung der Kunststoffe ABS und SAN verwendet. Das Monomer ist kanzerogen. In Anlehnung an die derzeit realisierbare analytische Nachweisbarkeit wird eine Nachweisgrenze, bei der kein messbarer Übergang auf das Lebensmittel erfolgen darf, von 0,02 mg/kg Lebensmittel vorgegeben. Ein ADI-Wert kann aufgrund der toxikologischen Daten nicht vorgegeben werden; die Verwendung ist erlaubt, solange die Substanz im Lebensmittel nicht nachweisbar ist; d. h. eine Aufnahme und Akkumulation im Körper kann nicht ausgeschlossen werden.

Acrylamid

Acrylamid wird als Monomer für die Herstellung von Acryl- und Metaacrylsäureesterpolymerisaten, den Polyacrylamiden, eingesetzt und in den unterschiedlichsten Bereichen der Bedarfsgegenstände verwendet. Das Monomer wirkt gentoxisch und kanzerogen; siehe Kapitel 2.7 Wirkstoffe und Toxikokinetik. Analog der unter Acrylnitril dargelegten Nachweisproblematik ist die Verwendung dieses Kunststoffs fixiert und problematisch.

Vinylidenchlorid

Vinylidenchlorid wird als Monomer für die PVC-Herstellung verwendet. Im Lebensmittelbereich werden daraus hergestellte Verbundfolien, Schutzüberzüge und beschichtete Verpackungen verwendet. Das Monomer weist im Tierversuch ein schwach gentoxisches Potenzial sowie tumorpromovierende Eigenschaften auf. Die Nachweisgrenze liegt bei 0,05 mg/kg Lebensmittel. Die Verwendung dieser Substanz wurde zugelassen, da von einer durchschnittlichen Aufnahmemenge über die Lebensmittel von 0,0008 mg/kg KG/Tag ausgegangen wird und dies unterhalb der niedrigsten Dosierung liegt, die im Tierversuch tumorinduzierend ist.

Vinylchlorid

Vinylchlorid, das Monomer zur PVC-Herstellung, ist kanzerogen; es induziert vorwiegend die Entstehung von Leberkarzinomen. Der Gehalt dieses Monomers ist in Verpackungen auf 1 mg/kg begrenzt.

Amine/Diamine

Primäre Amine werden laut REACH als krebserregend eingestuft. Die Richtlinie 2002/72 EG zu Materialien und Gegenständen aus Kunststoff, die mit Lebensmitteln in Kontakt kommen, legt für primäre aromatische Amine (PPA) fest, dass PAA nicht in einer nachweisbaren Menge von (NG = 0,01 mg/kg Lebensmittel bzw. Simulanzlösemittel) abgegeben werden dürfen. PAA stehen im Fokus des europäischen Schnellwarnsystems für Lebensmittel und Futtermittel (RASFF).

Literatur:

Kappenstein O., Otter T., Tentschert J., et al.: Bundesinstitut für Risikobewertung; Primäre aromatische Amine – Vorstelllung der Ergebnisse einer Methodenvalidierungsstudie; Lebensmittelchemie 65; Zeitschrift der Lebensmittelchemischen Gesellschaft; 2/2011; 18

Melamin

Melamin, 2,4,6-Triamino-1,3,5-triazin wird als Monomer für die Herstellung des Melamin-Formaldehyd-Harzes verwendet. Gebräuchliche Produkte sind bruchfestes Geschirr und weitere Küchenutensilien. Eine Migration des Melamins kann durch einen Restmonomergehalt oder durch Zersetzung verursacht werden. In der Bedarfsgegenstände-Verordnung ist ein spezifischer Migrationswert von 30 mg/kg Melamin festgelegt, eine Neubewertung dieser Daten ist in Bearbeitung. Überhöhte Gehalte dieser Verbindung können zu Kristallurie und damit verbunden zu Blasen- und Nierenschäden führen. Darüber hinaus wurden wiederholt Freisetzungen des toxischen Formaldehyds nachgewiesen; siehe RASFF, das Europäische Schnellwarnsystem für Lebensmittel und Futtermittel.

Bisphenol-A

Bisherige Untersuchungen bestätigen zwar, dass das Monomer Bisphenol-A aus Latex- und Silikonsaugern migrieren kann, ausgeschlossen wird mit 6,25-437,0 mg/kg Silikon bzw. Latex allerdings aufgrund neuerer Ergebnisse, durchgeführt durch die TU Dresden (1) und dem BfR (Bundesinstitut für Risikobewertung) (2), eine bedenkliche Exposition von Babys und Kleinkindern, wie 2009 vom BUND (Bund für Umwelt- und Naturschutz Deutschland) veröffentlicht,

Literatur:

(1) Richter L.,Simat T.J.; Bisphenol A in Beruhigungssaugern; Technische Universität Dresden; Zeitschrift für Lebensmittelchemie; Vol. 65, No1-2011

(2) Pfaff K., et al; Bisphenol A in Babysaugern?; Bundesinstitut für Risikobewertung; Zeitschrift für Lebensmittelchemie; Wiley-VCH; Vol. 65, No.1-2011

Kunststoff-Additive

Zur Erzielung der unterschiedlichsten Eigenschaften werden den Kunststoffen folgende Zusätze hinzugefügt:
Stabilisatoren, Weichmacher, Farbstoffe, Gleit-, Verstärkungs-, und Flammschutzmittel.

Stabilisatoren
Zu diesen Stoffen gehören Thermostabilisatoren wie Organozinnverbindungen, Antioxidantien wie BHT (Butylhydroxytoluol) sowie Lichtschutzmittel in Form von aliphatischen Amino- und Nickelverbindungen, Hydroxyl-Benzophenone und Hydroxyl-Phenylbenzotriazole. Organozinnverbindungen werden vorwiegend bei der Herstellung von PVC, Silikon und Polyurethan verwendet. Vor allem di- und trialkylierte Organozinnverbindungen wie Triethyl-, Dibutyl-, Triphenyl- und Trimethylzinn weisen eine ausgeprägte Toxizität auf; sie wirken neurotoxisch und leberschädigend.

Weichmacher
Zur Gruppe der Weichmacher zählen Phtalathe, Phosphate, aliphatische Dicarbonester, Fettsäureester u. a. Aufgrund von unerwünschten Migrationen wurden Phtalathe mehrfach in Lebensmitteln nachgewiesen; wie beispielsweise in Pflanzenölen. Diese Weichmacher können sowohl aus der Verpackung als auch bereits bei der Herstellung durch die Verwendung von Kunststoff-Tanks-, Schläuchen etc. in das Lebensmittel migrieren. Sie können konzentrationsabhängig reproduktionstoxisch sein und Störungen des endokrinen Systems verursachen.(1)
TDI-Wert: DEHP 0,05 mg/kg/KG/Tag (2)
TDI-Wert: DBP 0,01 mg/kg/KG/Tag (2)

Literatur:

(1) Wormuth M., et al; J. Agric. Food Chem. 26 (3), 803-824; 2006

(2) European Food Safety Agency; Opinion of the Scientific Panel on food additives, flavourings, processing aids and materials in contact with food (AFC) related DEHP; DBP for use in food contact materials; 2005

Für die weiteren Kunststoffadditive gelten die Darlegungen in den Kapiteln 5.2 Wirkungen von Zusatzstoffen sowie 5.3 Lebensmittelherstellung und -zubereitung, Reaktionsprodukte und Rückstände, Flammenschutzmittel.

Fazit

Generell ist der vermehrte Einsatz von Kunststoffverpackungen oder kunststoffbeschichteten Verpackungen, die unmittelbar mit dem Lebensmittel in Berührung kommen, als gesundheitlich bedenklich einzustufen, vor allem, wenn die verwendeten Monomere und/oder ihre Additive nachweislich ein kanzerogenes Potenzial besitzen. Es kann davon ausgegangen werden, dass sich ungebundene Monomere im Kunststoffendprodukt befinden bzw. freigesetzt werden und in das Lebensmittel migrieren.

Vertiefende Studien im Hinblick auf die erwähnte Stabilität bezüglich der technologischen und lebensmittelspezifischen Erfordernisse müssen vergleichend durchgeführt werden. Als Grenzwert für das Vorhandensein der Monomere wird die analytisch momentan realisierbare Nachweistechnik herangezogen. Die geforderte Konformitätserklärung hat das Risiko von Migrationen bereits reduziert. Darüber hinaus erscheint es allerdings notwendig, in Anlehnung eines HACCP-Konzepts die firmeninternen CP (Critical Points) wie Gefäße, Leitungen, Schläuche, Verpackungen etc. in Bezug auf die produzierenden Lebensmittel zu kontrollieren. Ob die bislang herrschende Praxis der Eignungsfeststellung einzelner Kunststoffe ausreichend ist, erscheint zweifelhaft, da dies überwiegend dem Verwender und nicht dem Kunststoffhersteller zugeordnet wird. Derzeit stehen die Toxizität sowie die unzureichende Datenlage der Kunststoffe konträr zur steigenden Kunststoffvielfalt im Lebensmittelsektor.

Biologisch verursachte Eintragspfade und Kontaminanten

Blausäure, Ammoniak

Bei der Verarbeitung insbesondere von Mandeln und Aprikosenkernen zu entsprechenden Lebensmitteln wie Marzipan, Mandelaroma oder Persipan treten während der Herstellung blausäurehaltige Dämpfe auf; hierbei ist auf die Maximale Arbeitsplatz Konzentration (MAK) zu achten. Der Bittermandelanteil im Restprodukt ist lebensmittelrechtlich begrenzt und stellt i.d.R. für den Verbraucher kein Risiko dar. Ebenso ist bei der Käseherstellung auf die Ammoniakbelastung (MAK) zu achten; während des Reifungsprozesses wird Ammoniak freigesetzt. Im Endprodukt ergibt sich für den Verbraucher kein Risiko.

Lebensmittel-Bestrahlung

Ausgewählte Lebensmittel, wie getrocknete aromatische Kräuter und Gewürze, dürfen in Deutschland zur Konservierung seit Dezember 2000 mittels Gamma-, Elektronen-, Röntgen oder Bremsstrahlung behandelt werden. Bei Verwendung ionisierender Strahlen, wie bei Kräutern und Gewürzen bereits überwiegend etabliert, müssen die Produkte entsprechend kenntlich gemacht werden. Ein Hinweis ist bislang auf Verpackungen nicht zu finden, der Kontrollbedarf ist erhöht. Innerhalb der EU wird das Verfahren in einigen Ländern auch für andere Lebensmittel vermehrt eingesetzt; weltweit in über 30 Ländern.

Anwendungsfelder sind:

- Reifeverzögerung von Bananen, Kartoffeln und Zwiebeln
- Dekontaminierung von Insektizid- und Pilzbefall auf Getreide
- Steigerung der Saftausbeute bei der Fruchtsaftherstellung
- Abtötung von Salmonellen bei Geflügel und Flüssigei

Nachfolgend eine Übersicht von Mitgliedsstaaten und ausgewählten Lebensmitteln sowie Lebensmittelzutaten, die entsprechend der Rechtsvorschrift des Europäischen Parlaments und des Rates zur Angleichung der Rechtsvorschriften der Mitgliedstaaten über „mit ionisierenden Strahlen behandelte Lebensmittel und Lebensmittelbestandteile-2003“ zugelassen sind.

Lebensmittel	EU-Mitgliedsstaat/ max. durchschnittlich absorbierte Gesamtdosis in kGy 1Gy = 1Joule/kg = 100 rad				
	B	F	I	NL	UK
tiefgefrorene Gewürzkräuter		10			
Kartoffeln	0,1		0,15		0,2
Zwiebeln	0,15	0,075	0,15		0,2
Obst (einschließlich Pilze, Tomaten, Rhabarber)				2	
Erdbeeren	2				
Getreideflocken und -keime für Milchprodukte		10			
Gummi arabicum	3	3		3	
Hühnerfleisch				7	
Geflügel, mechanisch gewonnenes Geflügelfleisch	5	5			
tiefgefrorene geschälte Garnelen	5	5			
Eiklar	3	3		3	

Tabelle : EU-Mitgliedsstaaten, Verwendung ionisierender Strahlen bei Lebensmitteln im Vergleich

Als gesundheitlich unbedenklich gilt seitens der FAO (Food and Agricaultural Organization of the United Nations), IAEA (International Atomic Energy Agency) sowie der WHO (World Health Organization) eine Dosis bis 10 kGy.

Diverse Verwendungszwecke bedürften einer zum Teil höheren Strahlendosis, wie beispielsweise:

Abtötung pathogener Mikroorganismen in Gewürzen, Trockengemüsen	3-10 kGy
industrielle Sterilisation von Fleisch, Geflügel, Meeresfrüchten, Fertiggerichten	20-75 kGy
Dekontamination bestimmter Lebensmittelzusatzstoffe und -bestandteile	10-50 kGy
Abtötung von Clostridium botulinum	> 10 kGy
Inaktivierung von Enzymen	> 30 kGy

Als unerwünschte Effekte können bei bestrahlten Lebensmitteln Radiolyseprodukte entstehen, die sowohl sensorische („Strahlengeschmack"), technologische als auch ernährungsphysiologische negative Folgen haben. Primär entstehen im Lebensmittel angeregte oder ionisierte Moleküle, die in reaktionsfähige Radikale zerfallen und infolgedessen essentielle Stoffe wie Aminosäuren, Fettsäuren, Vitamine zerstören. Es entstehen strahlenspezifische, toxische Metabolite. Bei der konservierenden Bestrahlung fett- und ölhaltiger Lebensmittel konnte die Bildung von 2-Alkylcyclobutanon nachgewiesen werden, eine Verbindung, die in nicht bestrahlten Lebensmitteln bisher noch nicht detektiert wurde. Der sog. „Strahlengeschmack" eiweiß-, fett- bzw. ölhaltiger Lebensmittel tritt bereits bei Dosierungen zwischen 1 und 5 kGy auf. Die Vitamine E, K, B_1 und C sind besonders strahlenempfindlich.

Biochemisch verursachte Eintragspfade und Kontaminanten

GVO

GVO gentechnisch veränderte Organismen
GMO gentechnisch modifizierte Organismen

Das LFGB (Lebensmittel und Futtermittelgesetzbuch) legt fest, dass für GVO-Spuren < 0,9 % keine Angaben auf dem Etikett gemacht werden müssen. Alle darüberliegenden Anteile sind deklarierungspflichtig. Es kann zwischen den Anwendungsgebieten der weißen, grünen und roten Gentechnik unterschieden werden.

Zur weißen Gentechnik
Hierbei werden Mikroorganismenkulturen genutzt, um durch deren gentechnisch induzierte Optimierung nachfolgend lebensmitteltechnologisch relevante Substanzen herzustellen:

Enzyme
Weltweit werden derzeit mehr als 40 kommerziell erhältliche Enzyme mittels dieser Technik hergestellt. Produktorganismen können einerseits Bakterien, Hefen und filamentöse Pilze, andererseits pflanzliche und tierische Zellen sein. Das produzierte Enzym wird extrahiert und steht der Anwendung zur Verfügung.

Lebensmitteltechnologische Anwendungsfelder sind:

- stärkespaltende Enzyme zum Aufschluss von Getreide (Gerste, Mais etc.)
- pektionlytische Enzyme für Aufschluss und Abbau von Zellwänden; Fruchtsaft-, Wein- und Bierherstellung
- hydrolisierende Enzyme zum Aufschluss von Maisstärke; Süßung von Konfitüren, Obstkonserven, Süßigkeiten, Erfrischungsgetränken
- milcheiweißspaltende Enzyme; Chymosin anstelle des natürlich vorkommenden Labferments zur Käseherstellung

Hormone
Das Rinderwachstumshormon Somatotropin (BST) dient zur Steigerung der Milchleistung von Kühen.

Zusatzstoffe
Zur Zeit beschränkt sich die Anwendung auf die Produktion einzelner Vitamine. (Vit-C, Vit-B_2, Vit-B_{12} und Biotin), Aminosäuren (Glutamat/Geschmacksverstärker), (Phenylalanin zur Aspartam-Synthese/Süßstoff); und Thaumatin.

Starterkulturen
Gentechnisch veränderte Hefen, Milchsäurebakterien und Schimmelpilze könnten zur Herstellung von Backwaren, alkoholischen Getränken, zur Gewinnung unterschiedlicher Käsesorten, Herstellung von Joghurt und Sauermilch sowie zur Veredelung von Fleisch- und Wurstwaren eingesetzt werden. Die Vorteile und jeweiligen Scale-up-Methoden müssen noch ermittelt werden.

Schutzkulturen
Angedacht ist eine konservierende Wirkung, in dem durch geeignete Kulturen pathogene Keime inaktiviert werden sollen.

Bei dem bisherigen Einsatz der beschriebenen Anwendungsfelder ist zu beachten, dass nur zugelassene Methoden angewendet werden dürfen. Spuren <0,9 % im fertigen Produkt müssen nicht, darüber hinaus reichende Konzentrationen jedoch ausdrücklich deklariert werden. Werden mittels weißer Biotechnologie ausschließlich Reinsubstanzen, wie Vit-C, hergestellt, die abschließend isoliert und aufgereinigt werden, ist i.d.R. kein GVO-Rest enthalten.

Zur grünen Gentechnik
Hierbei werden Nutzpflanzen gentechnisch verändert. In Kombination aus Gentechnik und klassischer Züchtung wird eine Optimierung der Pflanzen angestrebt; z. B. im Hinblick auf die Widerstandsfähigkeit gegen Insekten oder als Reifeverzögerer zur längeren Frischhaltung. Gentechnisch veränderte Nutzpflanzen werden überwiegend in den USA angebaut. Zu den wichtigsten GVO-Pflanzen zählen: Mais, Sojabohnen, Reis, Weizen, Roggen, Süßkartoffeln, Kartoffeln, Tomaten, Papaya, Mango; es werden bisher weltweit über 90 Pflanzenarten kultiviert.
Generell gilt auch hier die Deklarierungsverpflichtung bei Einfuhr der Ware. Problematisch stellt sich die Einfuhrkontrolle und Analytik dar; nur wenn die Referenzsubstanz hinterlegt ist und die geänderte DNA-Sequenz mitgeteilt wird, ist der Nachweis der gentechnischen Veränderung möglich.
In einer 2009 im Lebensmittelinstitut Braunschweig durchgeführten Studie, bei der 63 Lebensmittel und 50 Futtermittel auf Bestandteile von gentechnisch veränderten Leinsamen untersucht wurden, konnten bei 25 % der Lebensmittel und bei 58 % der Futtermittel Spuren der Linie FP 967, für die es innerhalb der EU entsprechend der VO (EG) 1829/2003 keine Zulassung gibt, nachgewiesen werden.

Zugunsten des Prinzips der Rückverfolgbarkeit steht die Analytik – zuvor lebensmittelrechtlich ausschlaggebend – nicht mehr im Vordergrund. Laut dem Bundesinstitut für Lebensmittelsicherheit (BVL) sind in der EU Produkte aus einer gentechnisch veränderten Sojalinie als Lebensmittel und Futtermittel zugelassen. Hierbei sind Import und Verarbeitung des GVO-Sojas erlaubt, nicht aber deren Anbau innerhalb der EU.

- MON40-3-2 (Herbizidtoleranz) zugelassene Produkte: Lebensmittel, Lebensmittelzusatzstoffe, Genehmigungsinhaber Fa. Monsanto; Community Regiser of GM Food and Feed

- A2704-12 (Herbizidtoleranz) zugelassene Produkte: Lebensmittel, Lebensmittelzusatzstoffe, Genehmigungsinhaber Fa Bayer CropScience AG; Community Regiser of GM Food and Feed

Es ist davon auszugehen, dass beispielsweise Soja und Sojaprodukte, insbesondere im Futtermittelbereich, bei der Herstellung von Futtermischungen aus der GVO-Linie enthalten sind, zumal weltweit überwiegend GVO-Soja angebaut wird. Der heimische Sojaanbau herkömmlicher Sojabohnensorten ist derzeit in der Testphase. Die gesetzlich fixierte Deklaration ist bislang auf den Lebensmitteln nicht zu finden.

Zur roten Gentechnik
Dieses Anwendungsgebiet betrifft im Lebensmittelbereich die Optimierung von Nutztieren und deren Produkte. Durch die Züchtung transgener Nutztiere, darunter auch Fische, sollen u. a. schnelleres Wachstum, schnellere Gewichtszunahme oder Resistenzen gegen ausgewählte Erreger erzielt werden. Auch hier gilt die Deklarierungsverpflichtung.

Fleisch- und Fleischprodukte, die aus Nachfahren ursprünglich geklonter Nutztiere stammen, müssen lebensmittelrechtlich nicht gekennzeichnet werden.

Fazit

Aufgrund der Kurzfristigkeit der Anwendung gentechnisch veränderter Lebens- und Futtermittel können keine Langzeitgutachten vorliegen. Detailliertere vergleichende Studien sowohl im Zelllinientest als auch bei Mehrgenerationen-Tierversuchen (Mäuse, Ratten) sind notwendig. Ebenso muss die Effekt-Nutzen-Relation aus den bisherigen Erkenntnissen neu interpretiert werden.

6 Ernährung und Erkrankung – Momentaufnahme –

Ernährungsrelevante Gene

Hinsichtlich der Ursächlichkeit zwischen Ernährung und Erkrankung ist eine Zuordnung häufig nicht eindeutig möglich. So kann Untergewicht das Resultat einer Anorexia oder Bulimie sein, eine bewusste Nährstoffunterversorgung oder aber durch eine chronische Erkrankung ausgelöst sein, bei der die normale Nährstoffzufuhr dem wesentlich erhöhten Bedarf nicht gerecht wird. Ungeklärt ist bisher auch, ob eine Prävention durch gezielte Ernährung möglich ist. Sind einzelne Lebensmittel oder nur einzelne Verbindungen dieses Lebensmittels gesundheitsfördernd? Ist die positive Wirkung dieser Substanzen auf synergistische Effekte, die aus der begleitend zugenommenen Nahrung stammen, zurückzuführen? Wird sich die Nahrungsergänzungsmittel-Verordnung erweitern durch den Zusatz einzelner Sekundärmetabolite oder werden diese Verbindungen als Heilmittel in der Apotheke erhältlich sein? Auch die differenzierten Interpretationen hinsichtlich Dosierung und nutritiver bzw. toxischer Effekte einzelner Substanzen stehen aus.
Neben den gesundheitlich positiven Bestandteilen steht umgekehrt fest, dass einzelne Lebensmittel durch ihre Inhaltsstoffe, siehe Kapitel 5, zum Teil ein beachtliches Gesundheitsrisiko, je nach Verzehrsgewohnheiten, in sich bergen. Es wird davon ausgegangen, dass 30-35 % aller malignen Erkrankungen, vor allem Dickdarm- und Magenkarzinom, durch eine gesunde Ernährung vermieden werden könnten. Hier sollten, soweit möglich, die Ursächlichkeit bereits bei der Lebensmittelherstellung eliminiert und die Höchstmengenregelungen den geänderten Ernährungsweisen angepasst werden. Sinnvolle Ernährungsempfehlungen müssen derzeit das Potenzial dieser unerwünschten Lebensmittelbestandteile mit berücksichtigen. Ernährungsempfehlungen bei vorliegenden Erkrankungen ergeben sich aus dem veränderten Stoffwechsel; auch hierbei müssen zusätzlich die unerwünschten Bestandteile mancher Lebensmittel Beachtung finden.

Momentaufnahme

Die prozentuale Verteilung der Risikofaktoren für eine Krebserkrankung wird wie folgt dargelegt:

35 % Ernährung inkl. Bewegungsmangel und Übergewicht
30 % Rauchen
15 % Genetische Faktoren
12 % Umweltfaktoren, UV-Strahlen, Infektionen und Drogenkonsum
5 % Berufsbedingte Risiken
3 % Alkohol

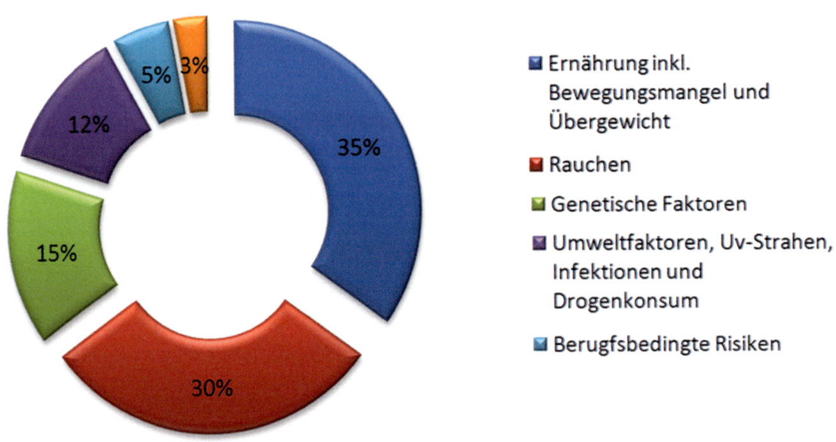

Ein weltweiter Vergleich der Häufigkeit der Krebserkrankungen (WHO) stellt sich derzeit wie folgt dar:

300-400 Fälle/100.000 Einwohner	Osteuropa (Ungarn, Tschechien, Slowakei)
260 Fälle/100.000 Einwohner	Vereinigte Staaten, Canada
100 Fälle/100.000 Einwohner	Südostasien (Indien, China, Thailand)

Die Unterscheidung der Krebsarten variiert, bis auf Lungenkrebs, der überall gleichermaßen dominiert, wie folgt:

Vereinigte Staaten	Dickdarmkrebs > Brustkrebs > Prostatakrebs
asiatische Länder	Magenkrebs > Speiseröhrenkrebs > Leberkrebs

Ferner ist ein Ost-West-Unterschied hinsichtlich der Art des Krebses festzustellen:

Krebserkrankungen

• Brust/Frauen	8 von 100.000/Thailand	100 von 100.000/USA
• Dickdarm Mä/Fr	5 von 100.000 Indien	50 von 100.000 westl. Regionen
• Prostata/Männer	14 von 100.000 Japan	140 von 100.000 westl. Regionen

Studien, bei denen Auswanderer und deren geänderte Lebens- und Ernährungsgewohnheiten verglichen wurden, lassen den Rückschluss zu, dass genetische Faktoren für die Krebsentstehung untergeordnet sind:

	in Japan	Japaner in Hawai lebend	Hawaianer weiß
• Prostata	14 von 100.000	154 von 100.000	343 von 100.000
• Gebärmutter	26 von 100.000	407 von 100.000	714 von 100.000

Regionale Krebserkrankungen, begünstigt durch vorliegende Erkrankungen/Infektionen wie Helicobacter pylori und Magenkarzinom (Japan) sowie Hepatitisvirus und Leberkarzinom (Afrika) wurden bei den vergleichenden Studien berücksichtigt.

Antikanzerogene Wirkungen von Nahrungsbestandteilen sind abhängig von den Faktoren: Zeitfenster der Exposition (Lebensphase, Alter, Dauer), Art des Produktes, westliche oder asiatische Länder.

Langzeitstudien ergaben, dass ein hoher Gehalt an komplexen Kohlenhydraten (Ballaststoffen), Gemüse, geringem tierischen Fettanteil und geringer Fleischzufuhr die Krebsrate minimiert. Eine detaillierte Interpretation der weltweit vergleichenden Studien sollte zu konkreteren Aussagen bezüglich des Zusammenhangs zwischen Ernährung und Gesundheitszustand führen. Hierbei müssen die Lebensmittel, ihre Zubereitung und tatsächliche Verzehrsmenge verglichen werden. Warum sind Krebserkrankungen in den osteuropäischen Ländern am höchsten? Wenn der Verzehr von Getreide und Ballaststoffen das Dickdarmkrebsrisiko minimiert, warum erkranken in Ländern, in denen überdurchschnittlich viele Cerealien, Müsli, Vollkornprodukte, Brot etc. verzehrt werden, dennoch daran? In-vitro-Versuche sind geeignet, Lebensmittel und einzelne Bestandteile anhand von Toxizitätstests und Tumorzelllinientests detailliert vergleichend zu analysieren. Mögliche synergistische Effekte können ergänzend getestet werden. Viele Fakten sind bereits bekannt, wie die Toxizität von Nitrosaminen; die derzeitige Handlungsaktivität beschränkt sich allerdings überwiegend auf veränderte Verzehrsempfehlungen, d. h., empfohlen wird eine Minimierung des Fleischwarenverzehrs sowie des Roten Fleisches, ohne jedoch die bisher damit verbundene gewachsene Wirtschaftsstruktur nebst angepasster Ernährungsgewohnheiten zu berücksichtigen. Eine Alternative zum derzeitigen Pökelungsverfahren könnte sich gesundheitlich unmittelbar positiv auswirken in Ländern, in denen der Fleischverzehr einen großen Anteil hat. Bei der Festlegung der Grenzwerte einzelner Substanzen sollte der „Faktor der Unvermeidbarkeit" wesentlich drastischer eingegrenzt sowie Ersatzmaßnahmen erforscht und zeitnah etabliert werden.

Die Kausalität bezüglich Lebensmittelauswahl, Lebensmittelinhaltsstoffen inklusive deren Zusatzstoffe ist nicht abschließend interpretiert, es gibt hierzu noch enormen Forschungsbedarf. Eine ausgewogene vielseitige Ernährung minimiert das Risiko von Anreicherungen einzelner Lebensmittelbestandteile und deren unerwünschten Effekten und erhöht die Zufuhrrate erwünschter Sekundärmetabolite.

Literatur:

Doll,R.; Petro,R.; J. Nat. Cancer Inst. 66; 1981; 1196-1305

WHO; World health organization; www.euro.who.int/Tage/home

WCRF, World Cancer Research Fund; wcrf.org

Ernährungsrelevante Gene

Ausgehend vom derzeitigen Wissensstand scheint die Nutrigenetik bzgl. eines vorbeugenden individuellen Ernährungsverhaltens vielversprechend. Dazu ist es notwendig, die jeweiligen Genpolymorphismen zu bestimmen und die ernährungsrelevanten Gene zu charakterisieren. Ein Mangel oder die unzureichende Umsetzung sowie weitere Wirkungsprinzipien beeinflussen unmittelbar die ernährungsphysiologischen Stoffwechselleistungen des Körpers und erhöhen das Erkrankungsrisiko. Eine Bestimmung dieser Gene könnte nicht nur dazu dienen, die Grundlagen von Erkrankungen aufzuklären und zu behandeln, sondern ergänzend eine gezielte Ernährungsweise individuell zu empfehlen. Derzeit befinden sich u. a. folgende ernährungsrelevanten Gene im Fokus:

PPAR2γ :	Peroxisome Proliferators activated receptors
Funktion:	Signalübertragung; verantwortlich für Insulinresistenz, Glucosestoffwechsel und Fetteinlagerung
Erkrankungen:	Diabetes mellitus

ACE:	Angiotensin converting Enzym
Funktion:	entscheidend für Blutdruck und Elektrolythaushalt
Erkrankungen:	Herz-Kreislauf-Beschwerden, Krebs, Diabetes, Insulinresistenz

VDR:	Vitamin-D-Rezeptor
Funktion:	regelt Vit-D Aufnahme,
Erkrankungen:	Krebs, Osteoarthritis, Diabetes, Nierensteine, koronare Arterienerkrankungen, Infektionskrankeiten wie tuberkulöse Hepatitis B

MTHFR:	Methylentetrahydrofolat-Reduktase
Funktion:	synthetisiert das Schlüsselenzym des Folsäurestoffwechsels; Teil der wasserlöslichen Vitamine, essentiell für DNA-Reparaturen und Proteinsynthese; katalysiert die Umsetzung von Homocystein zu Methionin
Erkrankungen:	Hyperhomocysteinämie, Krebs

MTR:	Methionin-Synthase
Funktion:	Umsetzung von Homocystein zu Methionin
Erkrankungen:	erhöhtes Thromboserisiko sowie Neuralrohrdefekte

MS-MTRR:	Methionin-Synthase-Reduktase
Funktion:	Umsetzung von Vit-B_{12}; Regulierung des Vitamin-Spiegels von Vit-B12 und Folsäure in der Zelle; Regulierung des Homocysteinspiegels
Erkrankungen:	kardiovaskuläre Erkrankungen

MnSOD: Mangan-Superoxid-Dismutase
Funktion: reguliert die Anwesenheit freier Radikale in den Mitochondrien
Erkrankungen: Krebs

GSTM1: Glutathion-S-Transferase
Funktion: Entgiftungsenzyme von Medikamenten, Pestiziden, kanzerogenen Stoffen
Erkrankungen: Zellentartungen

ApoE: Apolipoprotein-E
Funktion: Codon 112 und 158 haben unmittelbaren Einfluss auf den Lipidstoffwechsel
Erkrankungen: Fettstoffwechselstörungen, Arteriosklerose, Erhöhung des Triglyceridanteils im Blut, anfällig gegen oxidativen Stress

IL-6: Interleukin-6
Funktion: reguliert Entzündungsreaktionen
Erkrankungen: Entzündungen, Nierenentzündungen, Osteoporose, arterielle Hypertonie

TNF- α: Tumornekrose-Faktor
Funktion: pro-inflammatorisches Zytokin, beteiligt an Entzündungsprozessen
Erkrankungen: Diabetes, COPD, Asthma, Arthritis

GNB3: Guanine nucleotid-binding protein
Funktion: Signalübertragung
Erkrankungen: Adipositas, Bluthochdruck, Arteriosklerose

6.1 Diäten und Ernährungsformen im Überblick

Diäten im Überblick

Diät, griech. Diaita, bedeutet Lebensweise einschließlich der Ernährungsform. Nährstoffdefinierte Kostformen können anhand von vier Kriterien unterschieden werden:

- Energiedefiniert, z. B. bei Über- und Untergewicht, Fettstoffwechselstörungen, Diabetes mellitus
- Eiweiß- und Mineralstoffdefiniert, z. B. bei Nieren-, Leber-, Herz- und Kreislauferkrankungen
- Sonderdiäten, z. B. bei Allergien und Unverträglichkeiten
- individuell definiert, z. B. zur Steigerung der Lebensqualität bei Sport, Rekonvaleszenz

Gewichtsreduzierende Diäten im Vergleich

Im Folgenden werden die Schwerpunkte der unterschiedlichen Diäten zur Gewichtsreduktion vergleichend gegenübergestellt; das detaillierte Konzept ist dem jeweiligen Herausgeber zu entnehmen.

Atkins Diät:
Lebensmittel mit hohem Fett und Proteinanteil werden favorisiert. Die Kohlenhydratzufuhr (Getreide, Brot, Obst und Gemüse) soll drastisch reduziert werden. Tierische Fette, fette Produkte wie Mayonnaise sowie proteinreiches Fleisch, Eier, Fisch und Käse dürfen unbegrenzt verzehrt werden. Es werden die verzehrten Kohlenhydrate kontrolliert, nicht die zugeführten Kalorien. Die vermehrte Bildung von Ketonkörpern wird mittels Urin-Testkit täglich ermittelt.
Wird diese Ernährungsform über einen längeren Zeitraum konsequent eingehalten, tritt ein Mangel an Vitaminen, Mineralstoffen und Ballaststoffen ein. Durch die fett- und proteinreichen Lebensmittel erhöht sich die Cholesterin-, Purin- und trans-Fettsäurezufuhr und somit das Risiko von Fettstoffwechselstörungen und Harnsäureablagerungen in den Gelenken, was zu Gicht führen kann. Die vermehrte Ketonkörper-Produktion erhöht das Risiko einer metabolischen Azidose. Ein Ballaststoffmangel führt bei geringer Flüssigkeitszufuhr zu Obstipation. Das wirkt sich einerseits auf die verminderte Darmperistaltik aus, andererseits fehlt die entgiftende Funktion.

3D-Diät:
Design, Doktor und Diät (Lagerfeld-Diät). Eiweißhaltige Lebensmittel stellen den Schwerpunkt dieser Ernährungsform dar. Hauptsächlich sollen Fisch, Meeresfrüchte, mageres Fleisch, Gemüse, Vollkornbrot verzehrt werden. Eiweißpulver und Nahrungsergänzungsmittel sollen ebenfalls zugeführt werden. Ein Mangel an Vitaminen und Mineralstoffen kann durch die zusätzliche Supplementierung ausgeschlossen

werden. Der Fettverzehr ist drastisch minimiert, begleitend das Risiko von Fettstoffwechselstörungen. Ballaststoffe und Gemüse werden zugeführt. Auf eine überhöhte ungünstige LDL-Cholesterinzufuhr ist insbesondere bei der Auswahl der Proteinquelle zu achten. Eine dauerhaft drastisch überhöhte Proteinzufuhr führt zur Ablagerungen der Harnsäure mit der Folge einer Gichterkrankung.

Trennkost:
Eine von Dr. Hay entwickelte Ernährungsform, bei der Kohlenhydrate und Proteine getrennt voneinander verzehrt werden sollen. Die Diät sieht eine Kalorienzufuhr von 800-1.200 kcal vor. Das Konzept sieht morgens ein Frühstück bestehend aus Brot, Marmelade und Margarine vor (Kohlenhydrate), mittags Kartoffeln und Gemüse (Kohlenhydrate) und abends Käse, Fisch oder Fleisch (Proteine). Die Mahlzeiten mit überwiegendem Kohlenhydratanteil werden als „Basennahrung“ (Obst, Gemüse, Salat, Kartoffeln, Milch), die proteinreichen Mahlzeiten als „Säurenahrung“ (Fleisch, Käse, Quark, Eier, Brot, saures Obst) bezeichnet. Die Zufuhr der „Säurenahrung“ sollte maximal 1/5 der „Basennahrung“ ausmachen. Als neutrale Lebensmittel werden Öle, Nüsse, Sahne, Butter und Gewürze eingestuft. Die Effektivität einer getrennten Aufnahme von Kohlenhydraten und Proteinen ist wissenschaftlich bislang nicht belegt. Viele Nahrungsbestandteile enthalten wertvolle Glykoproteine und können von daher nicht getrennt zugeführt werden. Der Proteinanteil liegt etwas unterhalb der Ernährungsempfehlungen der DGE; die drastische Einschränkung der Fettzufuhr verschiebt sich zugunsten einer erhöhten Kohlenhydrataufnahme in Form von Gemüse und Obst. Gleichzeitig ist die Zufuhr von Ballaststoffen erhöht. Auf die Zufuhr der essentiellen Fettsäuren ist zu achten. Zur Sportlerernährung und bei Kindern im Wachstum ist insbesondere die Proteinaufnahme zu gering.

Formula-Diäten:
Hierbei muss unterschieden werden nach Diätetika, die zum vollständigen oder teilweisen Ersatz von Mahlzeiten entsprechend der Diät-Verordnung geeignet sind. Es handelt sich hierbei um pulverförmige Mischungen, die vor dem Verzehr mit Wasser angerührt werden müssen. Je nach Umfang der Anwendung sind diese Mahlzeiten entsprechend der Diät-Verordnung mit allen notwendigen Nährstoffen versehen. Zur Gewichtsreduktion ist vorgesehen, einzelne dieser Formulapräparate durch eigene Mahlzeiten zu ersetzen. Mangelerscheinungen sind bei strikter Anwendung dieser Nährstoffkonzentrate nicht zu erwarten. Eine langfristige Umstellung der zugrundeliegenden ungünstigen Ernährungsweise wird nicht trainiert, ein Jo-Jo-Effekt ist wahrscheinlich.

Blutgruppen-Diät:
Das Konzept dieser Diät basiert auf der Philosophie, dass Menschen der ältesten Blutgruppe 0 sich überwiegend von Fleisch/Proteinen ernähren müssen – so wie ihre damaligen Vorfahren. Menschen mit der Blutgruppe A, historisch aus der Zeit der Landwirte stammend, sollen sich überwiegend vegetarisch ernähren. Menschen der Blutgruppe B werden historisch zur Zeit der Nomaden zugeordnet, empfohlen wird

ein überwiegender Verzehr von Fleisch und Milchprodukten.
Wissenschaftliche Studien, die diesen Zusammenhang schlüssig belegen, stehen noch aus. Das Prinzip der ausgewogenen Mischkost bleibt unberücksichtigt. Ein Nährstoffmangel ist wahrscheinlich.

Brigitte-Diät:
Die Diät ist eine fettarme, kalorienreduzierte Mischkost mit einem ausgewogenen Nährstoffverhältnis. Die Mahlzeiten, drei Haupt- und zwei Zwischenmahlzeiten, werden nach vorliegenden Rezepten selbst zubereitet und können für den jeweiligen Tag selbst kombiniert werden; ihre Energie beträgt 1.000 kcal/Tag. Die Zusammenstellung der Rezeptbestandteile ist für den Einzelnen ggf. aufwendig. Es wird eine Umstellung der Kauf- und Essgewohnheiten trainiert. Ein individuell erhöhter Kalorienbedarf bleibt unberücksichtigt.

Fit for Fun-Diät forever young:
Fettarme Ernährung, reich an Obst und Gemüse, in Anlehnung an die mediterrane Kost, kombiniert mit körperlicher Bewegung. In den ersten Tagen der Ernährungsumstellung wird die zusätzliche Zufuhr von Proteinpräparaten empfohlen. Die gleichzeitige Supplementierung ausgewählter Vitamine und Mineralien ist ebenfalls Bestandteil dieses Konzepts. Zur langfristigen Anwendung inklusive einer Änderung des Lebenswandels gedacht. Die Auswahl der Nahrungsbestandteile ist vielfältig, die Zufuhr an Obst, Gemüse und Ballaststoffen entspricht bzw. übertrifft die DGE-Empfehlung. Die anfänglich gesteigerte Proteinzufuhr verhindert den natürlichen Muskelproteinabbau während der Ernährungsumstellung. Körperlich inaktive und in der Beweglichkeit eingeschränkte Personen vermögen dieses Konzept nicht umzusetzen.

Glyx-Diät:
Lebensmittel mit niedrigem Glyx-Wert verursachen ein länger anhaltendes Sättigungsgefühl. Empfohlen wird eine Proteinzufuhr von 1g Eiweiß/kg KG/Tag. Die biologische Wertigkeit des Eiweißes soll durch die Aufnahme von Kartoffeln mit Ei oder Haferflocken mit Milch optimiert werden. Fettarme Fleischsorten und -produkte sind zu bevorzugen. Kohlenhydrate sollen in Form von Früchten, Gemüse und Vollkornbrot zugeführt werden. Der Verzehr von Zucker und fettreicher Kost ist auszuschließen. Es werden pflanzliche Öle mit ungesättigten Fettsäuren sowie Fische, die reich an DHA und EPA sind, empfohlen. Täglich ist die Zufuhr von 20g Nüssen und Sesamsamen empfohlen. Es soll auf fettreduzierte Milch und Milchprodukte zurückgegriffen werden. Das Diätprogramm gliedert sich in drei Stufen, beginnend mit drei Suppentagen, gefolgt von einer Fatburner-Glyx-Woche und dem anschließenden selbstbestimmten Glyx-Baukastensystem.
Eine auf Dauer drastisch überhöhte Proteinzufuhr ist ungünstig hinsichtlich der Purinbelastung und des Risikos einer Gichterkrankung. Die Zufuhr von Obst und Gemüse sowie die Auswahl der Fette inklusive der Eingrenzung bestimmter fettreicher- und zuckerhaltiger Lebensmittel sind ernährungsphysiologisch wertvoll.

FdH:
Hierbei soll die aufgenommene Lebensmittelration und somit die Kalorienzufuhr halbiert werden. Eine ausgewogene Nährstoffbilanz, nebst Lebensmittelauswahl und Zubereitung bleibt unberücksichtigt.

Hollywood-Diät:
Die Kalorienzufuhr ist auf 500-800 kcal/Tag reduziert. Zucker, Salz und Fett werden drastisch eingeschränkt, der Verzehr von Obst dominiert. Es sollen überwiegend tropische Früchte verzehrt werden. Die Zufuhr von Brot, Kartoffeln, Nüssen, Gemüse, magerem Fleisch ist eingeschränkt erlaubt; eine Zufuhr von Milch und Milchprodukten ist nicht vorgesehen. Kurzfristig geeignet für gesunde Menschen in Form einer Entschlackung. Die Auswahl der Lebensmittel ist stark eingegrenzt. Eine ausreichende Versorgung des Körpers mit essentiellen Nährstoffen ist nicht gewährleistet. Zur längerfristigen Gewichtsreduktion und einer dauerhaften Ernährungsumstellung aufgrund einer unausgewogenen Bilanzierung nicht geeignet.

Null-Diät:
Hierbei soll keine feste Nahrung zugeführt werden. Vorgesehen ist die Aufnahme von 3 Liter Flüssigkeit pro Tag zusätzlich Vitamin- und Mineralien-Supplemente. Ausschließlich bei gesunden Menschen zur kurzfristigen Entschlackung in Form eines einzelnen Fastentages geeignet. Sämtliche Aspekte einer langfristigen Ernährungsumstellung bzw. -anpassung bleiben unberücksichtigt.

Schnitzer-Intensivkost:
Die Ernährung basiert ausschließlich auf einer vegetarischen Rohkost. Es werden täglich ca. 1.500 kcal zugeführt. Ausgeschlossen werden tierische Lebensmittel, Brot und Kartoffeln. Müslis, Nüsse und Mineralstoffpräparate sind vorgesehen. Abwandlungen dieser Kostform, bei der ein Verzehr von Vollkornbrot, ein geringer Anteil an Milchprodukten und Eiern, Kartoffeln und Vollreis integriert ist, sind in der Dr. Schnitzer-Normalkost aufgenommen worden. Eine ausgewogene Nährstoffzufuhr, vor allem im Hinblick auf die Protein-, Calcium- und Eisenzufuhr ist nicht gegeben.

Weight Watchers:
Grundlage dieser Diät ist eine kalorienreduzierte Mischkost, kombiniert mit regelmäßigen kostenpflichtigen Gruppentreffen. Der mentale Austausch in der Gruppe, begleitet vom „Gruppendruck“, soll zum Erfolg verhelfen. Wenn hierbei die Ursächlichkeit des Übergewichts, die Kompensation von Problemen durch eine überhöhte ungünstige Lebensmittelauswahl individuell ergründet werden kann, ist dies ein Teil einer erfolgreichen Ernährungsumstellung. Auswahl, Qualität und Zubereitung der Lebensmittel, Bedarf essentieller Nährstoffe etc. stehen im Hintergrund und sind ungünstig zu bewerten.

Ernährungsformen im Überblick

Ayurveda:
Die Nahrungsaufnahme soll nur bei Hunger erfolgen. Die Zubereitung der Nahrung und deren Verzehr soll bewusst zeremoniell geschehen. Sprechen während der Mahlzeiten ist nicht erlaubt. Wenig verzehrt werden sollen Fleisch, Eier, Käse und Rohkost. Vorgesehen bzw. erlaubt ist der Verzehr von Obst, Reis, Milch, Sesam, Süßspeisen, Butterschmalz. Hierbei ist darauf zu achten, dass der Proteinbedarf des Körpers gedeckt wird. Die Zufuhr von Eisen, Calcium und den fett- sowie wasserlöslichen Vitaminen kann unzureichend sein. Eine Kontrolle der ausreichenden Zufuhr der essentiellen Nährstoffe ist angeraten.

Devanando:
Ernährungsweise, die vorrangig den Verzehr von Obst, Gemüse, Nüssen und Samen vorsieht. Der Obstanteil soll 70 % der Nahrung ausmachen. Die Aufnahme von Fleisch, Eiern, Getreide und erhitzter Milch ist zu meiden. Als Getränk wird destilliertes Wasser empfohlen. Auch wenn durch die erhöhte Obstzufuhr vermutlich viel Wasser zugeführt wird, sind bei dieser Ernährungsweise sowohl der Elektrolythaushalt als auch der Wasserhaushalt und damit die Osmoseregulation der Zellen gestört. Die Ernährungsweise ist unter ernährungsphysiologischen Aspekten untauglich.

Makrobiotik:
Nach Yin-Yan ist ein 10-stufiger Weg der Nahrungsreduzierung vorgesehen. Es soll so wenig wie möglich an Flüssigkeit zugeführt werden, die Kost soll sich nach und nach auf Getreide und wenig Gemüse und maximal 1-2 Tassen Suppe/Tag reduzieren. Es wird laut Ohsawa gelehrt, dass der Körper alle notwendigen Stoffe selbst synthetisiert und die Stoffe ineinander umwandelbar sind. Die vorgegebene asketische Ernährungsweise ist unter ernährungsphysiologisch- und gesundheitsrelevanten Aspekten ungeeignet. Essentielle Nährstoffe und Nahrungsbestandteile, wie beispielsweise Mineralien, die entgegen der Theorie nicht ineinander umwandelbar sind, stehen auf Dauer nicht in ausreichender Menge zur Verfügung und führen zu gravierenden Mangelsymptomen. Der Flüssigkeitshaushalt ist gestört und dadurch der Elektrolythaushalt gravierend beeinträchtigt.

Streng vegane Kost:
Der generelle Verzicht auf Lebensmittel tierischen Ursprungs bedarf der medizinischen Kontrolle, um Supplementierungen rechtzeitig einzuleiten. Die Eisenzufuhr über pflanzliche Lebensmittel ist unzureichend und führt zu Blutarmut und einer Beeinträchtigung der körperlichen Leistungsfähigkeit. Vitamin B12 ist überwiegend in tierischen Lebensmitteln enthalten, ein Mangel führt zu Blutarmut, Schädigungen des Nervensystems und neurologischen Entwicklungsstörungen. Die Proteinzufuhr muss ausreichend abgesichert sein, da sonst körpereigenes Muskeleiweiß abgebaut wird. Calcium wird über Pflanzen nur unzureichend zugeführt, des Weiteren ist ihre Resorption unvollständig. Dies führt zu einer Störung des Mineralhaushalts, mit der

Folge der Osteoporose. Diese Kostform ist insbesondere für im Wachstum befindliche Kinder sowie Jugendliche, Schwangere und Stillende nicht zu empfehlen, da sie zu körperlicher und geistiger Unterentwicklung führen kann. Eine regelmäßige ärztliche Kontrolle, inklusive der Erhebung einzelner Laborwerte ist unerlässlich, um ggf. supplementierend auszugleichen.

Prudent diet/Western diet
Übergeordnet kann zwischen einem „prudent diet"- und „western-diet"-Ernährungsmuster unterschieden werden. „Prudent diet" zeichnet sich durch einen hohen Verzehr von Obst und Gemüse, Vollkornprodukten, Fisch und weißem Fleisch (Geflügel) aus. Hingegen werden bei der „western-diet" bevorzugt rohe und verarbeitete Fleischwaren aus rotem Fleisch, frittierte Produkte, Süßigkeiten, Desserts und Produkte aus ausgemahlenem Getreide verzehrt. Studien belegen, dass ersteres Ernährungsmuster sowohl mit einer reduzierten Gesamtmortalität als auch einem reduzierten Risiko für kardiovaskuläre Erkrankungen assoziiert ist. Der „western-diet"-Ernährungsstil greift vorwiegend auf hochkalorische fett- und zuckerhaltige Lebensmittel zurück. Das Nährstoffprofil ist unausgewogen, ernährungsbedingte Erkrankungen wie Fettleibigkeit, Hypertonie etc. sind auf Dauer zu erwarten.

Fazit

Es gilt zu beachten, dass die überwiegend aufgeführten Diäten nur für einen vorübergehenden Zeitraum bestimmt und geeignet sind, um rasch abnehmen zu können. Bei einer langfristig angelegten Diät zur Gewichtsreduktion muss ein Mangel an essentiellen Nährstoffen ausgeschlossen werden; ggf. sind ergänzende Supplementierungen von Nahrungsergänzungsmitteln sinnvoll. Ein vollkommener Verzicht einzelner Nährstoffbestandteile wie Proteine, Kohlenhydrate oder Fette wirkt sich auf die Dauer gesundheitlich nachteilig aus. Proteine können vom Körper nicht selbst hergestellt werden, er ist auf die moderate Zufuhr angewiesen. Hier sollte die Biologische Wertigkeit diverser Lebensmittelkombinationen berücksichtigt werden. Demnach ist es nicht ausschließlich erforderlich, den Proteinbedarf über Fleisch und Fisch zu gewährleisten. Es muss hierbei nach effektvollen Bestandteilen unterschieden werden, die gleichzeitig keinen Nährstoffmangel implizieren. Überwiegend basieren die Konzepte zur Gewichtsreduktion auf einer Schulung des Ernährungsbewusstseins, der vorgegebenen Lebensmittelauswahl und der Vermittlung hinsichtlich der Relation zwischen notwendiger und übermäßiger Energiezufuhr. Die Problematik einer dauerhaft erfolgreichen Ernährungsumstellung inklusive der individuell anzupassenden Kalorienzufuhr bleibt, insbesondere bei den Diäten die keine Lebensumstellung integrieren, überwiegend unberücksichtigt. Bei den dargelegten Ernährungsformen sind Unterversorgungen relevanter Nährstoffe zu vermeiden und ggf. entsprechend auszugleichen.

6.2. Erkrankungen und Ernährungsstrategien

Im Folgenden sind zu den jeweiligen Erkrankungen kurz deren Symptomatik, der humanphysiologische Hintergrund und entsprechende Ernährungsempfehlungen zusammengefasst.

6.2.1 Über- und Untergewicht, Essstörungen und Diäten bei Adipositas; Anorexia nervosa, Bulimia nervosa

Entsprechend der Nationalen Verzehrsstudie II, entnommen dem Ernährungsbericht der DGE (2008), „geht die Altersverteilung der Personen, die eine Reduktionskost durchführen, nicht konform mit dem realen Körpergewicht. So wird von der Gruppe junger Frauen, in der Übergewicht am seltensten zu finden ist, am häufigsten angegeben, eine Reduktionsdiät durchzuführen." Bei der Altersgruppe, der die meisten adipösen und übergewichtigen Menschen zuzuordnen sind, d. h. zwischen 65 und 80 Jahren, ist die Motivation hinsichtlich einer Gewichtsreduzierung deutlich geringer.

Für das Einhalten von Diäten werden laut genannter Befragung folgende Gründe genannt:

Diätgrund	Frauen (%)	Männer (%)
Gewichtsreduktion	6,3	3,4
Diabetes mellitus	3,3	3,2
Fettstoffwechselstörungen	1,8	1,4
Lebensmittelallergie	1,5	0,5
Bluthochdruck	0,8	0,9
Gicht	0,2	0,4
sonstige Krankheiten	1,7	1,2

Zu den Essstörungen zählen:

Orthorexia nervosa: übersteigerte Fixierung auf gesunde Nahrungsmittel
Anorexia nervosa: Magersucht
Bulimia nervosa: Ess-Brechsucht
Binge-Eating-Störung: Störung des Hunger-Sättigungsgefühls
Adipositas: Fettsucht

Adipositas

Die WHO fasst mit dem Begriff „Übergewicht“ sowohl Präadipositas als auch Adipositas zusammen. Übergewicht liegt laut WHO-Definition dann vor, wenn der BMI ≥ 25 beträgt; siehe Kapitel 2 Gesamtenergiebedarf. Weltweit gehört Adipositas zu dem am schnellsten um sich greifenden Gesundheitsproblem, einer sog. „globalen Adipositasepidemie“, begleitet von Folgekrankheiten wie Diabetes mellitus Typ 2. Adipositas wirkt sich über den gesamten Lebenscyclus aus; d. h. die Wahrscheinlichkeit, übergewichtige Babys bzw. Kinder zu haben, die im Erwachsenenalter selbst adipös werden, ist bei adipösen Müttern höher als bei Normalgewichtigen. Der Anteil übergewichtiger Kinder hat im Vergleich zur Studie von 1985-1998 um 50 % zugenommen, der Anteil adipöser Kinder und Jugendlicher hat sich seitdem mehr als verdoppelt!
Präadipositas und Adipositas werden definiert „als eine Zunahme von Körpergewicht, die durch eine über das Normalmaß hinausgehende, exzessive Vermehrung des Körperfettanteils verursacht wird und zu einer Beeinträchtigung der Gesundheit führen kann“. Die Auswirkungen von Präadipositas und Adipositas werden wie nachfolgend aufgelistet, beschrieben.

Komplikationen, Begleiterscheinungen und Folgeerkrankungen:

- Störungen des Kohlenhydratstoffwechsels (z. B. Insulinresistenz, gestörte Glucosetoleranz, Diabetes mellitus Typ 2)
- Dislipoproteinämien (niedriges HDL-Cholesterol, Hypertriglyceridämie, vermehrte LDL-Partikel)
- Hyperurikämie/Gicht
- Steigerung der Gerinnung und Hemmung der Fibrinolyse
- Chronische Entzündungen
- arterielle Hypertonie, linksventrikuläre Hypertrophie
- kardiovaskuläre Erkrankungen (koronare Herzerkrankungen, Schlaganfall, Herzinsuffizienz)
- Tumore
- hormonelle Störungen
- pulmonale Komplikationen; Anstrengungsdyspnoe, respiratorische Insuffizienz, Hyperventilationssyndrom
- Erkrankungen der Gallenblase, Fettleber
- degenerative Erkrankungen des Bewegungsapparates
- Allgemeinbeschwerden (Schwitzen, Gelenkbeschwerden, Atemnot bei körperlicher Belastung)
- Einschränkung der Aktivitäten des täglichen Lebens
- verminderte Lebensqualität
- psychosoziale Konsequenzen (Depression, Ängstlichkeit, soziale Diskriminierung, Selbstwertminderung, soziale Isolation)
- erhöhtes Operations- und Narkoserisiko

- erhöhtes Unfallrisiko
- erhöhtes Komplikationsrisiko während der Schwangerschaft und bei der Entbindung
- Zunahme der Sterblichkeit in Abhängigkeit des Übergewichts bzw. der Fettsucht

Ausschlaggebende Faktoren sind:
- Ernährung
- Lebensgewohnheiten; psychische und psychosoziale Faktoren
- Medikamenteneinnahme
- genetische Faktoren

Folgende Pharmaka fördern Übergewicht:
- Antidepressiva
- Antiepileptika
- Neuroleptika
- Hypnotika
- Antihistaminika
- Steroide (Glucokortikoide)
- orale Antidiabetika
- Insulin
- Progestagene
- Lithium

In Anlehnung an In-vitro-Versuchen ist davon auszugehen, dass sich bei Zufuhr triglyceridreicher Kost Stromazellen zu Adipozyten ausdifferenzieren. Die Fettmasse nimmt in allen Körperregionen zu, zum Teil auch in den Organen. Ausgelöst wird dieser Mechanismus durch cyclo-AMP, Glukocorticoide oder IGF, dem Insulin like Growth Factor. Ein sog. Setpointmechanismus passt die Kalorienzufuhr dem Grundumsatz an. Dies hat zur Folge, dass ein hohes Körpergewicht eines höheren Grundumsatzes bedarf und umgekehrt. Es treten metabolische/hormonelle Veränderungen im Insulinstoffwechsel auf. Dies kann zur Hyperinsulinämie bzw. Insulinresistenz führen. Durch die Ernährung sowie geänderte Aktivitäten ist der adipositische Setpoint beeinflussbar. Laut Speakman sind die Gene und damit der Stoffwechsel des Menschen auf Situationen des Hungers und des Nahrungsmangels eingerichtet, nicht aber auf Situationen einer Überernährung. Die Evolutionsgeschichte hat laut Prentice und Wells insbesondere die Fähigkeit ausgeprägt, bei ausreichendem Energieangebot vermehrt Fettzellen anzulegen, die Umkehrung entbehrte der Notwendigkeit. Ob und inwieweit die eingangs erwähnte Nutrigenetik gezielt wird eingreifen können, bleibt abzuwarten.
Das Hormon Leptin senkt die Nahrungsaufnahme und beschleunigt den Energieverbrauch mittels hypothalämischer Interaktionen.

Gewichtsreduzierung
Bei normaler Betätigung braucht der Körper (70 kg, 1,70 m) pro kg/KG 25-30 kcal. Frauen, Kinder, Senioren bedürfen wesentlich weniger, Jugendliche im Wachstum mehr Energie. Zur Aufrechterhaltung des Grundstoffwechsels ist ein individueller Grundumsatz, eine Grundenergie erforderlich. Diese Energie gewährleistet den Erhalt des Körpers in Ruhe über einen Zeitraum von 12 Stunden bei 20°C. Dieser Grundumsatz variiert je nach Konstitution, Körpergröße und vorhandenem Körpergewicht. D. h. ein schwerer Mensch benötigt zur Aufrechterhaltung seiner Masse einen höheren Grundumsatz.

Rechenbeispiel:

z. B. 70 kg x 30 kcal tägl. Bedarf = 2100 kcal/Tag
1 kg Körperfett entspricht 6500 kcal
D. h., um 1 kg Fettpolster abzunehmen, müssen 6500 kcal eingespart werden. Bei einer Diät mit nur 1000 kcal werden pro Tag bei angenommenen 2100 kcal dann 1100 kcal gespart.
6500 kcal : 1100 kcal = 5,9
Folglich kann über einen Zeitraum von 6 Tagen, bei einer 1000 kcal-Diät, insgesamt 1 kg Körperfett abgespeckt werden.

Gewichtsverluste, die deutlich darüber liegen, sind kritisch zu bewerten, da hierbei auch die fettfreie Körpermasse, bestehend aus Muskeleiweiß und Flüssigkeit, reduziert wird.
Die anfängliche rasche Gewichtsdeduktion ist auf einen Körperwasserverlust zurückzuführen. Der Jo-Jo-Effekt wird verursacht durch die Parameter:

- Umstellung der häufig einseitigen Kostform auf normale Kost
- erhöhte Flüssigkeitszufuhr
- Annehmen der alten Essgewohnheiten
- hormonell gesteuerte Vorgänge; siehe Kapitel 2.5, Hungerstoffwechsel

Das Konzept einer Adipositastherapie basiert auf einer Nahrungsumstellung, einem flexiblen Verhaltensmanagement sowie einer allmählichen Steigerung der körperlichen Aktivität. Die Kalorienzufuhr bei einer Gewichtsreduktion ist individuell entsprechend Alter, Größe, Ausgangsgewicht, Geschlecht, körperlicher Aktivität und Gesundheitszustand zu ermitteln. Bei einer langfristigen Gewichtsreduzierung sollte die tägliche Kalorienaufnahme den Energieverbrauch, der je nach körperlicher Anstrengung zwischen 25-40 kcal/Tag/kg KG beträgt, um mindestens ein Drittel unterschritten werden. Sollte ein gestörtes Essverhalten zu Adipositas führen, gilt es die Ursächlichkeit zu erkennen und zu eliminieren. Bei den anstehenden Langzeitdiäten müssen die ausreichende Zufuhr der essentiellen Nährstoffe gewährleistet und die Quellen der Gesamt-Kalorienzufuhr eingegrenzt, Alkohol- und Fettzufuhr drastisch reduziert werden. Bei der Fettzufuhr sind trans-Fettsäuren, d. h. gehärtete Fette wie Margarine, Dressings, Speck etc. zu meiden, einfach gesättigte Speiseöle (MUFA) sind den mehrfach Ungesättigten (PUFA) vorzuziehen, aufgrund der veränderten oxidativen Stoffwechsellage. Ein Minimum an hochkalorischen Kohlenhydraten ist zuzuführen, hierbei sind Lebensmittel mit einem geringen glykämischen Index vorzuziehen. Eine bedarfsgerechte Eiweiß-Zufuhr ist zu beachten, um den Erhalt der Muskeln zu gewährleisten. Eine hohe Ballaststoff- sowie Flüssigkeitszufuhr kann unter Umständen die Energiezufuhr günstig beeinflussen. Bei der Zufuhr von light-Getränken ist der jeweilige ADI-Wert der verwendeten Süßungsmittel zu berücksichtigen. Lebensmittel mit hoher Kaloriendichte wie beispielsweise Schokolade, die überwiegend aus Fett und Zucker bestehen, sowie sehr fettreiche Lebensmittel wie in Fett gebackene und frittierte Produkte sowie Mayonnaise etc. sollten gemieden werden.

empfohlene Nährstoffzusammensetzung:

- 15-20 % hochwertige Proteine
- 50-55 % Kohlenhydrate überwiegend in Form von komplexen Kohlenhydraten, Ballaststoffen
- 30-35 % Fett, in Form von magerem Fleisch/Fisch und ungesättigten Fettsäuren (Pflanzenöle, Fisch); keine trans-Fettsäuren; MUFA > PUFA-Anteil

Das Süßempfinden sollte nicht zugunsten einer Süßung mittels Süßstoffen bzw. süßstoffhaltigen Lebensmitteln verlagert werden, da aufgrund der zum Teil beachtlichen Zufuhrmenge der ADI-Wert (accetptable daily intake, täglich duldbare Aufnahmedosis), leicht überschritten werden kann; siehe Kapitel 5.2 Wirkungen von Zusatzstoffen. Fettersatzstoffe, sog. MTC-Fette, sollten nur bei Bedarf und nicht übermäßig verzehrt werden; siehe Kapitel 3.1.2 ausgewählte Fette- und Fettsäurereiche Lebensmittel.

Anorexia nervosa (Pubertätsmagersucht)

Anorexia nervosa ist durch eine exzessive Nahrungskarenz gekennzeichnet, die zu einem Gewicht von 15 % oder mehr unter dem zu erwartenden Gewicht führt. Psychosoziale Effekte sind meist ausschlaggebend für die verzerrte Körperwahrnehmung und einer Angst vor Übergewicht. Die permanente Mangelernährung führt zu Verlusten von Fettgewebe und Skelettmuskulatur und kann, die inneren Organe betreffend, eine Herzmuskelatrophie verursachen. Erbrechen und die Zufuhr von Laxanzien stören den Elektrolythaushalt; ein Kaliummangel kann zu Herzstillstand führen. Das Erbrechen beeinflusst darüber hinaus den Säure-Base-Haushalt und wirkt sich auf die Zahnsubstanz negativ aus. Eine extrem eiweißarme Ernährung mindert das Bluteiweiß, insbesondere den Albuminanteil. Hormonelle Störungen führen bei Frauen u. a. zu einem Östrogenmangel, der sowohl Ursache für eine Infertilität als auch einer sich entwickelnden Osteoporose ist. Die verminderte Kohlenhydratzufuhr führt zu einem Mangel an Glucose, einer vermehrten Ausschüttung von Cortisol und Wachstumshormonen; weitere hormonelle Faktoren stimulieren die Gluconeogenese. Die Sekretion des Schilddrüsenhormons bleibt unverändert, allerdings bildet sich daraus nur vermindert das biologisch aktive Trijodthyronin aus, überwiegend wird das biologisch unwirksame retro-Trijodthyronin gebildet, mit der Folge, dass der Muskelabbau verlangsamt voranschreitet und sich der Energiebedarf weiter einschränkt. Bei der (Zwangs)-Ernährung muss auf den Ausgleich des Nährstoffmangels geachtet werden, neben einer sich kalorisch steigernden Energiezufuhr und einer ausreichenden Hydratisierung des Körpers. Für eine erfolgreiche Langzeitwirkung müssen ursächliche psychologische und soziale Komponenten erkannt und therapiert werden.

Bulimia nervosa (Ess-Brech-Sucht)
Ähnlich der zuvor beschriebenen Anorexia nervosa wird die Nahrungsaufnahme auf kognitiver Ebene kontrolliert. Bei der Bulimia nervosa folgen auf akute Essattacken, bei denen teilweise beachtliche Nahrungs- und Kalorienmengen (bis zu 20.000 kcal) zugeführt werden, ein selbstinduziertes Erbrechen. Darüber hinaus werden häufig Laxanzien und/oder Diuretika sowie strenge Fastendiäten oder übermäßige körperliche Leistungen als Gegenreaktionen eingesetzt. Während einer Essattacke geht i.d.R. die Kontrolle über das Ernährungsverhalten verloren. Ein gesteigertes Körperbewusstsein bezüglich Figur und Gewicht ist auffallend. Physiologisch treten in ähnlicher Weise die zuvor beschriebenen Symptome auf und sind analog zu behandeln.

6.2.2 Diabetes mellitus

Ca. 150 Millionen Menschen weltweit, und damit fünfmal mehr als vor 10 Jahren, leiden an Diabetes mellitus. Für Deutschland besagt die Schätzung, dass ca. 200.000 Menschen an Diabetes mellitus Typ 1 und 5-8 Millionen Menschen an Diabetes mellitus Typ 2 erkrankt sind. Häufige Gewichtsreduktionen, begleitet von schwankenden Ernährungsweisen, erhöhen das Risiko einer Typ 2-Diabetes-Erkrankung um 35 %. Neben dem Kohlenhydratstoffwechsel wird auch der Fett- und Proteinstoffwechsel beeinflusst. Die Erkrankung Diabetes mellitus liegt dann vor, wenn der Blutzuckerwert nüchtern >120 mg/Tag oder nach einer Glucosebelastung > 200 mg/Tag diagnostiziert wird.

Unterscheidungsmerkmale der Diabetes mellitus-Formen:

Diabetes mellitus Typ 1
Es herrscht Insulinmangel, eine Insulitis zerstört die B-Zellen der Langerhansschen Inseln der Bauchspeicheldrüse, als Folge kommt die Insulinproduktion teilweise oder vollständig zum Erliegen. Als Auslöser werden Viren, z. B. von Mumps, Röteln, Masern angenommen. Ein weiterer Faktor kann eine Insulinresistenz aufgrund von Erbfaktoren sein, oder aber die Insulinwirkung fehlt. Dieser Erkrankungstyp ist in der Behandlung immer insulinabhängig. Blutzuckersenkende Tabletten sind ohne ausreichende Insulinzufuhr unwirksam. Die Blutzuckerwerte sind erhöht und oft schwankend. Neben der Insulingabe ist die richtige Ernährung entscheidend.

Diabetes mellitus Typ 2
Kennzeichen ist eine verzögerte Insulinsekretion und eine gestörte Insulinwirkung. Die Insulinresistenz beruht auf einer gestörten Wechselwirkung zwischen Insulin und dem Rezeptor sowie einem gestörten Glucosestoffwechsel; hieraus resultiert ein gesteigerter Insulinbedarf. Da die Insulinproduktion noch (eingeschränkt) funktioniert, ist eine Insulinbehandlung zunächst nicht erforderlich. Auf optimale Blutfettwerte sowie einen BMI von 19 bis max. 25 ist der Körper einzustellen. Häufig ist eine konsequente Ernährungsumstellung als alleinige Behandlung, zumindest zu Beginn der Erkrankung, ausreichend.

Blutfettwerte:	HbA1	< 8,0 %
	HbA1c	< 6,5 %
	Serumcholesterin	< 200 mg/Tag
	HDL-Cholesterin	> 40 mg/Tag
	Triglyceride, nüchtern	< 150 mg/Tag

Eine im Krankheitsverlauf zunehmende verzögerte Insulinabgabe sowie deren verminderte Wirkung führt über Symptome, wie häufig erhöhter und schwankender Blutzucker, zum insulinabhängigen Diabetes mellitus.

Biochemische Änderungen des Stoffwechsels aufgrund gestörter oder mangelnder Insulinwirkung sind:

Kohlenhydratstoffwechsel
Die zugrundeliegende Störung des Kohlenhydratstoffwechsels führt zur Hyperglykämie; bei weiterem Anstieg und Überschreitung der Nierenschwelle resultiert Glucosurie sowie ein Glucosemangel im Muskel- und Fettgewebe. Der Stoffwechselweg der Gluconeogenese läuft vermehrt ab; siehe Kapitel 3.1.1

Fettstoffwechsel
Die Synthese und Deposition von Neutralfett sind eingeschränkt, die Mobilisierung von Depotfett wird stimuliert. Der Fettumsatz wird erhöht mit einhergehender Steigerung der Bildung von β-Hydroxybuttersäure und Acetessigsäure. In der Folge entwickelt sich eine Ketose, hierbei wird Aceton abgeatmet; siehe Kapitel 3.1.2

Proteinstoffwechsel
Es tritt eine vermehrte Synthese von Lipoproteinen bei verminderter Abbaurate auf; in der Folge tritt eine Dyslipoproteinämie ein. Die Eiweißsynthese wird gehemmt, der Proteinabbau gesteigert.

Elektrolytstoffwechsel
Es tritt ein zellulärer Kaliumverlust ein, gefolgt von Störungen des Wasser-, Säure/Basen- und Natriumgleichgewichts.

Die Behandlung von Diabetes mellitus basiert auf:
- Ernährungsumstellung
- Zunahme körperlicher Aktivität
- Insulintherapie (Typ 1), Einsatz oraler Antidiabetika (Typ 2)

Menge und Wirkung des injizierten Insulins sind von der Gesamtstoffwechselleistung, die permanenten Schwankungen unterliegt (Nahrungszusammensetzung, Aktivität, Stress etc.), abhängig. Es wird eine Kombination aus kurzfristig und verzögert freisetzendem Insulin injiziert. Eine bedarfsgerechte Insulinzufuhr ist anzustreben, eine exakte stoffwechselgenaue Dosierung noch nicht möglich. Die Problematik der Hypo- und Hyperglykämie existiert fortlaufend. Eine individuelle Anpassung und entsprechende Therapie sind notwendig. Bei Fortschreiten der Erkrankung können neben akuten Komplikationen auch chronische auftreten. Folgeschäden aufgrund des Stoffwechseldefekts wie Angiopathie, (Arteriosklerose), Neuropathien (Taubheitsgefühle der Extremitäten), Retinopathien (Erblindung), Makroangiopathien (Nierenversagen) sollen durch entsprechende Therapiemaßnahmen soweit wie möglich verhindert werden.
Da das Ernährungsverhalten, insbesondere beim Diabetes mellitus Typ 2, häufig ungünstig ist, bedarf es einer konsequenten dauerhaften Umstellung. Die unmittelbare Insulintherapie, bzw. die Wirkung blutzuckersenkender Mittel, gleicht kurzfristig das Stoffwechseldefizit aus, vermindert aber langfristig keineswegs die risikoerhöhenden Faktoren bzw. Begleiterscheinungen wie Hypertonie etc.

Ernährungsempfehlungen

Grundsätzlich sind die Regeln einer gesunden und vielseitigen Ernährung anzustreben. Die Energiezufuhr muss dem optimalen BMI-Bereich von 19-25 angepasst werden.

Folgende Nährstoffverteilung ist anzustreben:

- gesättigte und trans-FS minimieren < 10 %
- mehrfach ungesättigte FS < 10 %
- Proteinanteil 10-20 %
- Kohlenhydrate und einfach ungesättigte FS sollten anteilsmäßig überwiegen
- Kohlenhydrate: es sollen Lebensmittel mit niedrigem glykämischen Index ausgewählt werden, reichlich lösliche Ballaststoffe zuführen, Saccharose meiden, maximal 10 %
- Alkohol nach Möglichkeit meiden, 1-2 Glas Wein/Tag möglich
- Kochsalzzufuhr insgesamt < 6g/Tag
- Vitamin- und Mineralstoffzufuhr durch vielseitige Ernährung erzielen, ansonsten ist eine Ergänzung sinnvoll. Insbesondere bei den Spurenelementen: Cr, Zn; bei den Vitaminen: Biotin, Vit-A; und Vit-B5.

Insgesamt ist bei der Lebensmittelauswahl darauf zu achten, dass kalorien- und fettreiche Lebensmittel – auch spezielle Diabetiker-Lebensmittel – gemieden werden. Kalorien- und zuckerfreie Getränke sollten bevorzugt zugeführt werden. Bei Süßstoffen ist die Überschreitung des ADI-Werts, insbesondere des Cyclamats, zu vermeiden. Schwerpunkt der Ernähung sollte auf dem Verzehr von: Obst, Gemüse, Hülsenfrüchten, Getreideprodukten, Ballaststoffen, Reis, Kartoffeln und Nudeln liegen. Der Verzehr tierischer Fette in Form von Butter, Schmalz, fetthaltigen Wurstwaren, fetthaltigem Käse, Schokolade, Torten muss minimiert werden. Der Zuckerverzehr, auch über gezuckerte Lebensmittel, sollte unbedingt eingegrenzt werden.
LDL-Cholesterinsenkende Lebensmittel sind: Zwiebel, Porree, Schnittlauch, Rettich

Ernährung bei Diabetes mellitus

Sättigung
Komplexe Kohlenhydrate wie z. B. in Vollgetreide oder in Leguminosen werden im Magen und Dünndarm langsam abgebaut. Sie erzeugen ein anhaltendes Sättigungsgefühl und eignen sich besonders zur Begrenzung der Energiezufuhr (Reduktionskost).

Kontrolle von Blutzucker und Insulin
Die Insulinsekretion und der Blutzuckerspiegel sind abhängig von Art und Menge der Nahrungs-Kohlenhydrate. Regulationsstörungen mit Hypo- und Hyperglycämie lassen sich diätetisch durch die Kohlenhydrat-Aufnahme beeinflussen; siehe Lebensmittel und glycämischer Index.

Einfluss auf den Lipidstoffwechsel:
Lösliche Ballaststoffe wie b-Glucane, Guar tragen durch die Bindung von Cholesterin- und Gallensäuren im Darm und Hemmung der Cholesterinsynthese in der Leber zur Normalisierung eines erhöhten Serumcholesterinspiegels bei (Hypercholesterinämie). In Verbindung mit Chrom trägt das Vitamin H (Biotin) zur Stabilisierung des Blutzuckerspiegels bei.

Glykämischer Index und Blutzuckereffekt
Der glykämische Index ist ein Maß dafür, wie stark der Blutzucker im Anschluss an den Verzehr eines (kohlenhydratreichen) Lebensmittels ansteigt (Blutzuckereffekt von Nahrungsmitteln). Laut FAO wird der glykämische Index definiert als Blutzuckerwirkung eines Lebensmittels in einer Portionsgröße, die 50 g verwertbare Kohlenhydrate enthält, im Vergleich zu Glucose oder Weißbrot in entsprechender Menge.
Der Blutzuckeranstieg nach Verzehr von Glucose ist gleich einem glykämischen Index von 100 gesetzt. Bei einem niedrigen glykämischen Index gehen die Kohlenhydrate langsamer ins Blut über; darüber hinaus hält das Sättigungsgefühl bei diesen Lebensmitteln länger an.

Nahrungsmittel	glykämischer Index relativ zur Glucose	Nahrungsmittel	glykämischer Index relativ zur Glucose
Maltose	110	Saccharose	65
Glucose	100	Rosinen	64
Weiße Rüben	97	Milchreis	61
Sportgetränke	95	Orangensaft	57
Karotten	92	Bananen	53
Corn-flakes	84	Weintrauben	52
Kartoffel gebraten	83	Reis	55
Reiscrispies	82	Erbsen, Bohnen	48
Honig, Mais-Chips	73	Mehrkornbrot	45
Wassermelone	72	Spaghetti	41
Kartoffeln, gek.	71	Vollkornspaghetti	37
Weizenvollkornbrot	69	Birnen, Äpfel	36
Weizenflocken	69	Linsen	29
Müsli	66	Vollmilch, 3,5 %	27
Naturreis	66	Fructose	23

Tabelle: Glykämischer Index, Durchschnittswerte ausgewählter Lebensmittel
(FAO; Food of Agriculture Organization of the United Nations; Cabonhydrate in human nutrition; http://www.fao.org/DOCREP/w8079e/w8079e 00.htm

6.2.3 Nierenerkrankungen; Hyperurikämie, Gicht

Die Faktoren Alter, Geschlecht und Ernährung sind für die Harnsäurekonzentration im Serum oder Plasma entscheidend. Bei einer angeborenen Stoffwechselstörung liegt i.d.R. ein enzymatischer Defekt des Purinstoffwechsels, in nur 1 % der Fälle eine Harnsäureüberproduktion vor. Eine dauerhaft überhöhte Harnsäurekonzentration führt zu chronisch-destruierenden Gelenkveränderungen sowie Gichtgeschwüren; oder andererseits zu einer Gichtniere, begleitet von Hypertonie und einer möglichen Niereninsuffizienz. Bei den zugrundeliegenden Defekten scheidet der Körper die gebildete Harnsäure nicht in ausreichender Menge aus, oder bildet sie übermäßig, so dass sich die Harnsäure im Blut konzentriert. Gicht kann andererseits als Wohlstandskrankheit auftreten, infolge von dauerhaften Fehlernährungen. Verantwortlich sind ein überhöhter Fleisch- und Fleischwarenkonsum, erhöhter Alkoholkonsum, Bewegungsmangel, Stress sowie Einnahme diverser Medikamente wie Aspirin und Diuretika.
Harnsäure entsteht als Endprodukt des Purinstoffwechsels und wird außerdem durch die Aufnahme von Nahrungspurinen gebildet; siehe Kapitel 5.2 Zusatzstoffe: Geschmacksverstärker E 626-635 und Hefekonzentrate. Purin ist eine Nukleinsäure, die Bestandteil aller Zellen und Zellkerne ist. Bei Zellerneuerungsprozessen werden fortlaufend Purine freigesetzt, die im Körper zu Harnsäure abgebaut werden.

Purin-Abbau:

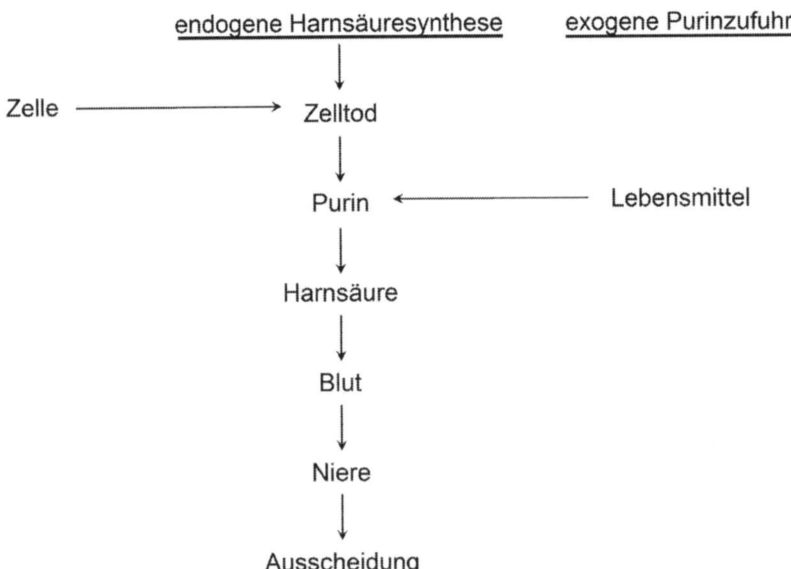

Diverse Enzymsysteme bauen die mit der Nahrung zugeführten Nukleoproteide ab.

Abb.: Purinstoffwechsel endogen und exogene Purinzufuhr

Als Grenzwert gilt eine Serumkonzentration von >6,4 mg/Tag, höhere Konzentrationen bewirken einen Ausfall der Harnsäure in den Gelenken; es können sowohl akute Gichtanfälle als auch längerfristig Deformationen von Knorpel und Knochen resultieren. Urate führen zur Gichtniere. Als medikamentöse Therapie, vor allem bei der angeborenen Stoffwechselstörung, werden Urostatika, die die Harnsäurebildung hemmen bzw. Urikosurika zur Erhöhung der renalen Ausscheidung eingesetzt.
Es ist ein Harnsäurespiegel von <5,0-5,5 mg/Tag anzustreben; hierzu ist eine Ernährungsumstellung auf purinarme Kost notwendig. Es ist zu beachten, dass je nach Purinquelle die Resorption unterschiedlich schnell verläuft; RNA-haltige Lebensmittel führen zu einem höheren Anstieg der Harnsäurekonzentration als DNA-haltige Kost. (1)

RNA- und DNA-Gehalte ausgewählter Lebensmittel:

Lebensmittel	DNA mg/100 g	RNA mg/100 g
Schweineleber	285	519
Rinderleber	251	333
Schweinefleisch	36	125
Rindfleisch	50	110
Erbsen	42	122
Bohnen	16	60

(1) Colling M., Wolfram G.; Bestimmung von purinhaltigen Verbindungen und Purinbasen in Lebensmitteln; Z. Lebensm. Unters. Frosch. 185; 288; 1987

Eine regelmäßige Zufuhr von 2 Glas Bier/Tag verschiebt den Stoffwechselweg über die Gärung zur Lactatbildung. In der Folge führt eine Hyperlactatacidämie zu verminderter Harnsäureausscheidung, gefolgt von einem Serumharnsäure-Anstieg. Der Alkoholabbau in der Leber erhöht den Spiegel an Adeninnukleotiden und somit die Harnsäuresynthese. Nahrungsfette verursachen eine vermehrte Bildung von Ketonkörpern und einer Hemmung der renalen Harnsäureausscheidung. Überhöhte Dosierungen von Fructose, Sorbit, Xylit können zu einem Anstieg der Serumharnsäure führen. Eine vermehrte Eiweißzufuhr führt zu einer Steigerung der Harnsäureausscheidung und Abfall des Serumharnsäurespiegels.
Ein erhöhtes Harnsteinrisiko liegt vor bei unzureichender Flüssigkeitszufuhr, <1-1,4 l/Tag.

Puringehalte ausgewählter Lebensmittel

Lebensmittel	Puringehalt mg/100 g	Lebensmittel	Puringehalt mg/100 g
Gurke	7	Erdnuss	80
Edamer 40 % Fett i.Tr.	7	Wiener Würstchen	80
Joghurt mind. 3,5 % Fett	8	Scholle	95
Tomate	11	Rindfleisch	110
Kopfsalat	13	Zander	110
Zwiebel	13	Miesmuschel	110
Apfel	14	Linsen	125
Weißbrot	14	Schweineschinken gek.	130
Kartoffel	16	Schweinefleisch	150
Chinakohl	20	Suppenhuhn	160
Pfifferlinge	20	Heilbutt	180
Limburger 20 % Fett i.Tr.	30	Thunfisch	225
Sellerieknolle	30	Forelle	295
Eierteigwaren	40	Kalbsleber	460
Champignon	60	Ölsardine	480
Rosenkohl	70	Schweineleber	515
Aprikose	75	Kalbsbries	1260
Brokkoli	80		

Ernährungsempfehlungen:

- hohe Flüssigkeitszufuhr, Wasser, kalorienarme Getränke, ADI-Werte Süßstoffe beachten
- Alkoholkonsum minimieren (max. 1 Glas Wein/Tag), d. h. maximal 5-10 g Alkohol/Tag.
- Übergewicht reduzieren
- Gemüse und Salate verzehren
- als Proteinquelle Milch- und Milchprodukte, Eier bevorzugen

Folgende Nährstoffverteilung ist anzustreben:

- Eiweiß 15 %
- Fett 25-30 %
- Kohlenhydrate 55-60 %
- Lebensmittel mit hohen Puringehalten meiden; hierzu zählen auch Fleischextrakte, Fertigsuppen, Convenience-Produkte; Hefe, Hefeextrakte, Hefeprodukte
- Geschmacksverstärker E 626-628 Guanylsäure und deren Salze; E 630-633 Inosinsäure und deren Salze sind purinhaltig, geschmacksverstärkende Salze und Würzen meiden
- Fettreiche Kost minimieren

Folgende Faktoren üben Einfluss auf das Harnsteinrisiko aus:

Ernährungsfaktoren	Harnsteinrisiko
zu wenig:	zu viel:
Flüssigkeit	Protein
Citrat	Kochsalz
Magnesium	Oxalsäure
Ballaststoffe	Sulfat

Calcium und Sulfat sollten moderat zugeführt werden. Eine detaillierte Ernährungsempfehlung kann in Kenntnis der chemischen Steinzusammensetzung erfolgen.

6.2.4 Herz-Kreislauf-Erkrankungen; Fettstoffwechselstörung, Hyperlipoproteinämie, Hypertonie, Arteriosklerose; Herzinsuffizienz, metabolisches Syndrom

Hyperlipoproteinämie

Lipoproteine enthalten in ihrem Zentrum verestert gebundenes Cholesterin und Triglyceride und an ihrer Oberfläche Phospholipide und freies Cholesterin. Aufgrund dieser Molekülstruktur dienen sie dem Fetttransport im Blut. Die Klassifizierung der Lipoproteine und deren Stoffwechselfunktion ist dem Kapitel 3.1.2 Fette zu entnehmen. Eine Imbalance der Bestandteile kann zu Fettstoffwechselstörungen führen.

Arterioskleroserisiko:	LDL-Cholesteringehalt ↑
	Triglyceridgehalt ↑
	HDL-Cholesteringehalt ↓

Bei einer vorliegenden Hyperlipoproteinämie sind Triglycerid- und Cholesterinspiegel erhöht, in der Folge steigt das Risiko hinsichtlich Durchblutungsstörungen, Arteriosklerose und Herzinfarkt. Es wird unterschieden nach primärer, vererbter Ämie und sekundärer Hyperlipoproteinämie als Folgeerscheinung vorausgehender Erkrankungen (Übergewicht, Diabetes mellitus, überhöhter chronischer Alkoholkonsum). Pharmaka der Wirkstoffklasse „Kontrazeptiva“ können dieses Krankheitsbild ebenfalls begünstigen.

Bei Behandlung der Grunderkrankung und Reduzierung der negativen Begleitfaktoren lassen sich Hyperlipoproteinämien über ausgewählte Ernährungsformen sehr gut therapieren. Bei einer Gewichtsreduktion normalisieren sich in kurzer Zeit die Serumtriglyceride; nach Abbau des überschüssigen Körperfetts steigt der HDL-Cholesterinspiegel wieder an.

Gesamtcholesteringehalt/Therapiemaßnahmen:

- Normalwert: 150 mg/Tag
- Warnbereich: 200-250 mg/Tag
- Behandlungsbedürftig: ab 250 mg/Tag
- hohes Risiko: über 300 mg/Tag

Ernährungsempfehlungen:

- Reduktion des Überwichts
- Reduktion der Fettzufuhr; Verzehr einfacher ungesättigter FS senkt den LDL-Cholesterinspiegel signifikant
- Verzehr dreifach ungesättigter FS ist wirkungsvoller als der von höher ungesättigten FS
- Verzehr gesättigter FS meiden
- Die Zufuhr von trans-FS meiden, da sie das LDL-Cholesterin erhöhen und das erwünschte HDL-Cholesterin senken; d. h. auf den Verzehr von Butter, Margarine, Schmalz, tierischen Fetten, modifizierte Dressings, Mayonnaise, Fettglasuren etc. verzichten oder diese drastisch reduzieren
- Nahrungscholesterin wird individuell zugunsten oder zuungunsten des LDL-Cholesterinspiegels resorbiert; der Resorptionstyp, der zuvor diagnostiziert werden muss, ist bei der Ernährungsempfehlung unbedingt zu beachten
- Ballaststoffreiche Kost verzehren
- Hoher Verzehrsanteil an Gemüse, Salat und Obst empfohlen
- Sekundärstoffe, die in Zwiebeln, Lauch, Schnittlauch, Sellerie, Senf enthalten sind, senken den LDL-Cholesterinspiegel
- Vit-A, Vit-C, Vit-E

FS	Nahrungsquelle	Wirkung
Gesättigte FS	Butter, Sahne, Käse, Wurst Speck, Fleisch, Schmalz, Talg	erhöhen LDL und Gesamtcholesterin
einfach ungesättigte FS	Olivenöl, Haselnussöl, Rapsöl Avocados	erhöhen HDL-Cholesterin
mehrfach ungesättigte FS	Weizenkeimöl, Sonnenblumenöl, Traubenkernöl, Kürbiskernöl, Walnussöl, Sojaöl, Nüsse	senken LDL- und Gesamtcholesterin

Bei einer vorliegenden Hypercholesterinämie muss zusätzlich der Verzehr cholesterinreicher Lebensmittel eingeschränkt werden, auf < 300 mg/Tag.

Cholesteringehalte ausgewählter Lebensmittel

Lebensmittel	Cholesteringehalt mg/100 g	Lebensmittel	Cholesteringehalt mg/100 g
Hühnereiweiß	0	Eierteigwaren	85
Joghurt mager	0,33	Brathuhn	100
Magermilch	3	Brie 50 % Fett i.Tr.	100
Quark 20 % Fett i.Tr.	17	Gouda 45 % Fett i.Tr.	115
Kabeljau	35	Garnele	135
Truthahnbrust	45	Ölsardine	140
Schweinefleisch	50	Aal	165
Rindfleisch	50	Butter	240
Scholle	65	Rinderleber	260
Thunfisch	70	Schweineleber	355
Parmesan	70	Hühnerei gesamt	395
Hering	75		

Hypertonie
Ca. 20 % der Bevölkerung weist einen erhöhten Blutdruck auf; in Ländern mit westlich orientierter Lebensweise leidet jeder vierte Erwachsene an Hypertonie. Bluthochdruck liegt definitionsgemäß dann vor, wenn in körperlichem Ruhezustand wiederholt ein Wert von 160/95 mm Hg überschritten wird.

Einteilung Bluthochdruck (WHO/ISH):

- Grad I: systolisch 140 - 159 mmHg
- Grad II: systolisch 160 - 179 mmHg
- Grad III: systolisch ≥ 180 mmHg

Risikofaktoren sind genetische Veranlagungen, anhaltende erhöhte Kochsalzzufuhr, Adipositas, Nikotin, Alkohol und körperliche Inaktivität. In 90 % der Fälle handelt es sich um eine primäre oder essentielle Hypertonie, bei 10 % liegt eine Organerkrankung zugrunde (Niere, Lunge) und wird als sekundäre Hypertonie bezeichnet. Durch eine überhöhte Kochsalzzufuhr; Na > 200 mmol/Tag, d. h. > 12 g NaCl/Tag wird auf Dauer die intrazelluläre Natriumkonzentration erhöht; ebenfalls steigt die Calcium-Ionenkonzentration in den Zellen an und führt zu vermehrter Instabilität der glatten Gefäßmuskelzellen mit dem Ergebnis des Blutdruck-Anstiegs. Die Ernährungsweise nimmt unmittelbaren Einfluss auf diese Erkrankung, so begünstigt eine Minderzufuhr essentieller Bestandteile die Entstehung ebenso wie eine überhöhte ungünstig gewichtete Fettzufuhr. Die Aufnahme von trans-Fettsäuren sollte gemieden, die von ungesättigten Fettsäuren reduziert werden. Insgesamt ist die Fettzufuhr drastisch zu reduzieren, ebenso wie die Zufuhr des LDL-Cholesterins. Bei ca. 70 % der Adipösen wird Hypertonie festgestellt. Darüber hinaus scheint es eine unmittelbare Beziehung zwischen Hyperinsulinämie und überhöhtem Blutdruck zu geben. Medikamente können ebenfalls blutdrucksteigernd wirken. Zur Vermeidung weiterer Folgekrankheiten ist eine Therapie unbedingt erforderlich, siehe auch metabolisches Syndrom.

Ein anhaltend erhöhter diastolischer Blutdruck führt zur ständigen Druckbelastung und schließlich zur:

a) Schädigung der Blutgefäße, Arteriosklerose
b) Schädigung des Herzmuskels, Herzmuskelschwächung
c) Schwächung der Nieren, Niereninsuffizienz

Bei milder bis schwach ausgeprägter Hypertonie kann eine gezielte, dauerhaft angewendete Ernährungsumstellung ausreichend sein; bei ausgeprägter Hypertonie ist eine sofortige blutdrucksenkende Medikation notwendig, die bei umstellender Ernährungsweise mit der Zeit ggf. in der Menge reduziert werden kann. Bei Hypertonie ist die Fähigkeit der Niere, Natrium auszuscheiden, vermindert. Der Wasserhaushalt ist gestört, es sammeln sich Wasser und Natrium im Körpergewebe an; es kann zu Ödemen kommen; siehe Kapitel 3.2.3 Mineralien und Spurenelemente sowie 3.2.4 Wasser. Ziel sollte es sein, ein optimales Natrium-Kalium-Verhältnis zu erreichen.

Ernährungsempfehlungen:
Bei der Ernährungsweise ist die Grunderkrankung im Fokus zu behalten, insbesondere bei Diabetes mellitus hat die in diesem Zusammenhang stehende Ernährungsweise Vorrang und stellt des Grundgerüst dar.

- Gewichtsreduktion bei Übergewicht
- Kochsalzverbrauch normalisieren, Lebensmittel mit wenig Natrium/Kochsalzquellen bevorzugen; ggf. die Kaliumzufuhr erhöhen
- Alkoholgenuss meiden/einschränken
- DGE-Regeln einhalten
- Stress abbauen
- Rauchen abgewöhnen
- Bewegungsmangel entgegenwirken

Nach ärztlicher Verordnung entspricht die Natriumzufuhr folgenden Mengen:

- „streng natriumarm“ 450 mg Natrium = 1 g Kochsalz
- „natriumarm“ 1200 mg Natrium = 3 g Kochsalz
- „erweitert natriumarm“ 2400 mg Natrium = 6 g Kochsalz

Bevorzugt sollten verzehrt werden:
Frisches Obst und Gemüse, Kartoffeln, Vollkornprodukte, Quark, frische Kräuter und Gewürze, Trinkwasser, Mineralwasser (bei Beachtung der NaCl-Gehalte) und Obstsäfte. Bei Vollkornbrot und Mineralwasser ist auf den Salzgehalt zu achten. Selbst zubereitete Speisen ermöglichen eine drastische Minimierung der Salzaufnahme.

Einschränken, meiden, bzw. Mengen kontrollieren von:
Käse, Wurst-, Pökelwaren, Schinken, Fischkonserven, Convenience-Produkten, Konserven, Suppen und Soßen (Fleischextrakte sind stark kochsalzhaltig).

Lebensmittelauswahl mit niedrigem Kochsalz-/Natriumgehalt:

Lebensmittel	Na mg/100 g	NaCl g/100 g
frisches Obst, Kartoffeln	3	–
Haferflocken	5	–
Gemüse, Nüsse	10	–
Weizen	8	–
Reis, Mehl, Grieß	13	–
Eierteigwaren	17	–
Quark mager	20	–
Milch, Joghurt	48	0,1
Süßwasserfische	75	0,2
Salzwasserfische	115	0,3
Brathuhn	83	0,2
Hackfleisch	35	–
Kalbfleisch	105	0,3
Rindfleisch	82	0,2
Schweinefleisch	74	0,2

Lebensmittelauswahl mit hohem Kochsalz/Natriumgehalt:

Lebensmittel	Na mg/100 g	NaCl g/100 g
Cervelatwurst, Salami	1.260	3,2
Schinken roh	1.770	4,4
Schinken gekocht	965	2,4
Matjeshering	2.500	6,4
Dosenfisch	526	1,4
Schmelzkäse, 45 % Fett i.Tr.	1.260	3,2
Hartkäse 45 % Fett i.Tr.	500	1,2
Salzgebäck	1.790	4,7
Mischbrot, Brötchen	553	1,4
Vollkornbrot	440	1,1
Mixed Pickles	940	2,4
Gewürzgurken	355	0,9
Gemüsekonserven	260	0,7

Arteriosklerose
Sie ist eine degenerative Erkrankung der Blutgefäße, speziell der Arterien, verursacht durch eine Fettstoffwechselstörung. Arteriosklerose und Folgeerkrankungen stellen die häufigste Todesursache dar. Im Verlauf der Krankheit kommt es aufgrund von Einlagerungen zur Verhärtung der Arterienwand; die ursprüngliche Elastizität geht verloren; es tritt eine Gefäßverengung mit reduziertem Blutfluss ein. Die Sauerstoffversorgung einzelner Gewebe ist nicht mehr ausreichend gewährleistet; dies führt zu Gangrän. Bei weiterer fortschreitender Gefäßverengung kommt es zum Gefäßverschluss mit der Folge eines Schlaganfalls oder Herzinfarkts.

Ernährungsempfehlungen:

- Bei Übergewicht Gewichtsreduktion
- Rauchen aufgeben
- Die Kost umstellen, die Zufuhr von Fleisch- und Fleischwaren vermindern
- Cholesterinzufuhr vermindern
- Fettzufuhr reduzieren, trans-FS meiden, d. h. Schmalz, Butter, Remouladen etc.
- Zugeführte FS sollten einfach und mehrfach ungesättigt sein
- Ballaststoffzufuhr erhöhen
- Reichlich Obst, Gemüse, Salate, Rohkost, Kräuter, Gewürze zuführen
- Ungezuckerte Getränke bevorzugen
- Mageres Fleisch, mageren Fisch
- Fettarme Milchprodukte und Käse
- Stress abbauen
- Beweglichkeit steigern

Herzinsuffizienz
Die Herzinsuffizienz ist eine Funktionsstörung des Herzens mit unzureichender Blutversorgung des Organismus. Ernährungsmedizinische Maßnahmen sind entsprechend des Krankheitsverlaufs individuell festzulegen. Elektrolytstörungen müssen diagnostiziert und entsprechend therapiert werden; insbesondere ist auf den Kalium- und Natriumhaushalt zu achten. Die essentielle Nährstoffversorgung muss gesichert sein; bei gleichzeitiger Gabe von Uretika, um periphere Ödeme abzubauen, bedarf es einer erhöhten Nährstoffzufuhr. Die Flüssigkeitsbilanzierung ist täglich über das Körpergewicht zu kontrollieren; Vit-B1 zusätzlich supplementieren. Die Ernährung ist dem Krankheitsverlauf sowie dem Ernährungsstatus individuell fortlaufend anzupassen und bedarf der ärztlichen Kontrolle.

Metabolisches Syndrom
Die Kombination aus Glucoseintoleranz/Insulinresistenz (Diabetes mellitus), Fettstoffwechsel und Hypertonie wird auch als metabolisches Syndrom bezeichnet. Die klinisch wichtigsten Manifestationsformen der koronaren Herzkrankheiten sind: Angina pectoris, Myokardinfarkt, Rhythmusstörungen und plötzlicher Herztod; bei Arteriosklerose die arterielle Verschlusskrankheit.

Die Ernährungsumstellung ist unerlässlich; generell ist zu empfehlen:

- Abwechslungsgreiche Mischkost
- Hoher Frischobst- und Gemüseverzehr, Rohkostsalate
- Fettzufuhr minimieren, pflanzliche Öle mit einfach und mehrfach ungesättigten Fettsäuren favorisieren
- Gesättigte FS (tierische Fette, Margarine) und trans-FS meiden (Butter, Schmalz, Dressings, Mayonnaise)
- LDL-Cholesterinzufuhr minimieren
- Umfang körperlicher Aktivitäten steigern
- Bei Übergewicht eine Gewichtsreduktion erzielen

6.2.5 Gastrointestinaltrakt-Erkrankungen; Refluxösophagitis, Gallenerkrankungen, Pankreatitis, Magen-Darmtrakt-Erkrankungen

Refluxösophagitis

Die Entzündung der Speiseröhre wird durch einen Rückfluss der Magensäure verursacht. Der Muskeltonus des distalen Ösophagus verhindert i.d.R. einen Reflux; es nehmen allerdings pH-Wert und Temperatur der Speisen und Getränke sowie Nahrungsbestandteile Einfluss auf diesen Mechanismus. Eiweißreiche Nahrung steigert den Tonus, wohingegen kohlenhydratreiche Nahrung keine Wirkung ausübt. Fettreiche Kost, kohlensäurehaltige Getränke, saure Lebensmittel, Schokolade, Pfefferminztee, Rettich, Radieschen, Meerrettich, Senf, scharfe Gewürze sollten gemieden werden. Nikotin, Coffein und Alkohol wirken häufig ungünstig und müssen mit dem Verzehr- und Ruhe-Rhythmus abgestimmt werden. Bei vorliegendem Übergewicht ist die Gewichtsreduktion anzustreben.

Gallenerkrankungen/Gallensteine

Bei den Gallensteinen kann unterschieden werden nach Cholesterin-, Pigment- (Bilirubin) und gemischten Steinen. In 80 % der Fälle liegen Cholesterinsteine vor. Häufig treten Gallenerkrankungen bei Übergewicht auf, oder/und in Kombination mit anderen Erkrankungen wie Diabetes mellitus, Dyslipidämie, Dünndarmerkrankungen und Leberzirrhose. Epidemiologische Studien ergeben eine Häufigkeitsverteilung, unterschieden nach Alter und Geschlecht, von Frauen: Männer im Verhältnis 4:1; das Risiko ist mit dem Alter zunehmend. Vegetarier weisen ein geringeres Erkrankungspotenzial auf.

Ernährungsempfehlungen:

- Reduzierung der LDL-Cholesterinzufuhr
- Bei Übergewicht eine Gewichtsreduktion erzielen
- Den Anteil ballaststoffhaltiger Lebensmittel erhöhen
- Fett-, Zucker- und Alkoholzufuhr einschränken
- Anteile an Obst und Gemüse erhöhen

Pankreatitis
Häufigste Ursache der akuten Bauchspeicheldrüsenentzündung ist zu 50 % das Vorhandensein von Gallensteinen, zu 30 % überhöhter Alkoholkonsum, des Weiteren Medikamente und Virusinfektionen. Die akute Pankreatitis ist ein Notfall und bedarf der sofortigen ausschließlichen medizinischen Therapie. Es gilt eine absolute Flüssigkeits- und Nahrungskarenz, bis unter ärztlicher Kontrolle die parenterale Flüssigkeits- und Elektrolytzufuhr sowie die parenterale Ernährung erfolgt. Erst bei Beschwerdefreiheit findet eine langsame Umstellung auf die orale Zufuhr der Nahrung, beginnend mit Tee und Nährschleimen, statt. Die chronische Pankreatitis ist zu über 80 % auf einen dauerhaft überhöhten Alkoholkonsum zurückzuführen, des Weiteren kann sie durch Hyperlipidämie oder Mukoviszidose bedingt sein. Das Pankreasenzym muss mahlzeitengerecht eingenommen werden in Zusammenhang mit Lipasepräparaten die jeweilig auf den Fettgehalt der Mahlzeit abgestimmt werden müssen.

Ernährungsempfehlungen:

- Es ist ein absolutes Alkoholverbot einzuhalten
- Die Zufuhr der essentiellen Nährstoffe muss gewährleistet sein
- Eine individuell verträgliche möglichst fettarme Kost zuführen
- Die Kohlenhydratzufuhr muss moderat bleiben, um Glucoseüber- oder Unterversorgungen auszuschließen
- Fettzufuhr reduzieren, auf MCT-Fette (mittelkettige Fettsäuren C6-C12), die ohne Gallensäure und Lipasen absorbiert werden können, langsam umsteigen
- Fettlösliche Vitamine in Form von Supplementen ergänzend zuführen
- Vitamin B12-Status kontrollieren und ggf. supplementieren

Magen-Darmtrakt

I. Funktionelle Störungen

Motalitäts- und Wasserhaushaltsstörungen:
Die Aufnahme von toxischen Stoffen und unerwünschten Mikroorganismen kann zu einer akuten Enteritis mit Erbrechen und wässrigen Durchfällen führen. Es werden empfindliche Nervenendigungen gereizt und verursachen eine Freisetzung von Mediatoren; zunächst wird eine Sekretion von Natrium und Kalium in das Darmlumen eingeleitet, worauf anschließend eine Hydratisierung folgt. Die Peristaltik nimmt zu und somit die Passagegeschwindigkeit. Bei akuten Durchfällen und Erbrechen kommt es zu starken Wasser- und Mineralstoffverlusten, die umgehend durch entsprechende Zufuhr von Elektrolytlösungen nebst Wasser ausgeglichen werden müssen.

Zu achten ist auf:
1. Behebung der Ursache
2. Ausgleich der Mineralstoffbilanz
3. Ausgleich der Flüssigkeitsbilanz

Nach einer Nahrungskarenz wird die Kost vorsichtig mit leichtem Tee und Kohlehydraten (Zwieback) aufgebaut.

Obstipation:
Durch eine verlangsamte Darmperistaltik wird dem Darminhalt zu viel Wasser entzogen und es kommt zur Verstopfung. Ca. 30-60 % der Erwachsenen leiden in Deutschland an Obstipation.
Ursachen sind: Ballaststoffmangel, unzureichende Flüssigkeitszufuhr, zu geringer Verzehr von Obst, Gemüse und Salat, Bewegungsmangel oder gar langfristiger Gebrauch von Laxantien.

Colon irritabile/Reizdarm:
Funktionsstörung des Dickdarms mit krampfartigen Buchschmerzen, abwechselndem Durchfall und Verstopfung. Ursachen sind: psychische Probleme, Lebensmittelunverträglichkeiten.

Reizmagensyndrom:
Eine Bewegungsstörung des Magens mit Störungen der Nahrungsentleerung in den Magen.

II. Erkrankungen mit Gewebeschädigungen

Schleimhautschädigungen:
Geschwüre sind oft blutende Schleimhautschädigungen. Vor allem im Magen und Zwölffingerdarm durch Selbstverdauungsvorgänge gefördert. Symptome sind starke Oberbauchschmerzen in Abhängigkeit mit der Nahrungsaufnahme. Ein akutes Risiko stellt ein Magen-Darm-Durchbruch dar. Risikofaktoren sind: Stress, Rauchen, Schmerzmittelmissbrauch, Alkoholmissbrauch, bakterielle Infektion mit Heliobacter pylori.

Gastritis:
Akute oder chronische Entzündung der Magenschleimhaut. Bauchschmerzen und Übelkeit nehmen bei Nahrungsaufnahme zu. Ursache sind: Infektionen, Verzehr verdorbener Lebensmittel (Helicobacter pylori kann über kontaminierte Nahrung oder Trinkwasser aufgenommen werden), exzessiver Alkoholgenuss, Medikamente oder Autoimmunreaktionen. Bei den entzündlichen Darmerkrankungen (Enteritis regionalis, Morbus Crohn) werden durch Autoimmunreaktionen die Schleimhäute geschädigt. Symptome sind: blutige Durchfälle, Bauchschmerzen, Fieber und Gewichtsverlust. Bei einem akuten Schub wird der Darm durch Sonden/Trinknahrung entlastet; danach empfiehlt sich eine schonende, leicht verträgliche Kost wie Hafer- Reisschleime, passierte Möhrensuppe, gefolgt von einer Basisdiät und leichter Vollkost. Auf den Verzehr von Röstprodukten, scharfen Gewürzen und Alkohol ist zu verzichten.

Malassimilationssyndrome:
Aufgrund unvollständiger Verdauung der Nährstoffe und/oder unvollständiger Resorption kommt es bei diesen Störungen der Schleimhautfunktion zu Mangel- und Fehlernährungen. Ursache können sein: fehlende Verdauungsenzyme, eine reduzierte Mukosafläche (Kurzdarmsyndrom), bakterielle Fehlbesiedlungen des Dünndarms oder langfristige Medikamenteneinnahme (Antibiotika).

Ernährungsempfehlungen bei Erkrankungen des Magen-Darmtrakts:

- Leicht verträgliche Schonkost
- Zufuhr essentieller Nahrungsbestandteile muss gewährleistet werden, ggf. supplementieren
- Joghurtkulturen wirken harmonisierend auf die Darmflora
- Fettanteil reduzieren
- Ballaststoffanteil erhöhen durch Zufuhr von Leinsamen, Weizenkleie, Flohsamen
- Schonend bereitetes Gemüse und Kartoffeln sowie säurearmes Obst verzehren
- Reis und Eierteigwaren verzehren
- Grieß-, Hafer-, Reisbreie verzehren
- Verzehr von Kohlgemüse und Zwiebeln reduzieren
- Verzehr kohlensäurehaltiger Lebensmittel einschränken
- Verzehr von Sauerkonserven meiden
- Schleimhautreizende Lebensmittel bzw. Inhaltsstoffe wie Coffein, Chips, scharf gewürzte Nüsse, scharfe Würzsoßen, Rettich, Chilis, Radieschen, roher Kohl, rohe Zwiebel meiden
- Lebensmittel mit unerwünschten Inhaltsstoffen meiden, Zufuhr gepökelter Ware einschränken

6.2.6 Lebererkrankungen

Durch eine Leberzirrhose, ausgelöst durch Hepatitis-Viren, dauerhaft überhöhtem Alkoholkonsum, Hämachromatose, Medikamente oder Toxine, kann es zur irreversiblen Destruktion des Lebergewebes kommen, mit wachsendem Funktionsverlust. Symptome sind Übelkeit, Erbrechen, Verminderung der Nahrungszufuhr, gestörte Nährstoffverwertung und -resorption; essentieller Nährstoffmangel; Muskel- und Knochenschwund.

Vorrangig muss die Grunderkrankung soweit möglich medizinisch therapiert werden; lebertoxische Substanzen in Form von Medikamenten, Alkohol und weiteren Noxen müssen gemieden werden. Ziel der Ernährungstherapie ist die Deckung des Energiebedarfs und Ausgleich der essentiellen Nährstoffe. Die Eiweißzufuhr muss bei Leberinsuffizienz mit hepatischer Enzephalopathie drastisch eingeschränkt werden. Der Salzkonsum ist zu reduzieren, der Elektrolythaushalt anzugleichen. Bei der Sup-

plementierung von Vitaminen ist auf die Vit-A-Toxizität bei höheren Dosierungen zu achten. Bei einer Fettmalabsorption ist die Fettzufuhr zu reduzieren; bei einer Fettleber ist eine Gewichtsreduktion anzustreben. Es sollte eine ballaststoffreiche, milde, möglichst rückstandsarme Kost mit Gemüse und Obst, je nach Verträglichkeit, zubereitet und verzehrt werden. Auf den Verzehr von Innereien und daraus hergestellten Produkten sollte, um Schadstoffanreicherungen zu vermeiden, verzichtet werden.
Bei Leberinsuffizienz mit hepatischer Enzephalopathie ist auf eine Eiweißreduktion zu achten.
Bei leichter Erkrankungsform sollte die Zufuhr auf 30-50g Eiweiß/Tag reduziert werden, in Anpassung an die individuelle Eiweißtoleranz. Der Anteil aromatischer Aminosäuren (Phenylalanin, Histidin) sowie Methionin sollte vermindert zugeführt werden.
Die nachfolgend aufgelistete Eiweißverträglichkeit ist zu berücksichtigen:
pflanzliches Eiweiß > Fisch, Milch-, und Milchprodukte > Fleisch und Fleischprodukte
Unter Umständen muss auf exakt dosierte Formeldiäten oder Proteinhydrolysate ausgewichen werden.

6.2.7 Nahrungsmittelunverträglichkeiten, Lactose-Intoleranz, Zöliakie, Gluten-intoleranz, Phenylketonurie, Galaktosämie

Lactose-Intoleranz

Die Unverträglichkeit von Lactose basiert auf dem entsprechenden Enzymmangel, der Galactosidase (Lactase). Bezüglich der Ernährung gibt es die Möglichkeit, neben dem Verzehr überwiegend lactosefreier Lebensmittel, begleitende Enzympräparate zu den Lactose enthaltenden Mahlzeiten zu supplementieren.

Lactose-Gehalte ausgewählter Lebensmittel:

Lebensmittel	Lactose g/100 g
Trockenvollmilchpulver	35,1
Milchschokolade	9,5
Kondensmilch	9,32
Schmelzkäse 45 % Fett i.Tr.	6,3
Milch fettarm	4,8
Vollmilch mind. 3,5 % Fett	4,7
Molke	4,7
Sahne	3,27
Quark 20 % Fett i.Tr.	2,7
Butter	0,57
Cheddar 50 % Fett i.Tr.	0,3
Brie 50 % Fett i.Tr.	0,095
Parmesan	0,055

Darüber hinaus ist Lactose beispielsweise auch in Rohwurstwaren, Fertiggerichten, Backwaren, Kartoffelpüreepulver, Soßen- und Suppenpulvern, geweißten Kaffeegetränken, Dressings, Schokoladenerzeugnissen mit Milchanteil enthalten. Durch die gesetzliche Vorgabe müssen die entsprechenden Lebensmittel den Hinweis „kann Spuren von Lactose enthalten“ tragen. Ein absoluter Verzicht auf Milch- und Milchprodukte ist aufgrund der Calciumquelle und der Proteinanteile nicht zu empfehlen; es kann auf lactosefreie Milch und Milchprodukte oder aber auf das entsprechende Enzympräparat zurückgegriffen werden.

Einheimische Sprue (Zöliakie) – Glutenintoleranz
Gluten ist der Sammelbegriff für Proteinkomponenten des Getreides Weizen, Roggen, Gerste, Hafer, Dinkel und Grünkern. Die Intoleranz gegen diesen Nahrungsbestandteil ist i.d.R. auf eine genetische Prädisposition zurückzuführen und häufig mit Autoimmunerkrankungen assoziiert. Weitere Auslöser dieser Erkrankung sind noch unklar. Symptome sind neben Bauchkrämpfen und Durchfällen, Anämie, Eisen-, Folsäure-, Calcium-, Magnesium-, Vitamin D-, und Vitamin K-Mangel. Bei anhaltender Glutenzufuhr treten Veränderungen der Darmschleimhautzellen auf; die Verdauung und Resorption der Nährstoffe wird beeinträchtigt. Folgerkrankungen wie Osteomalazie und Osteoporose können einsetzen.

Ernährungsempfehlungen:
Es ist auf eine lebenslang einzuhaltende glutenfreie Ernährung zu achten. Nährstoffdefizite sind auszugleichen und in Form von Supplementen zu ergänzen. Getreidehaltige Lebensmittel umfassen eine sehr große Produktpalette, von daher erfordert die glutenfreie Ernährung hohe Anforderungen hinsichtlich der Lebensmittelauswahl. Sämtliche Brot-, Back- und Eierteigwaren sind überwiegend ungeeignet. Darüber hinaus ist Gluten in sehr vielen Lebensmitteln, denen Stärke als Bindemittel zugesetzt wird, enthalten. Hierunter fallen Instant-Suppen und -Soßen, Convenience-Produkte, Brotaufstriche, Mayonnaise, Ketchup, diverse Marinaden, Klöße, Puddings, Grieß und Grießprodukte sowie lakritz- und geleeartige Süßwaren. Unter diesem Aspekt stellt auch die Zufuhr modifizierter Stärken mit der Kennzeichnung E 1410;1412-1414; 1420, 1422, 1440, 1450 einen zu vermeidenden Eintragspfad dar. Auch in alkoholhaltigen Getränken wie Bier, Whisky, Wodka u. a. ist Gluten enthalten.

Als Ersatz der Stärkequellen zur glutenfreien Ernähung sollten folgende Lebensmittel favorisiert werden:
Reis, Mais, Maismehl, Kartoffel, Kartoffelmehl, Maronen, Maronenmehl, Leinsamen, Hirse, Johanniskernmehl, Amaranth, Sorghum, Tapioka, Sonnenblumenkerne, Sesam, Mandeln, Walnüsse, Haselnüsse, Erdnüsse, Linsen, Erbsen und Bohnen. In Einzelfällen wird Hafer in Mengen bis zu 50 g/Tag vertragen, dies muss individuell getestet werden. Eine konsequente glutenfreie Ernährung ist unbedingt anzustreben, allerdings gestaltet sich die Lebensmittelauswahl bei verarbeiteten Lebensmitteln sehr schwierig. Obwohl das Angebot der glutenreduzierten Lebensmittel zunimmt, ist die eigene Zubereitung, insbesondere die der Brot-, Back- und Teigwaren anzuraten.

Phenylketonurie
Aufgrund einer genetischen Prädisposition wird das Enzym der Phenylalainspaltung nicht, oder nicht in ausreichender Menge, produziert. Früherkennungen des Säuglings unmittelbar nach der Geburt gehören in Deutschland zur Routinediagnostik; bei unmittelbarer Ernährungsanpassung (Proteinersatzpräparaten) des Säuglings können neurologische Störungen vermieden werden. Eine lebenslang einzuhaltende phenylalaninkontrollierte Ernährung ist erforderlich.

Ernährungsempfehlungen:
Die Aminosäure Phenylalanin ist Bestandteil vieler Proteine. Um den ernährungsphysiologisch relevanten Proteinbedarf zu decken, gehen bei der Berechnung folgende Parameter ein:

- Gesamtproteinbedarf entsprechend den Empfehlungen, zu entnehmen der DGE in Altersabhängigkeit.
- Berechung des nativen Phenylalainbedarfs in Altersabhängigkeit (0-3. Lebensmonat 0,9 g/kg/KG; der Bedarf reduziert sich stetig, ab dem 6. Lebensjahr 0,3 g/kg/KG). Aktualisierte Richtlinien sind den DGE-Empfehlungen zu entnehmen.
- Den verbleibenden Proteinbedarf durch phenylalaninfreie Ersatzpräparate decken.
- Den verbleibenden Energiebedarf anteilmäßig auf Kohlenhydrate und Fette verteilen.
- Flüssigkeitszufuhr beachten.

Bei fieberhaften Erkrankungen ist die Phenylalaninzufuhr vermehrt zu reduzieren.

Zu den Lebensmitteln mit hohen Phenylalaningehalten zählen Fisch, Fleisch und Wurstwaren. Diese Lebensmittel sind vollständig zu meiden. Eine streng vegetarische Ernährung ist einzuhalten. Die Phenylalaninkonzentration im Blut sollte bei > 4 mg/dl liegen. Aufgrund der dennoch nicht vollständigen Unvermeidbarkeit der Zufuhr wird bei den Empfehlungen derzeit eine Phenylalaninkonzentration von 10-20 mg/dl bei den Empfehlungen laut Böhles akzeptiert. Proteinersatzpräparate sind geschmacklich unangenehm, hier gibt es lebensmitteltechnologischen Handlungsbedarf.

Phenylalanin-Gehalte ausgewählter Lebensmittel:

Lebensmittel	Phenylalanin-Konzentrationsbereiche in mg/100 g
getrocknetes Hühnereiweiß, Hühnerei, Hefe, Soja, Sojamehl, Fisch, Stockfisch, Gelatine	2000-5000
Trockenmilchprodukte, gereifte Käsesorten; Rinder-, Schweine-, Kalbsleber, Fleisch, Thunfisch, Weizenkeime, Hülsenfrüchte, Sesam, Sonnenblumenkerne, Mandeln, Erdnüsse	1000-2000
Hühnerei gesamt, Quark, Camembert, Innereien, Wurstwaren, Schinken, Fisch, Garnelen, Hafer, Pfifferlinge, Bäckerhefe, Cashewnuss	700-1000
Trockenmolke, Rinderzunge, Schweinespeck, Mettwurst, Auster, Hummer, Miesmuschel, Weizen, Gerste, Roggen, Mais, Reis, Buchweizen, Weißbrot, Eierteigwaren, Mehle, Walnuss, Paranuss, Haselnuss	400-700
Milch, Brote, polierter Reis, Blattgemüse wie Rosenkohl, Spinat, Grünkohl, Wirsing, Kartoffeln, Knödel, Kroketten, Brokkoli, Steinpilz, Austernseitling, Avocado, Maronen	100-400
Frauenmilch, Bambussprossen, Salat, Blumenkohl, Porree, Spargel, Aubergine, Paprika, Champignon, Pfifferlinge	50-100
Butter, Molke, Sellerie, Kohlrabi, Rotkohl, Weißkohl, Chinakohl, Rote Rübe, Zwiebel, Möhre, Tomate, Kürbis, Früchte, Apfelsinen, Bananen, Erdbeeren, Mandarinen	20-50
Rhabarber, Gurke, Apfel, Kirsche, Pfirsich, Weintrauben, Apfelsaft, Orangensaft	<20

Eine Supplementierung von fettlöslichen Vitaminen sowie Eisen und Selen sind aufgrund der überwiegend streng vegetarischen Ernährungsform ratsam. Es ist darauf zu achten, dass der Süßstoff Aspertam, und damit gesüßte Lebensmittel, gemieden werden. Eine fortlaufende regelmäßige ärztliche Kontrolle ist notwendig.

Literatur: Böhles, H.: Angeborene Stoffwechselerkrankung, entnommen aus Biesalski, Ernährungsmedizin.

Galaktosämie
Dieser Erkrankung liegt ein Mangel des Enzyms Galactose-1-Phosphat-Uridyltransferase zugrunde. Infolgedessen kann der Körper den Zucker Galactose nicht zu Glucose metabolisieren und reichert sich als Galactose-1-Phosphat an. Die Verbindung ist in dieser Art toxisch, es kommt unbehandelt zu Blutgerinnungsstörungen, Krampfanfällen, gefolgt von einer Leberzirrhose. Erschwerend kommt hinzu, dass beim Umbau der körpereigenen Zellmembranen fortlaufend endogen gebildete Galactose freigesetzt wird. Der Krankheitsverlauf bedarf der kontinuierlichen ärztlichen Kontrolle. Über die Lebensmittelauswahl muss auf eine möglichst minimierte Zufuhr dieses Zuckers geachtet werden.

Ernährungsempfehlungen:
Galactose ist Bestandteil der Lactose, folglich müssen konsequent lactosehaltige Milch- und Milchprodukte gemieden werden; siehe Lactose-Intoleranz. Lebensmittel, die frei verfügbare Galactose haben, sind vor allem: fermentiertes Sauergemüse (Sauerkraut), Sojasoße, Bohnen, Linsen, Sojabohnen, Innereien.
In Form von glykosidischen Bindungen kommt der Zucker in diversen Obst- und Gemüsesorten vor und ist zugänglich, von daher sollten die Galactosegehalte bei der Ernährung berücksichtigt werden. (Papaya > Tomaten > Wassermelonen > Datteln > Bananen)
Unbegrenzt können folgende Lebensmittel verzehrt werden: Fisch, Fleisch (nicht Rohwurstwaren), Eier, Kartoffeln, Reis, Obst, Pflanzenöl, Margarine und Mais.

6.2.8 Skeletterkrankungen

Osteoporose
Osteoporose, die diagnostisch nach primärer und sekundärer Osteoporose unterschieden werden kann, ist eine Systemerkrankung des Skeletts. Sie führt zum Verlust der Knochenmasse und zu Veränderungen der Knochenstruktur. Osteoporose zählt zu einer der häufigsten Volkskrankheiten, die überwiegend in der zweiten Lebenshälfte in Erscheinung tritt. Dies kann sowohl auf eine unzureichende Calcium- und Vit-D-Zufuhr zurückgeführt werden als auch auf Resorptionsstörungen aufgrund vorliegender Erkrankungen.

Osteopathien können resultieren infolge von Malnutrition oder Malabsorption:

Malnutrition:	Chronische Unterernährung
	Chronische Fehlernährung
Malabsorption:	Dünndarmerkrankungen (Einheimische Sprue)
	Enzymdefekte insbesondere Lactase-Mangel
	Entzündliche Darmerkrankungen
	Exokrine Pankreasinsuffizienz
	Lebererkrankungen
	Darm- und Magenresektionen

Osteomalazie
Schwerwiegende Malabsorptionssyndrome können eine Osteomalazie zur Folge haben.

Die enterale Calciumresorption wird vermindert durch:
- Zu geringe Calciumaufnahme
- Vit-D-Mangel, unzureichende Sonnenexposition
- Zu viel Phosphat
- Zu viel Oxalat
- Zu hohe Zufuhr faserhaltiger Ballaststoffe, insbesondere Weizenkleie hemmt die Calciumresorption
- Lactase-Mangel

Erhöhte renale Calciumverluste werden ausgelöst durch:
- Zu hohe Proteinzufuhr
- Überhöhter Kochsalzverzehr
- Überhöhte Coffeinzufuhr verbunden mit erhöhter Calciumausscheidung
- Chronischer Alkoholabusus
- Acidose
- Zu hohe Aluminiumzufuhr

Auf eine ausreichende Vit-D- sowie Calciumversorgung ist zu achten.
Oxalsäure bildet in Gegenwart von Calcium die Verbindung Calciumoxalat. In dieser Form steht Calcium nicht mehr zur Knochenmatrixsynthese zur Verfügung; infolgedessen kommt es einerseits zur Ausbildung von Nierensteinen und andererseits zur Verringerung der Knochenmasse. Aluminium verzögert die Knochenbildung, und es kann zur Auflösung des Knochengewebes kommen.
Lectin (Hämagglutinine) sind Proteaseinhibitoren und können die Calcium-Aufnahme vermindern.
Fluor und Calcium sind in einem ausgewogenen Konzentrationsverhältnis für die Dichte der Knochenmaterialmatrix verantwortlich. Eine zu hohe Fluoridierung führt zu Dichteveränderungen innerhalb einzelner Schichten und folglich zu Stabilitätsverlusten des Knochens.

Ernährungsempfehlungen:

- Calciumreiche Lebensmittel verzehren, d. h. Milch und Milchprodukte
- Bei Lactose-Intoleranz die Ernährung auf lactosefreie Milch- und Milchprodukte umstellen
- Vit-D in ausreichender Menge zuführen, zur Umsetzung auf ausreichende Sonnenexposition achten
- Die überhöhte Zufuhr von Kochsalz, Coffein, Alkohol, Eiweiß meiden
- Untergewicht vermeiden
- Eine Calciumzufuhr von 1000 mg/Tag gewährleisten; siehe Kapitel 3.2.3 Mineralien und Spurenelemente

Bei seniler Osteoporose kann die Zufuhr, nach vorangegangener medizinischer Diagnose, auf 1200 mg/Tag erhöht werden, ebenso können individuell die Vit-D-Gaben gesteigert werden auf 400-800 IE Vit-D/Tag, ggf. ist ergänzend eine Fluoridtherapie indiziert.

Bei der Osteomalazie sind Knochenbildung und Knochenstoffwechsel aufgrund eines Vit-D-Mangels oder einer Vit-D-Resistenz gestört. Die Therapie erfolgt in Anlehnung an die Ernährungsempfehlungen für die Osteoporose unter ärztlicher Aufsicht.

Arthritis
Arthritis ist eine entzündliche Systemerkrankung, die sich vorwiegend in den Gelenken manifestiert. Über die Ernährungstherapie wird versucht die proinflammatorischen Faktoren zu hemmen bzw. auszuschließen. Die Evidenz einzelner Ernährungsumstellungen, das Meiden sowie die Supplementierung einzelner Nahrungsbestandteile ist nicht allgemeingültig und muss unter ärztlicher Kontrolle individuell ermittelt werden.

Arthrose
Arthrose ist eine altersbedingte degenerative Gelenkerkrankung mit Knorpelschwund und reparativer Knochenneubildung (Sklerose). Die Beweglichkeit ist eingeschränkt und verursacht Schmerzen. Ernährungsphysiologische Maßnahmen zur Erhaltung bzw. Aufbau der Knorpelmasse sind derzeit noch nicht etabliert.

6.2.9 Lungenerkrankungen

COPD Chronic obstructive pulmonary disease

Zusammengefasst werden hierunter Lungenerkrankungen wie obstruktives Emphysem, chronisch-obstruktive Bronchitis und Asthma bronchiale. Die bei COPD vorliegenden strukturellen Veränderungen des Lungengewebes bzw. der Bronchien beeinträchtigen die Lungenfunktion. Zu den endogenen Faktoren zählt ein α1-Antitrypsin-Mangel, der in unmittelbarer Wirkung zur Elastase steht (α-Proteaseinhibitormangel); des Weiteren können genetische Faktoren, ziliare Dyskinesie, rezidivierende Infektionen ausschlaggebend sein. Zu den exogenen Faktoren, die in der COPD-Ursächlichkeit überwiegen, zählen Nikotinabusus und Inhalation von Stäuben und Noxen (Asbest-, Glas-, Dämmwollfasern, diverse Nanopartikel, Bergbaustäube, Stäube von Schimmelpilzsporen etc.). Eine medizinisch begleitende Therapie, bei der zunächst das Ausmaß der Lungenfunktionsstörung inklusive der Folgeerkrankungen diagnostiziert wird, ist unerlässlich. Hieraus resultieren auch die individuellen Ernährungsempfehlungen.
Aufgrund der erhöhten Atemarbeit und deren vermindertem Wirkungsgrad ist der Energieverbrauch gesteigert. Bei schwerer Unterernährung erlöschen die physiologischen und pathologischen Formen der Immunabwehr, die Mortalitätsrate steigt.

Schwerwiegend wirkt sich bei zellulären Entzündungen, die durch Makrophagen vermehrt induzierte Bildung von Kachektin (TNF-α, Tumornekrosefaktor) aus, da dieses Protein die Aktivität der Lipoproteinlipase, und damit die Nährstoffaufspaltung, reduziert. Die begleitende Antibiotikatherapie ist zur Infektionsabwehr und zur Erhöhung der Nährstoffresorption notwendig.

Ernährungsempfehlungen zur Prävention bronchopulmonaler Infektionen:

- Ein Mangel an Vit-A,-E,-C, Riboflavin, Pyridoxin, Pantothensäure, Folsäure, Magnesium, Eisen, Zink und Kupfer ist auszugleichen; eine Hypervitaminisierung, vor allem der fettlöslichen Vitamine, ist zu vermeiden; ebenso eine Überversorgung mit den aufgeführten Mineralien
- Ausgewogene Zufuhr der essentiellen Fettsäuren
- Quercitinzufuhr steigern
- Bei Fieber muss der bis zu 13 % gesteigerte Basisstoffwechsel pro Grad Celsius entsprechend ausgeglichen werden

Ernährungsempfehlungen bei COPD:

- Außer bei Übergewicht ist auf den Gewichtserhalt zu achten
- Untergewicht (BMI < 18,5) ist zu vermeiden, bzw. ein Ausgleich unbedingt anzustreben
- Die vermehrte Kalorienzufuhr sollte durch eine erhöhte Fett- und nicht Kohlenhydrataufnahme erzielt werden
- Die Kalorienzufuhr liegt bei ca. 45 kcal/kg KG/Tag
- Pflanzliche Fette mit ungesättigten Fettsäuren sind den gesättigten und trans-Fettsäuren vorzuziehen
- Fettanteil zwischen 45-55 %
- Stickstoffzufuhr/Proteinzufuhr mäßigen
- Wunschkost vorrangig berücksichtigen
- Während der Mahlzeiten nicht bzw. wenig trinken, die Nährstoffzufuhr sollte im Vordergrund stehen
- Über den Tag verteilt mehrere kleine energie- und nährstoffreiche Nahrungsmittel zu sich nehmen
- Auf die adäquate Elektrolytzufuhr achten
- Früchte und Gemüse (Sekundärmetabolite/Antioxidantien) verzehren
- Ketoazidose infolge des Hungerns oder erhöhter Alkoholzufuhr meiden
- Folgeerkrankungen sind bei der Ernährungsempfehlung, nach medizinischer Absprache, zu berücksichtigen

Ernährungsempfehlungen bei Asthma bronchiale:

- Wenn eine Nahrungsmittelallergie oder -intoleranz ausgeschlossen werden kann, gelten analog die COPD-Empfehlungen, siehe oben

6.2.10 Maligne Erkrankungen

Maligne Erkrankungen sind nach den Herz-Kreislauf-Erkrankungen die zweithäufigste Todesursache.

Stadienmodell der Krebsentstehung

1.	Initiation	Veränderung der genetischen Informationen in einer gesunden Zelle
2.	Promotion	Vermehrung der veränderten Zellen im normalen Zellverband; dabei zunehmende Veränderung
3.	Progression	Wachstum über die normalen Organgrenzen; dabei Manifestation der Krebserkrankung
4.	Metastasen	Ablösung und Ansiedlung in anderen Geweben

Zwischen dem ersten Schritt und dem Beginn der Krebserkrankung liegen oft 10-15 Jahre. 90 % aller Krebserkrankungen entstehen an Stellen, die in direktem Kontakt mit der Umwelt stehen, wie: Atemwege, Verdauungstrakt, Harnwege, Haut und Geschlechtsorgane.

Hinsichtlich des Nahrungsmitteleinflusses auf die Karzinogenese wird unterschieden nach:

- karzinogenen Bestandteilen
- Faktoren, die die Karzinogenaktivierung beeinflussen
- antikarzinogenen Bestandteilen

Studien belegen für diverse Lebensmittel die Kausalität zwischen einem verminderten oder erhöhten Krebserkrankungsrisiko. Demnach senken nachfolgend aufgeführte Lebensmittel ein Erkrankungsrisiko: Gemüse, Früchte, Vitamin C, Vollkorngetreide, Zwiebelgewächse, Knoblauch, Nahrungsfasern, Carotinoide, grüner Tee. Die folgend aufgeführten Nahrungsmittel erhöhen das Erkrankungsrisiko: Gepökelte Lebensmittel, Salz, Nitrosamine, Cholesterin, gesättigte tierische Fette, Aflatoxine, Alkohol, überhöhte Energiezufuhr, dunkle Röstprodukte, Coffein (Blase).

Hinsichtlich einer Karzinogenese ist die Zufuhr folgender Lebensmittelbestandteile zu minimieren, wenn möglich zu meiden:

Nitrat/Nitrit/Nitrsoamine	Als Pökelsalz in Wurstwaren, gepökelten Fleischstücken; zur Detoxifizierung parallel mit der Mahlzeit auch Vit-C haltige Lebensmittel verzehren (Petersilie, Paprika, Säfte, Obst).
dunkle Röstprodukte/ heterozyklische Amine (Maillard-Produkte):	Treten bei zu großer Hitzeeinwirkung beim Braten, Darren, Grillen, Rösten, Frittieren und Toasten auf. Hitzequelle rechtzeitig reduzieren, zu stark gebräunte Produkte nicht mehr verzehren; andere Garmethoden bevorzugen; Verzehr von Röstkaffee und stark gedarrten Malzgetränken, Chips, Pommes, Kroketten, dunkel gerösteten Toasts, dunkel gebräunten Cornflakes minimieren.
Aflatoxine/Schimmelpilzgifte:	Angeschimmelte und verschimmelte Lebensmittel nicht mehr verzehren, sondern entsorgen (sind als Tierfutter ebenso ungeeignet).
Pak's; Benzo(a)pyrene:	Entstehen beim Grillen, wenn Fett in der Glut verbrannt wird und sich die toxischen Verbindungen mit dem aufsteigenden Schwaden auf dem Fleisch niederschlagen. Sie entstehen aus demselben Grund auch beim Räuchern. Beim industriellen Räuchern befindet sich von daher die Heizquelle nicht mehr unterhalb des Lebensmittels.
Cyclamat:	Als Süßungsmittel in vielen „light"-Produkten enthalten; die Aufnahmemenge ist zu summieren, so dass der individuelle ADI-Wert nicht dauerhaft überschritten wird.

Ernährungsempfehlungen bei malignen Erkrankungen:

- Abwechslungsreiche Mischkost, unter Berücksichtigung der Wunschkost
- Hoher Anteil an Obst und Gemüse; ≥ 7 % der Gesamtenergiezufuhr; 5 Portionen am Tag
- Konsum von Getreideprodukten steigern
- Normalgewicht anstreben
- Bei Gewichtsverlust bzw. Gewichtsstabilisierung ist eine Proteinzufuhr von 1,5-2g/kg KG/Tag notwendig (ausgewählte Lebensmittel mit Proteinhydrolysaten oder Milchpulver aufwerten)
- Fleischzufuhr einschränken, insbesondere im Hinblick auf gepökelte Ware; < 10 % der Gesamtenergiezufuhr
- Fettzufuhr reduzieren, vor allem die Zufuhr von trans- und gesättigten Fettsäuren minimieren
- Auf die Zufuhr der essentiellen Nährstoffe achten, ggf. supplementieren (Vitamine, essentielle FS, Aminosäuren, Mineralien und Spurenelemente)
- Bei der Cyclamatzufuhr den ADI-Wert einhalten (ADI- max. 7 mg/kg Körpergewicht)
- Schonende Zubereitungsarten auswählen
- Qualität und Frische der Lebensmittel beachten
- Ballaststoffe (Flohsamen) resorbieren Schadstoffe des Darms
- Frische Gewürzkräuter (Petersilie, Schnittlauch, Thymian etc.) verzehren
- Alkoholrestriktion
- Antioxidantien (Vit-C und Vit-E werden über die Lebensmittel/Nahrungsergänzungsmittel zugeführt, ein positiver Effekt einer zusätzlichen Selen-Supplementierung ist wissenschaftlich nicht abgesichert)
- Körperliche Atkivität langsam steigern

7 Ernährungsempfehlungen

Grundnährstoffverteilung; Überblick essentieller Nährstoffe

Prozentualer Anteil der Grundnährstoffe

Die Grundnährstoffzufuhr sollte sich anteilsmäßig wie folgt splitten:

KH:	60 %-55 %
Fett:	30 %
Eiweiß:	10 %-15 %
Gesamtenergiebedarf:	100 %

Bei vorhandenem Übergewicht sollte aufgrund des Risikos begleitender Erkrankungen eine langfristig anhaltende Gewichtsreduktion umgesetzt werden. Unter Ausschluss einer genetisch- oder stoffwechselphysiologisch bedingten Ursächlichkeit muss das Ernährungsverhalten unter Berücksichtigung psychischer und sozialer Komponenten grundlegend geändert werden, um wiederkehrende Misserfolge auszuschließen. Mangelernährung, Untergewicht und ungewollte Gewichtsreduktion sind i.d.R. ein Symptom einer zugrundeliegenden Erkrankung und bedürfen vorrangig der medizinischen Therapie. Begleitend muss eine individuell verträgliche Schon- bzw. Aufbaukost verzehrt werden, die alle essentiell notwendigen Nährstoffe enthält; hierbei sollte die Wunschkost berücksichtigt werden. Zum baldigen Ausgleich eines vorliegenden Mangels ist es sinnvoll, insbesondere Vitamine und Mineralien/Spurenelemente in Form von diätetischen Lebensmitteln als Supplemente zu verabreichen. Es ist auf eine ausreichende und ausgleichende Flüssigkeitszufuhr zu achten.

Überblick essentieller Nährstoffe

Zu den essentiellen Nährstoffen und Lebensmittelbestandteilen zählen:

Vitamine: Sie können nicht oder nur in unzureichender Menge im Organismus synthetisiert werden; sie katalysieren als Co-Faktoren den überwiegenden Anteil aller Stoffwechselprozesse. Hierzu zählen alle fett-, und wasserlöslichen Vitamine.

Mineralstoffe: Die Mengenelemente müssen für den Elektrolythaushalt, Reizübertragungen, Aufbau des Knochenskeletts in ausreichender Menge zur Verfügung stehen; hierzu zählen: Natrium, Kalium, Calcium, Magnesium und deren anionischen Bindungspartner: Chlor, Phosphor und Schwefel. Zu den Spurenelementen zählen Eisen, Kupfer, Zink, Fluor, Jod, Mangan, Selen, Chrom u. a. Insbesondere bei Anämien, bzw. bei vegetarischer Ernährungsweise, ist eine Eisensupplementierung ratsam.

Fettsäuren: Linolsäure wird umgesetzt zu Stoffwechselmediatoren, die proatherogene und inflammatorische Eigenschaften haben. α-Linolensäure ist für die interne Synthese von EPA und DHA notwendig. DHA ist Bestandteil von Strukturlipiden, insbesondere denen des Gehirns und fördern die kognitive Leistungsfähigkeit des Gehirns.

Aminosäuren: Hierzu zählen Lysin, Methionin, Threonin, Isoleucin, Valin, Leucin, Phenylalanin, Tryptophan und Histidin, die weiteren Aminosäuren sind überwiegend semiessentiell.

Wasser: Unverzichtbarer Bestandteil der Ernährung; die Flüssigkeitsaufnahme sollte beim Erwachsenen 1,5-2 l pro Tag ausmachen. Wasser ist als Lösungsmittel und Reaktionsvermittler die Basis der überwiegenden Stoffwechselreaktionen und somit unverzichtbar notwendig.

7.1 Die 10 Ernährungsempfehlungen der DGE

1. Vielseitig, aber nicht zu viel essen
2. Weniger Fett und fettreiche Lebensmittel verzehren. (max. 30 % der Energiezufuhr)
3. Würzig, aber nicht salzig
4. Wenig süße Lebensmittel
5. Mehr Vollkornprodukte
6. Reichlich Gemüse, Kartoffeln und Obst („5 am Tag“)
7. Weniger tierisches Eiweiß
8. Trinken mit Verstand
9. Öfters kleine Mahlzeiten
10. Mahlzeiten schmackhaft und schonend zubereiten

7.2 Die 10 Empfehlungen des World Cancer Research Fund

entnommen aus: World Cancer Research Fund: Zusammenfassung; Ernährung, körperliche Aktivität und Krebsprävention: Eine globale Perspektive

Körperfettmasse:

Es wird empfohlen, so schlank wie möglich zu bleiben, und zwar innerhalb des normalen Körpergewichtsbereiches. Der durchschnittliche Körpermassindex BMI sollte zwischen 21 und 23 liegen, abhängig vom normalen Körpergewichtsbereich für unterschiedliche Bevölkerungsgruppen. Der Anteil an Übergewichtigen oder Adipösen in der Bevölkerung sollte den derzeit bestehenden Wert nicht überschreiten; der Anteil sollte innerhalb der kommenden 10 Jahre möglichst rückläufig sein. Das Körpergewicht sollte während der Kindheit und im Jugendalter in unteren Bereich des normalen BMI für 21-Jährige liegen. Das Körpergewicht sollte ab dem 21. Lebensjahr innerhalb des normalen Bereichs liegen. Eine Zunahme des Körpergewichts und des Bauchumfangs ist im Erwachsenenalter zu vermeiden.

Körperliche Aktivität:
Körperliche Aktivität sollte ein Teil des täglichen Lebens sein. Der Anteil der bewegungsarm lebenden Bevölkerung sollte alle 10 Jahre halbiert werden. Der durchschnittliche körperliche Aktivitätsgrad (PAL) sollte über 1,6 liegen. Es wird empfohlen, mindestens 30 Minuten pro Tag moderat körperlich aktiv zu sein, (schnelles Gehen). Für eine Verbesserung der Leistungsfähigkeit sollte 60 Minuten moderate oder 30 Minuten intensive körperliche Aktivität angestrebt werden. Sitzende Aktivitäten(fernsehen u. a.) sollten begrenzt werden.

Lebensmittel und Getränke, die eine Körpergewichtszunahme fördern:
Der Verzehr energiedichter Lebensmittel sollte begrenzt werden. Zuckerhaltige Getränke sind zu vermeiden. Fruchtsäfte sollten nur begrenzt konsumiert werden. Die durchschnittliche Energiedichte der Kost sollte auf einen Wert von (etwa) 125 kcal pro 100 g gesenkt werden. Der durchschnittliche Verzehr von süßen Getränken in der Bevölkerung sollte alle 10 Jahre halbiert werden. Es wird empfohlen, energiedichte Lebensmittel nur selten zu verzehren. Energiedichte Lebensmittel werden in diesem Zusammenhang mit einem Energiegehalt von mehr als 225 kcal pro 100 g definiert. Für relativ unverarbeitete, energiedichte Lebensmittel, wie Nüsse und Samen, konnte bislang nicht nachgewiesen werden, dass sie zur Gewichtszunahme beitragen, wenn sie als Teil der üblichen Kost verzehrt werden. Nüsse und Samen sowie viele Pflanzenöle sind wichtige Nährstofflieferanten.
Zuckerhaltige Getränke sind zu vermeiden. „Fast Food" sollte, wenn überhaupt, nur selten verzehrt werden. „Fast Food" bezieht sich auf schnell verfügbare Lebensmittel, die meist stark verarbeitet und energiedicht sind sowie häufiger und in großen Portionen verzehrt werden.

Pflanzliche Lebensmittel:
Es wird empfohlen, überwiegend pflanzliche Lebensmittel zu verzehren. Der durchschnittliche Verzehr von nicht stärkehaltigem Gemüse und von Obst sollte mindestens 600 g pro Tag betragen. Relativ unverarbeitetes Getreide wie Vollkornbrot und Hülsenfrüchte sowie weitere Lebensmittel, die eine natürliche Ballaststoffquelle darstellen, sollten im Verzehr der Durchschnittsbevölkerung mindestens 25 g Ballaststoffe pro Tag betragen. Es wird empfohlen, mindestens fünf Portionen (mindestens 400 g) von verschiedenen nicht stärkehaltigem Gemüse und Obst pro Tag zu verzehren. Dabei sollte relativ unverarbeitetes Getreide und Hülsenfrüchte im Durchschnitt mindestens mit 25g Ballaststoff pro Tag zugefügt werden. Relativ unverarbeitetes Getreide und/oder Hülsenfrüchte sollten zu jeder Mahlzeit gegessen werden. Der Verzehr von stark verarbeiteten, stärkehaltigen Lebensmitteln sollte begrenzt werden. Menschen, die stärkehaltige Knollenfrüchte als Grundnahrungsmittel verzehren, sollten sicherstellen, dass sie ausreichend nicht stärkehaltiges Gemüse und Obst sowie Hülsenfrüchte verzehren.

Lebensmittel tierischer Herkunft:
Es wird explizit empfohlen, den Verzehr von rotem Fleisch zu begrenzen und den Verzehr von verarbeitetem Fleisch zu vermeiden. Rotes Fleisch bezieht sich auf Fleisch von domestizierten Rindern, Schweinen, Schafen und Ziegen, einschließlich der Anteile, die in verarbeiteten Produkten enthalten sind. „Verarbeitetes Fleisch" bezieht sich auf Fleisch, das durch Räuchern, Beizen oder Salzen oder durch Zugabe von chemischen Konservierungsmitteln (Pökelsalzen) haltbar gemacht wurde, inklusive der Anteile, die in verarbeiteten Produkten enthalten sind.

Haltbarmachung, Verarbeitung, Zubereitung:
Empfohlen wird eine Begrenzung des Salzkonsums. Der Verzehr von verschimmeltem Getreide oder verschimmelten Hülsenfrüchten ist zu vermeiden. Der durchschnittliche Salzkonsum aus allen Quellen sollte weniger als 5 g NaCl (2 g Natrium) pro Tag betragen. Der Anteil der Bevölkerung, der mehr als 6 g Salz (2,4 g Natrium) pro Tag konsumiert, sollte alle 10 Jahre halbiert werden. Der Verzehr von gepökelten, gesalzenen oder salzigen Lebensmitteln ist zu vermeiden; Lebensmittel sollten ohne Salz haltbar gemacht werden.

Alkohol:
Empfohlen wird eine Begrenzung des Konsums alkoholischer Getränke. Der Anteil der Bevölkerung, der mehr als die empfohlene Menge trinkt, sollte sich alle 10 Jahre um ein Drittel verringern. Der Konsum sollte für Männer auf zwei Gläser pro Tag und für Frauen auf ein Glas pro Tag begrenzt werden. Ein Glas enthält ca. 10-15 g Ethanol.

Nahrungsergänzungsmittel:
Der Nährstoffbedarf sollte ausschließlich durch Lebensmittel gedeckt werden. Der Anteil der Bevölkerung, der eine ausreichende Nährstoffversorgung ohne Verwendung von Nahrungsergänzungsmitteln erreicht, sollte maximiert werden. Nahrungsergänzungsmittel werden für die Krebsprävention nicht empfohlen.

Spezielle Empfehlung Stillen:
Die meisten Mütter sollten ihre Säuglinge über sechs Monate ausschließlich stillen; danach sollte mit der Einführung der Breikost begonnen werden.

Spezielle Empfehlung Krebsbetroffene:
Es gelten die Empfehlungen zur Krebsprävention. Krebsbetroffene sollten von ausgebildeten Ernährungsfachkräften betreut werden. Wenn möglich (und wenn es keine andersartigen Empfehlungen gibt), sollten die Empfehlungen für Ernährung, ein gesundes Körpergewicht und körperliche Aktivität eingehalten werden.

7.3 Ernährungspyramide unter Berücksichtigung unerwünschter Lebensmittelbestandteile

Gepökeltes Fleisch und Fleischwaren
Kalbfleisch

Acrylamidhaltige Chips, Pommes frites
Toasts, Cornflakes

GVO-Produkte, exotische Früchte
Soja und Sojaprodukte
trans-FS in Margarine, Butter

Produkte außerhalb des EU- Bereichs
hergestellt, siehe Schnellwarnsystem*

Süßwaren und gesüßte Getränke
(aufgrund des hohen Zucker- u./o. Fett-
anteils oder des Süßstoffs Cyclamat)

Pflanzliche Öle, nativ, in
Glasflaschen abgefüllt

Milch-, Milchprodukte, Käse
von GVO-frei gefüttertenTieren

Fleisch, Fisch, Geflügel
von GVO-frei gefütterten Tieren

Heimisches Gemüse, Salate, Früchte,
Kartoffeln, Kräuter, Gewürze

Brot, Müsli/Leinsamen, Sesam, Nüsse,
Weizenkleie, Getreideflocken, Nudeln, Reis

Trink-, Mineral-, Tafelwasser, ungezuckerte Säfte

Auf die ausreichende Zufuhr von Fluorid über fluoridhaltige Lebensmittel bzw. die Verwendung fluorierten Kochsalzes ist zu achten, da die durchschnittliche Zufuhr etwa nur die Hälfte der Verzehrsempfehlung erreicht. Kalium wird ebenfalls im Durchschnitt nur zu zwei Drittel der empfohlenen Tagesmenge aufgenommen, ein Ausgleich kann durch geeignete Lebensmittel, siehe Kapitel 3.2.3 Mineralien und Spurenelemente/Kalium, und durch entsprechende Mineralwässer gedeckt werden. Die ausreichende Vitamin-D-Versorgung ist, da sie gravierend von der Sonnenexposition abhängt, häufig unzureichend; gegebenenfalls ist eine Supplementierung angeraten.

Zu minimieren ist die Kochsalzzufuhr, sie liegt mit dem 5-6fachen weit über der Verzehrsempfehlung; dies lässt sich im Haushalt durch die Reduzierung von Salz, Brühen, Convenience-Produkten erzielen. Auf die überdurchschnittlich hohe Zufuhr von Kupfer ist zu achten. Besonders kupferreiche Lebensmittel wie Leber und daraus hergestellte Produkte wie Leberwurst, Leberkäse sollten im Verzehr eingeschränkt werden. Des Weiteren ist in Bezug auf Süßungsmittel darauf zu achten, dass durch eine einseitige Auswahl von light-Produkten und einer überhöhten Flüssigkeitszufuhr durch light-Getränke der individuelle ADI-Wert, insbesondere der des Cyclamats, nicht überschritten wird.

Fazit

Einhergehend mit der Harmonisierung des deutschen Lebensmittelrechts, unterliegt die Lebensmittelsicherheit derzeit einem erhöhten Risiko. Aufgrund der Tatsache, dass neben den Lebensmitteln der EU-Mitgliedsstaaten auch Lebensmittel bzw. Lebensmittelbestandteile aus Drittländern importiert und auf den Markt gebracht werden dürfen, wenn sie in einem Mitgliedsstaat zugelassen sind, erhöht sich das Kontaminationsrisiko erheblich; siehe vergleichend die Anzahl und Art der Meldungen des RASFF, des Europäischen Schnellwarnsystems für Lebens- und Futtermittel. Das Prinzip der Rückverfolgbarkeit ist hinsichtlich seiner Umsetzung an seine Grenzen gelangt. Es ist derzeit üblich, dass beispielsweise Früchte wie Erdbeeren, die zur hiesigen Bedarfsdeckung in China, einem Drittland mit einem wesentlich geringeren Lebensmittelsicherheitsstandard angebaut werden, sich in einer großen Produktvielfalt (Joghurt, Konfitüren, Cerealienbestandteilen, Eiscreme, Süßwaren) in Deutschland auf dem Markt befinden. Ebenso sind in Kenia kultivierte grüne Bohnen als Tiefkühlware und in vielfältigen Convenience-Produkten auf dem Markt.
Vor einer Verteilung dieser Chargen auf diverse Lebensmittelproduktgruppen müsste generell, durch vorgeschaltete Eingangsuntersuchungen, die Qualität und Tauglichkeit überprüft werden. Pangasius, ein u. a. auch in vietnamesischen Aquakulturen gezüchteter Fisch, wird dort z. T. mit in Deutschland nicht zugelassenen Arzneimitteln vorsorglich behandelt und Wartezeiten des Medikamentenabbaus nicht eingehalten. Gewürze und Kräuter dürfen seit Dezember 2000 auch in Deutschland zwecks Konservierung bestrahlt werden. Gesetzlich ist hierbei eine Deklarierung dieses mittlerweile üblich gewordenen Verfahrens vorgeschrieben; derartige Hinweise fehlen allerdings bislang auf den Verpackungen. Ebenso sind importierte GVO-Früchte und -Gemüse bislang nicht deklariert. Es obliegt den hiesigen Behörden, das Recht geltend zu machen und diesen Umstand „zurückzuverfolgen", ein in der Praxis nicht annähernd realisierbares Konzept. Die Kapazität der Untersuchungsämter ist mit den chemischen Lebensmitteluntersuchungen ausgelastet, die zusätzliche bürokratische Fahndungsarbeit, die das Prinzip der Rückverfolgbarkeit erfordert, kann bislang nur in Drittland-Einzelfällen erbracht werden. Am Beispiel EHEC ist das Risiko einer Einfuhr sowie Verschleppung in eine Vielzahl von Lebensmitteln unerwünschter Kontaminanten aufgezeigt worden. Grundsätzliche analytische Untersuchungen aller eingeführten Lebensmittel, neben der Kontrolle der in Deutschland hergestellten und behandelten Lebensmittel, ist aufgrund des Arbeits- und Zeitaufwandes nicht durchführbar. Monitoringpläne sehen stichprobenartige Kontrollen diverser Lebensmittelgruppen vor, ein Prinzip, dass bei der enormen Lebensmittelvielfalt erhebliche Lücken in sich birgt.

Bezüglich der Futtermittel, die je nach Zusammensetzung Bestandteile von GVO-Produkten (Soja, Mais) enthalten, ist es unabdingbar, eine exakte Etikettierung des Futtermittels, sowohl des Exporteurs als auch des Futtermittelherstellers und Inverkehrbringers, einzufordern, zu kontrollieren und darüber hinaus amtlich anerkannte Analysemethoden zu etablieren, mit denen es möglich ist, die Verwendung von GVO-Futtermittel im Folgeprodukt/Lebensmittel (Milch, Eier, Fleisch etc.) nachzuweisen. Bei der Festlegung von Grenzwerten toxischer Substanzen sollte der teilweise einbezogene Faktor „Unvermeidbarkeit" enger fokussiert werden; vorbeugende Schritte und die Möglichkeit von Ersatzmaßnahmen sollten favorisiert werden.

Neben dieser dargelegten Qualitätssituation der Lebensmittel ist es für die gesunde Ernährung wichtig, weitere detailliertere Forschungen durchzuführen; es müssen Wirkungsmechanismen von Lebensmittelbestandteilen aufgeklärt und synergistische, möglicherweise positive Wirkungen erkannt werden. Hierbei ist es wichtig, vergleichende Standards zu formulieren und zu etablieren, um Aussagekraft und Vergleichbarkeit unterschiedlicher Untersuchungen gewährleisten zu können. Die Lebensmittelanreicherung mit einzelnen Wirksubstanzen ist aufgrund der uneinheitlichen Verzehrsgewohnheiten kritisch einzustufen: Infolge von Mehrfachexpositionen kann es zu erheblichen Überdosierungen einzelner Nährstoffe kommen; hierbei sollte die Dosis-Wirkungsabschätzung im Vordergrund stehen. Die Verwendung von einzelnen, noch als kritisch einzustufenden Zusatzstoffen, sollte – wie bei den Farbstoffen zum Teil schon geschehen – ersetzt werden. Hierzu sind entsprechende Forschungsarbeiten notwendig. Ein übergreifender wissenschaftlicher Informationsaustausch zwischen den Fächern Ernährungsmedizin, Lebensmittelchemie und -technologie, Pharmazie, Ökotrophologie und Veterinärmedizin sowie gemeinsam gestaltete Forschungsprojekte könnten wertvolle Erkenntnisse in kürzerer Zeit liefern; wie beispielsweise die Abklärung möglicher Zusammenhänge zwischen Demenz und Aluminiumexposition, Darmkrebs und Pökelsalzkonsum, Cyclamat und Anstieg der Hoden- und Prostatakrebsrate.

Baltes, W.; Matissek, R.: Lebensmittelchemie, 7. Aufl., Springer Verlag, Heidelberg, Berlin 2011

Barranco Quintana J. L. et al: Neurol Res. 29: 1, 2007

Belitz H.-D., Grosch, W.: Lehrbuch der Lebensmittelchemie; 5. Aufl. 2001; 6. vollständig überarbeitete Aufl., Springer Verlag, Heidelberg, Berlin 2006

BfR. Bundesinstitut für Risikobewertung; Stellungnahme Nr. 042/September 2008

BfR. Bundesinstitut für Risikobewertung; Bewertung von Süßstoffen

Biesalski, H.-K.: Ernährungsmedizin; 1. Aufl. 1999, 4. Aufl., Thieme Verlag, Stuttgart 2010

Boriello S. P., Hammes W. P., Holzapfel W. H. et al: Safety of probiotics that contain lactobacilli orbifidobacteria. Clin Infect Dis 36, 2003

Bornhorst J., Lohren H., Hüwel S., Galla H.-J., Karst U., Schwerdtle T.: Westfälische Wilhelms-Universität Münster; Mangan: „dosis facit venenum". Lebensmittelchemie; Wiley-VCH; Vol. 65, No. 4, Weinheim 2011

Bouvier, M., Meance, S., Bouley, C.: Effects of consumption of milk fermented by the brobiotic strain Bifidobacterium animals DIN 173010 on colonic transit times in healthy humans.; Bioscience Microflora 20, 2001

Delia, A., Sansotta, G., Donato, V.: Prevention of radiation-induced diarrhea with the use of VSL3; a new high-potency probiotic preparation; Am J Gastroenterol 97, 2002

Delia P., Sansotta, G., Donato, V.: Use of probiotics for prevention of radiation-induced diarrhea, World J Gastroenterol 14, 2007

DGE; Deutsche Gesellschaft für Ernährung, Ernährungsbericht 2004, Bonn

DGE-Stellungnahme vom 07.08.2007; www.dge.de

DGE; Deutsche Gesellschaft für Ernährung; Ernährungsbericht 2008, Bonn

DGE: Referenzwerte für die Nährstoffzufuhr; 1 Aufl., 3. korr. Nachdruck; Umschau Verlag, Frankfurt/M. 2008

DGE Fachinformation; Special Februar 2010

De Spirt, S., Lutter, K., Wagener, T., Stahl W. Heinrich-Heine-Universität Düsseldorf; Carotinoide – Neue Aspekte; Lebensmittelchemie; Wiley-VCH; Vol. 65; No. 4, Weinheim 2011

De Vrese M.: Effects of probiotic bacteria on gastrointestinal symptoms, Helicobacter pylori activity and antibiotics-induced diarrhea; Gastroenterology 124, 2003

De Vrese, M., Winkler, P., Rautenberg, P.: Probiotic bacteria reduced duration and severity but not the incidence of common cold episodes in a double blind, randomized, controlled trial. Vaccine 24; 2006

Doll, R., Petro, R.: J. Nat. Cancer Inst. 66; 1981

Dose, K.: Biochemie – Eine Einführung. 5. Aufl., Springer, Heidelberg Berlin 1992

Duman D. G., Bor S., Ozutemiz O. et al: Efficacy and safety of Saccharomyces boulardii in prevention of antibiotic-associated diarrhea due to Helicobacter pylori eradication; Eur J Gastroenterol Hepatol 17, 2005

Elmfada/Leitzmann C.: Ernährung des Menschen; 4. Aufl., UTB, Stuttgart 2004

Ernährungs-Umschau, Special Januar 2010,

Ernährungs-Umschau, Special Mai 2010

Ernährungs-Umschau 4, 2010 (Tombek A: Update Süßstoffe – Neues über Nutzen und Risiken)
Ernährungs-Umschau, Sulzbach/Ts. 2011 (Egert, S., Wisker, E.: Quercetin)
Ernährungs-Umschau, aktuell 2, Sulzbach/Ts. 2011 (Steinmüller, R. B5-B8)
Eriksson, P., Viberg, H., Fischer, C., Wallin, M., Fredriksson, A.: A comparison on developmental neurotoxic effects of hexabromcyclododecane, PBDE and PCB. Organohalogen Compd. 57, 2002
EU-Verordnung NR. 37/2010 der Kommission vom 22. 12. 2009 über pharmakologische Stoffe und ihre Einstufung hinsichtlich der Rückstandshöchstmengen in Lebensmitteln tierischen Ursprungs, ABl.L15
European Food Safety Agency: Opinion of the Scientific Panel on food additives, flavourings, processing aids and materials in contact with food (AFC) related DEHP; DBP for use in food contact materials, 2005
Franke et al: Food Sci Technol, 42, 1751, 2009
Franzke, C.: Allgemeines Lehrbuch der Lebensmittelchemie; 3. Aufl., Behrs, Hamburg 1996
Frede W.: Handbuch für Lebensmittelchemiker; 3. Aufl., Springer, Heidelberg, Berlin 2010
Gill, H. S., Cross, M.: Probiotics an immune functions. Calder PC; Field Cj, Gill, HS., Nutrition and Immunity; Wallingford, UK, CABI International, 2001
Griffith D. W., Bain H., Dale M. F. B.: The effect of low-temperature storage on the glycoalkaloid content of potato tubers; J Sci Food Agric 74, 1997
Hampel R., Kairies J., Below H.: Jodgehalt von Getränken in Deutschland; Ernährungs-Umschau 2, Sulzbach/Ts. 2010
Holzapfel, W. H., Haberer P., Snel J. et al: Overview of gut flora and pobiotics, in: Int Food Microbiol 41, 1998
Hawrelak, J. A., Whitten D. L., Myers S. P.: Lactobacillus rhamnosus GG effective in preventing the oneset of antibiotic-associated diarrhea; a systematic review; Digestion 72, 2005
Helleday, T., Tuominen, K.-L., Bergmann, A., Jenssen, D.: Brominated flame retardants induce intragenic recombination in mammalian cells. Res. 439, 1999
Hu, G. et al: Mov Disord; 22: 15, 2005
Ishikawa, H., Akedo, I., Umesaki, Y.: Randomized controlled trial on the effect of bifidobacteria-fermented milk on ulcerative colitis; J Am Coll Nutr 22, 2003
Jahreis G., Leiterer M., Fechner A.: Jodmangelprophylaxe durch richtige Ernährung. Prävention und Gesundheitsförderung 3; Springer, Heidelberg, Berlin 2007
Jodversorgung aktuell (Ausgabe 2009); Arbeitskreis Jodmangel www.jodmangel.de
Kappenstein, O., Otter, T., Tentschert, J. et al, BfR: Primäre aromatische Amine – Vorstellung der Ergebnisse einer Methodenvalidierungsstudie; Lebensmittelchemie 65; Zeitschrift der Lebensmittelchemischen Gesellschaft; 2/2011
Katz, J. A.: Probiotics for the prevention of antibiotic-associated diarrhea and Clostridium difficile diarrhea; J Clin Gastroenterol 40, 2006
Lexikon der Ernährung; Bd.1; Bd.2; Bd.3; Spektrum, Heidelberg, Berlin; 2002
LFU-Augsburg; Landesamt für Umweltuntersuchungen; Augsburg

Lippold, R., Chemisches Veterinäruntersuchungsamt Freiburg: Rückstände (Tierarzneimittel, Pestizide) und Kontaminanten in Fisch. Zeitschrift Lebensmittelchemie; Wiley VCH; Vol. 65, No. 3, Weinheim 2011

Mach, T.: Clinical usefulness probiotics in inflammatory bowel diseases; J Physiol Pharmacol 57, 2006

Mann, H., Steinberg, P., Kietzmann, M.: Lebensmitteltoxikologie, Parey-Verlag, Berlin 2003

Mariussen, E., Fonnum, F.: The effect of brominated flame retardants on neurotransmitter uptake ino rat brain synaptosomes and vesicles. Neurochem. Int, 42, 2003

Marteau, P., Lehmann, M., Seksik, P. et al: Ineffectiviness of Lactobacillus johnsonii LA1 for prophylaxis of postoperative recurrence in Crohn's disease; a randomized, double-blind, placebo-controlled GETAID trial; Gut 55, 2006

Mc Farland L. V.: Meta-analysis of probiotics for the prevention of antibiotic-associated diarrhea and the treatment of Clostridium difficile disease; Am J Gastroenterol 101, 2006

Meyer S., Austrup I., Bornhorst J., Karst U., Schwerdtle T.; Westfälische Wilhelms-Universität Münster: Das essentielle Spurenelement Mangan. Lebensmittelchemie; Wiley-VCH; Vol. 65, No. 4, Weinheim 2011

Muir, D., C., G., Backus, S. et al: Brominated flame retardans in polar bears from Alaska, the Canadian Arctic, East Greenland, and Svalbard; Environ. Sci. Technol. 40; 2006

Niestroj, I.: Praxis der orthomolekularen Medizin; 2. Aufl.; Hippokrates, Thieme, Stuttgart 2001

Pariera Dinkins C. L., Peterson R. K.: A human dietary risk assessment associated with glycoalkaloid responses of potato to Colorado potato beetle defoliation, Food Chem Toxicol, 2008

Pfaff, K. et al: Bisphenol A in Babysaugern?, BfR; Zeitschrift für Lebensmittelchemie; Wiley-VCH; Vol. 65, No.1, Weinheim 2011

Prantera, C., Scribano, M., Falasco, G.: Ineffectiveness of probiotics in preventing recurrence after curative resection for Crohn's disease: a randomized controlled trial with Lactobacillus GG; Gut 51, 2002

Ranheim T., Halvorsen B.: Mol Nutr. Food Res; 49: 3, 2005

Reinhold, L., Reinhardt, K., Lebensmittelinstitut Braunschweig; Polyzyklische aromatische Kohlenwasserstoffe (PAK) in Ölen, Gewürzen und anderen Lebensmitteln. Untersuchungsergebnisse der Jahre 2007-2009; Zeitschrift Lebensmittelchemie; Wiley-VCH, Vol. 65; No. 3, Weinheim 2011

Reckhemmer, G., Holzapfel, W., Haberer, W.: Beeinflussung der Darmflora durch Ernährung; DGE, Ernährungsbericht 2000

Reichl, F.-X.: Taschenatlas der Toxikologie, 3. Aufl., Thieme, Stuttgart 2009

Remer Th., Fonteyn N.: Untersuchungen zum Jodgehalt in Fruchtsäften und Milch; Ernährungs-Umschau 52, Sulzbach/Ts. 2004

Richter, L., Simat, T. J.: Bisphenol A in Beruhigungssaugern; Technische Universität Dresden; Zeitschrift für Lebensmittelchemie; Vol. 65, No. 1, Weinheim 2011

Riodran, S., Kim, R.: Bacterial overgrowth as a cause of irritable bowel syndrome.

Curr Opin Gastroenterol 22, 2006
Ronisz, D., Farmen Finne, E., Karlsson, H., Förlin, L.: Effects of he brominated flame retardants HBCDD, and tetrabromobisphenol A, on hepatic enzymes and other biomarkers in juvenile rainbow trout and feral ellpout. Aquat.Toxicol., 69, 2004
Sazawal S., Hiremath G., Dhingra U. et al: Efficacy of probiotics in prevention of acute diarrhoea: a meta-analysis of masked, randomised, placebo-controlles trials: Lancet Infect Dis 6, 2006
Scientific Opinion oft he Panel on Contaminants in the Food Chain on a request from the European Commission on Polycyclic Aromatic Hydrocarbons in Food; The EFSA Journal 724: 1-114, 2008
Schütze, A., Heberer, T., Effkemann, S.: Hohe Rückstände von perfluorierten Tensiden (PFT) in Fischen aus abwasserbelasteten Binnengewässern; Zeitschrift der Lebensmittelchemischen Gesellschaft 64; Weinheim 2010
Semisch, A., Lohmann, R., Chodakowski, K., Strehmel, C., Teucher, F., Hartwig A.,
Technische Universität Berlin; Zeitschrift Lebensmittelchemie: Charakterisierung von Vergleichsmaterialien für die toxikologische Bewertung von nanoskaligen Partikeln; Wiley-VCH, Vol.65, No 4, Weinheim 2011
Sipola, M., Finckenberg, G., Korpela, R.: Effect of long-term intake of milk products on blood pressure in hoertensive rats; J Dairy Res 69, 2002
Stahl A., Heseker H.: Wasser; Ernährungs-Umschau 53, Sulzbach/Ts. 2006
Stapleton, H., M., Dodder, N., Schantz, M., Wise, S.: Measurement oft the flame retardants polybrominated diphenyl ethers (PBDEs) and hexabromocyclododecane (HBCDD) in house dust. Organohalogen Comp., 66, 2004
Strunz, U.: forever young; Gräfe und Unzer, München
Suter M.: Ernährung, Thieme, Stuttgart 2002
Szajewska, H., Rusczczynski, M., Radzikowski,A.: Probiotics in the prevention of antibiotic-associated diarrhea in children; a meta-analysis of randomized controlled trails; J Pediatr 149, 2006
Thamm M.; Ellert U., Thierfelder W. et al: Jodversorgung in Deutschland. Ergebnisse des Jodmonotorings im Kinder und Jugendgesundheitssurvey (KiGGS); Bundesgesundheitsblatt – Gesundheitsforschung – Gesundheitsschutz 50; 2007
Trinkwasserverordnung vom 21. Mai 2001; zuletzt geändert durch Artikel 363 der Verordnung vom 31. Oktober 2006; BGBl. I S.2407
Urbancsek, H., Kazar, T., Meses, I.: Results of a double-blind, randomize study to evaluate the efficacy an safety of Antibiophilus in patients with radiation-induced diarrhea: Eur J Gastroenterol Hepatol 13M, 2001
Watzl B.: Sekundäre Pflanzenstoffe – viel hilft viel?; Ernährungs-Umschau 55, 2008
Watzl, B., Geisen, R.: Ernährungs-Umschau 56, Sulzbach/Ts. 2009; Fragen zu Obst und Gemüse für die Praxis
WCRF. World Cancer Research Fund; wcrf.org
WHO. World health organization; www.euro.who.int/Tage/home
Witt, G., Brand, I,, Hemmerling, C., Warschewske, G., Landeslabor Berlin-Brandenburg; Zeitschrift Lebensmittelchemie; Wiley-VCH; Vol. 65 No. 4, Weinheim 2011
Wormuth, M. et al: J. Agric. Food Chem. 26 (3), 2006